がん薬物療法時の腎障害診療ガイドライン 2022

Clinical Practice Guidelines for the Management of Kidney Injury
During Anticancer Drug Therapy 2022

編 集

日本腎臓学会
日本癌治療学会
日本臨床腫瘍学会
日本腎臓病薬物療法学会

ライフサイエンス出版

序　文

　がん薬物療法の進歩によってがん患者の予後は著しく改善されたが，がん薬物療法に伴う多彩な腎障害は日常診療上の大きな課題として残されている。がん患者の腎機能が低下すると，その後の化学療法を受けにくくなり，生命予後やがんの完全寛解率が低下する。したがって，がん薬物療法に伴う腎障害のリスクを正しく認識し，回避することはきわめて重要である。

　そこで2016年，日本腎臓学会，日本癌治療学会，日本臨床腫瘍学会，日本腎臓病薬物療法学会が合同で，「がん薬物療法時の腎障害診療ガイドライン2016」を上梓した。本ガイドラインは臨床判断を支援するエビデンスや当時の標準的な診療内容を明らかにしたものであり，国際的にも注目された。

　初版刊行後6年が経過し，免疫チェックポイント阻害薬や分子標的治療薬の使用機会が増えるとともに，われわれが遭遇する腎障害も大きく変化したことから，本ガイドラインを改訂することとした。まず，初版作成時に参加した学会に加え，日本医療薬学会，日本がんサポーティブケア学会，日本透析医学会にご協力いただき，本ガイドラインの認知度と活用度に関するアンケート調査を行った。その結果を参考にしつつ，初版刊行後に広く認識されたCQや，今後臨床試験が行われる見込みが少ないCQを4つのGPS（good practice statement）へと変更し，免疫チェックポイント阻害薬や分子標的治療薬に関連した新たなCQを加え，計11のCQを設定した。加えて，本領域には複数分野の医師が関与することから，背景疑問を明確に定義する目的で16の「総説」を新たに記載した。

　さらに，実用性を考慮して全体を，「第1章 がん薬物療法対象患者の腎機能評価」（治療前），「第2章 腎機能障害患者に対するがん薬物療法の適応と投与方法」（治療前），「第3章 がん薬物療法による腎障害への対策」（治療中），「第4章 がんサバイバーのCKD治療」（治療後）の4章にまとめ，がん診療の時系列に沿った構成を採用した。特に，第4章は初版には含まれていない内容だが，がんサバイバーの長期予後が改善される中，臨床的意義が大きいと考えた。

　本改訂版は「Minds診療ガイドライン作成マニュアル2017」に準拠し，Mindsよりアドバイザーとして森實敏夫先生にご参加いただいた。さらに複数の患者会代表にもご参加願い，貴重なご意見をいただいた。良質なシステマティックレビュー実施のためにご協力くださった日本図書館協会の方々，貴重なパブリックコメントや学会査読でのご意見をくださった方々にも，心より御礼申し上げる。

　最後に作成に携わってくださった多くの方々，とりわけ章統括委員の先生方，副委員長をお務めいただいた星野純一先生，事務局を統括いただいた松原雄先生に感謝申し上げる。

　本改訂版が日常診療の一助となることを願うとともに，ご覧になられた方々からの多くのご意見，ご提案を次回の改訂に役立てることができれば幸甚である。

がん薬物療法時の腎障害診療ガイドライン作成委員会 委員長
京都大学大学院医学研究科 腎臓内科学
柳田 素子

刊行に寄せて

　保健衛生の向上と医療の進歩を背景に，本邦はかつてない長寿社会を迎えるに至りました。長寿の達成は慶賀すべきですが，光には陰が付随します。高齢化により疾患構成は大きく変貌し，悪性腫瘍に加えて心不全，腎不全などの重要臓器の機能不全が著しく増加しました。日本人が一生のうちにがんと診断される確率は男性65.0％，女性50.2％と推計されています。長寿社会では国民の誰しもが，いずれはがんに罹患することを想定しなくてはなりません。加齢とともに腎機能は低下し，高齢者はCKDを合併することが通例です。有効で安全ながん治療を実施するうえで，患者の腎機能，腎障害合併への配慮は欠くことができません。

　がんの薬物療法の進歩には目を見張るものがあります。従来の殺細胞性の化学療法薬に加えて，免疫療法薬，分子標的治療薬が次々と開発され，有効性が示されています。一方で，腎毒性のために有効な薬物の使用が妨げられたり，予期しない急性腎障害（AKI）に遭遇して薬剤の減量，中断を余儀なくされたりすることもあります。腎障害のため患者のQOLを損ねることも少なくありません。がん治療に限らず，すべての薬物治療において有害事象や副作用は不可避です。益を最大化し，害を最小化することが，薬物治療の基本であることはいうまでもありません。薬物治療を最適化するためには，医療者の経験知，Artの部分も必要ですが，まずは科学的で客観的なエビデンスに立脚することが重要です。このような認識のもとで，「がん薬物療法時の腎障害診療ガイドライン2016」が上梓されました。関係者の慧眼に敬服いたします。

　その後もこの分野の進歩は著しく，最新の進歩を遅延なく反映し，アップデートする必要があります。初めての改訂版である本書は，日本腎臓学会，日本癌治療学会，日本臨床腫瘍学会，日本腎臓病薬物療法学会から，この分野の精鋭が集まり，豊富な経験と英知を結集して編纂されました。作成委員会の柳田素子委員長をはじめ，委員各位の献身的なご努力に敬意を表します。

　本書が医師のみならず，看護師，薬剤師など多くの医療関係者の座右の書として有効に活用され，最適な治療法の選択に役立てられること，また，それによってがん患者の予後・QOLが向上することを切に願っております。

一般社団法人日本腎臓学会 前理事長（Immediate past president）
川崎医科大学 腎臓・高血圧内科学
柏原 直樹

近年，腫瘍循環器科，腫瘍精神科など臓器横断的ながん支持療法に関する専門診療科の重要性が取り沙汰されている。そのような中でわが国初の本格的な臓器横断的ガイドラインである「がん薬物療法時の腎障害診療ガイドライン」が日本腎臓学会，日本癌治療学会，日本臨床腫瘍学会，日本腎臓病薬物療法学会により 2016 年に上梓され，今回初めての改訂を迎えることになった。

抗がん薬の多くが腎排泄であることより，抗がん薬の用量は腎機能低下により制限を受けることが多く，また一方で，抗がん薬が腎機能そのものを増悪させることから，抗がん薬と腎機能は表裏一体の関係にあり，がん薬物療法を行う医師には抗がん薬と腎機能に関する深い知識と経験が求められている。

初版から改訂までの 6 年間に高齢者の増加が進んだこともさることながら，がん薬物療法の進歩は高齢化を凌ぐ速度で進んできた。免疫チェックポイント阻害薬の急速な浸透や分子標的治療薬の開発，さらにこれらの新しい薬物療法を可能にするがんゲノム医療（遺伝子パネル検査）の登場など，過去には想像もできなかった時代になりつつある。また，個人的に外科医の立場からすると，近年の外科学は低侵襲手術と集学的治療の二枚看板で進歩しており，後者において周術期の薬物療法は外科の世界でも必須となっている。これらの進歩は，患者の長期生存という福音をもたらしたが，一方でがん薬物療法の長期化と大用量化は，腎機能低下による薬物使用の制限，薬物による腎機能への負担という点から，きわめて大きな課題となってわれわれの前に立ちふさがっている。

今回の改訂では，初版の 16 の CQ を見直し，最終的に 11 の CQ に絞り込んでいる。そして以前の CQ の中でほぼ確定されたものは GPS（Good Practice Statement）として扱い，また，システマティックレビューの対象としての優先度が相対的に低いと判断された CQ については総説の中に組み込むなどの工夫がなされており，現実の診療に即した使いやすいものになっている。

このガイドラインを作成された柳田素子委員長をはじめ関係の先生方のご努力に深く感謝申しあげるとともに，一人でも多くの医師，医療者に愛読されて臨床の現場で役に立つことを切に願っています。

一般社団法人日本癌治療学会 理事長
大阪大学大学院医学系研究科 消化器外科

土岐 祐一郎

がん薬物療法による腎障害は，がん化学療法の黎明期である1960年代には認知されていたが，その重大性がより広く認識されたのは殺細胞性抗がん薬シスプラチンの登場以降である。当初，抗菌薬として研究されたシスプラチンは，1969年に米国のBarnett Rosenberg博士らにより，広い抗腫瘍スペクトルを有する化合物であることが明らかにされた。しかし，1972年に開始された臨床試験はシスプラチンの強い腎毒性のため中止となり，開発は中断された。その後，シスプラチン投与時に大量補液と利尿薬を併用することにより腎障害の軽減が可能となったため，臨床試験が再開され，1978年に米国，カナダなどで承認され，1983年にはわが国でも承認された。発売当時，国内治験での腎障害の経験から，教室の先々代教授らが適応に慎重であったことや，この薬物特有の高度催吐性もあり，研修医や看護師泣かせの手がかかる治療であったことが懐かしく思い出される。

　1997年以降，150種類近いがん分子標的治療薬が国内外で承認される今日，腎障害は治療医にとって最も注意を要する有害事象の一つと認識されてきた。しかしこれまでは，がん薬物療法に関連する腎障害の診療の医学的根拠となる情報が普及せず，長い間，多くの医療機関で医師の経験と勘によって治療がなされてきた。この診療領域にエビデンスに基づく診療ガイドラインが求められるようになった背景が，ここにある。わが国でガイドラインが求められたもう一つの大きな理由は，高齢社会の到来により，慢性の心血管疾患や呼吸器疾患などの併存疾患を有するがん患者が増加していることである。特に慢性腎臓病（CKD）を合併した患者でのがん薬物治療は，腎機能が低下するリスクと治療効果による生存期間延長のベネフィットのバランスを，十分に検討する必要があり，しばしば治療医を悩ませている。

　本ガイドラインは，このようながん治療医と腎臓治療医のニーズに応えるわが国で初めての本格的な診療ガイドラインであり，日本腎臓学会が中心となり，日本癌治療学会，日本臨床腫瘍学会，ならびに日本腎臓病薬物療法学会の4学会合同で作成され，2016年に初版が上梓された。その後，免疫チェックポイント阻害薬の適応拡大や小児・AYA世代（思春期・若年成人）のがん対策など，がん医療の現場にはさまざまな環境の変化があったことから，このたび「がん薬物療法時の腎障害診療ガイドライン2022」として6年ぶりの改訂版の作成に至った。とりわけ，第3章「がん薬物療法による腎障害への対策」はがん薬物療法専門医に，第4章「がんサバイバーのCKD治療」は腎臓専門医にとって，日常診療の場でアップデートが必要な内容を含む。引用文献を含め日常診療や臨床研究に役立てていただきたい。

　本改訂版ガイドラインは，「Minds診療ガイドライン作成マニュアル2017」に準じて作成された信頼性の高いガイドラインである。このガイドラインが多くの医療現場で活用され，より質の高いがん薬物療法に寄与することを期待したい。

公益社団法人日本臨床腫瘍学会 理事長
東北大学大学院医学系研究科 臨床腫瘍学

石岡 千加史

腎障害患者に対する薬物療法では，①腎機能が低下した患者への過量投与による中毒性副作用の防止，②薬剤性腎障害の防止，③腎臓病の原疾患への薬物療法によるCKDの発症・進展予防，心血管合併症の予防，④透析患者の合併症に対する最適な薬物治療の提供，⑤TDMを駆使した腎移植・腎疾患患者への適正な薬物療法の提供などを実践していく必要があります。

　この中で腎障害患者のがん薬物療法に関しては，エビデンスも少なく，投与量設定など治療に苦慮することが多いのが現状です。onco-nephrologyの造語が生まれるほど，がんと腎との関係は重要であり，がんの薬物治療をより安全かつ効果的に行うために，抗がん薬治療による腎障害の防止，および腎機能低下患者への抗がん薬の適正な投与量設定の実践が求められています。

　そこで，がん薬物療法時の腎障害診療に役立てるため，日本腎臓学会，日本癌治療学会，日本臨床腫瘍学会，日本腎臓病薬物療法学会が合同で，2016年に「がん薬物療法時の腎障害診療ガイドライン2016」を上梓しました。しかし，初版刊行からすでに6年が経過し，その間に新しいがん治療薬が数多く開発され，さまざまな新しいレジメンが臨床で使用さるようになっています。また，分子標的治療薬や免疫チェックポイント阻害薬による新しいタイプの腎障害も出現してきました。そこで今回，日本医療薬学会，日本がんサポーティブケア学会，日本透析医学会にも加わっていただき，がん診療時の腎障害に関するエビデンスの再整理を行い，「がん薬物療法時の腎障害診療ガイドライン2022」として改訂版を作成することになりました。

　本ガイドラインはがん患者の診療に関わる医師，薬剤師，看護師などの医療従事者にとって，さらに大きな恩恵になることと思いますので，有効に活用していただければ幸いです。

　最後に本ガイドラインの作成にご尽力されたすべての方々に感謝いたします。

一般社団法人日本腎臓病薬物療法学会 理事長
東京医科大学病院 薬剤部
竹内 裕紀

目　次

第 1 章　がん薬物療法対象患者の腎機能評価

第3章　がん薬物療法による腎障害への対策

第4章　がんサバイバーのCKD治療

本ガイドラインについて

目的と作成の経緯

1. 目的と社会的意義

「がん薬物療法時の腎障害診療ガイドライン2022」（以下，「本ガイドライン」）の主たる目的は，がん薬物療法中に生じるさまざまな腎障害の診療，および腎障害を合併したがん患者に対するがん薬物療法に関わる医療従事者が，日常診療においてよく遭遇すると考えられる疑問に対して，できるだけ具体的に回答し，現在の標準的な考え方や具体的な診療内容を伝えることにより，医療従事者の臨床決断を支援することである。

なお，本ガイドラインは医事紛争や医療訴訟における判断基準を示すものではないことを明記しておく。

2. 作成までの経緯

がんに対する薬物療法の重要な有害事象に腎障害があり，特に慢性腎臓病（CKD）を合併した患者でのがん薬物治療は，腎機能が低下するリスクとのバランスを十分に検討する必要がある。しかし，これまで臨床の現場では，医師の経験と勘によって治療が行われてきたため，エビデンスに基づくガイドラインが求められていた。

そこで，「がん薬物療法時の腎障害ガイドライン2016」（以下，「初版ガイドライン」）では，「Minds 診療ガイドライン作成の手引 2014」に準拠し，臨床上の疑問（clinical question: CQ）とそれに対する推奨を作成することによって，実際の臨床において具体的に活用できる内容とすることを目指した。がんに対して用いる薬物はきわめて多岐にわたり，その腎障害の病態や，投与薬物の調整もさまざまである。CQ の設定にあたっては可能なかぎり網羅的に取り上げることを意識した。

このようにして初版ガイドラインが刊行されたが，以来，新たな薬物の導入が続いており，われわれが遭遇する腎障害も大きく変化したため，実地臨床の発展に即したガイドライン改訂が必要となった。そのため，2020 年 10 月，改訂に向けて新たなガイドライン作成グループが組織され，約 2 年の作成期間を経て 2022 年版（本ガイドライン）の公表に至った。

3. 作成組織

作成組織の大きな特徴は，日本腎臓学会，日本癌治療学会，日本臨床腫瘍学会，日本腎臓病薬物療法学会の 4 学会が参加したことであり，これは初版ガイドラインから変更はない。作成組織を表 1 に示すが，現在のがん診療および腎疾患に関わる主要なグループのほとんどを網羅している。また，現在の本邦における標準的な考え方をまとめるという初版ガイドラインの方針を踏襲するため，初版の作成統括委員長を務めた堀江重郎先生にアドバイザーに就任いただいた。

本ガイドラインは，初版ガイドライン刊行後に改訂された「Minds 診療ガイドライン作成マニュアル 2017」に準拠するため，作成協力として，森實敏夫先生（日本医療機能評価機構客員研究主幹）と鈴木孝明先生（日本医学図書館協会）にも参加いただいた。さらに，文献検索ツールとして「Doctor K」を利用したため，その開発者である神田英一郎先生に作成委員となっていただき，的確なアドバイスをいただいた。また，作成委員による 6 回の会議開催（下記「作成過程」を参照）にあたって，客観性を担保するために，オブザーバーとして横尾隆先生（東京慈恵会医科大学）と古市賢吾先生（金沢医科大学）に参加いただいた。この場を借りて感謝申しあげたい。

表1　本ガイドライン作成組織

(1) 診療ガイドライン作成主体

日本腎臓学会
日本癌治療学会
日本臨床腫瘍学会
日本腎臓病薬物療法学会

協力学会：日本医療薬学会，日本がんサポーティブケア学会，日本透析医学会

(2) 診療ガイドライン統括委員会

氏　名	所属機関 / 専門分野	所属学会	作成上の役割
柏原直樹	川崎医科大学/腎臓内科	日本腎臓学会	統括
大家基嗣	慶應義塾大学/泌尿器科	日本腎臓学会	統括
岡田浩一	埼玉医科大学/腎臓内科	日本腎臓学会	統括
南学正臣	東京大学/腎臓・内分泌内科	日本腎臓学会	統括
西山博之	筑波大学/泌尿器科	日本癌治療学会	第2章の統括
平田純生	I&H株式会社学術顧問 熊本大学薬学部客員教授	日本腎臓病薬物療法学会	第4章の統括
安藤雄一	名古屋大学/化学療法部	日本臨床腫瘍学会	第3章の統括

(3) アドバイザー

氏　名	所属機関 / 専門分野	所属学会	作成上の役割
堀江重郎	順天堂大学/泌尿器科	日本腎臓学会	アドバイザー

(4) 診療ガイドライン作成事務局

氏　名	所属機関 / 専門分野	所属学会	作成上の役割
松原　雄	京都大学/腎臓内科	日本腎臓学会	事務局統括
矢﨑和歌子		日本腎臓学会	事務局
福田奈津喜		日本癌治療学会	事務局
川島大志		日本臨床腫瘍学会	事務局
瀧本勇気		日本腎臓病薬物療法学会	事務局

(5) 診療ガイドライン作成グループ

氏　名	所属機関 / 専門分野	所属学会	作成上の役割
柳田素子	京都大学/腎臓内科	日本腎臓学会	委員長
星野純一	東京女子医科大学/腎臓内科	日本腎臓学会	副委員長
安田宜成	名古屋大学/腎臓内科	日本腎臓学会	作成委員
武藤　智	順天堂大学/泌尿器科	日本腎臓学会	第1章の統括
柴垣有吾	聖マリアンナ医科大学/腎臓内科	日本腎臓学会	作成委員
土井研人	東京大学/救急・集中治療科	日本腎臓学会	作成委員
井上高光	国際医療福祉大学/腎泌尿器外科	日本癌治療学会	作成委員
加藤大悟	大阪大学/泌尿器科	日本癌治療学会	作成委員
北村　寛	富山大学/泌尿器科	日本癌治療学会	作成委員
下平秀樹	東北医科薬科大学/腫瘍内科	日本癌治療学会	作成委員
高野奈緒	名古屋大学/消化器外科(PMDA出向中)	日本癌治療学会	作成委員

(5) 診療ガイドライン作成グループ（続き）

氏　名	所属機関 / 専門分野	所属学会	作成上の役割
小林 佑介	慶應義塾大学/婦人科	日本癌治療学会	作成委員
小泉 祐一	府中病院/薬剤部	日本腎臓病薬物療法学会	作成委員
山本 和宏	神戸大学医学部附属病院/薬剤部	日本腎臓病薬物療法学会	作成委員
奥村 祐太	九州がんセンター/消化管・腫瘍内科	日本臨床腫瘍学会	作成委員
近藤 千紘	国立がん研究センター東病院/腫瘍内科	日本臨床腫瘍学会	作成委員
堺田惠美子	千葉大学/血液内科	日本臨床腫瘍学会	作成委員
薬師神公和	神戸大学/腫瘍・血液内科	日本臨床腫瘍学会	作成委員
松本 光史	兵庫県立がんセンター/腫瘍内科	日本臨床腫瘍学会	作成委員
藤原 　豊	愛知県がんセンター/呼吸器内科部	日本臨床腫瘍学会	作成委員
石倉 健司	北里大学医学部/小児科学	日本小児腎臓病学会	作成委員
神田英一郎	川崎医科大学医学部学長付特任教授	日本腎臓学会	作成委員

(6) システマティックレビューチーム

氏　名	所属機関 / 専門分野	所属学会	作成上の役割
石井 太祐	東京大学/腎臓・内分泌内科	日本腎臓学会	システマティックレビュー
倉沢 史門	名古屋大学/腎臓内科	日本腎臓学会	システマティックレビュー
川口 隆久	川崎市立川崎病院/腎臓内科	日本腎臓学会	システマティックレビュー
中西 香企	名古屋大学/消化器外科	日本癌治療学会	システマティックレビュー
竹澤健太郎	大阪大学/泌尿器科	日本癌治療学会	システマティックレビュー
小峰 啓吾	東北大学/腫瘍内科	日本癌治療学会	システマティックレビュー
能澤 一樹	愛知県がんセンター/薬物療法部	日本臨床腫瘍学会	システマティックレビュー
小山 隆文	国立がん研究センター中央病院/先端医療科	日本臨床腫瘍学会	システマティックレビュー
塚本 祥吉	千葉大学/血液内科	日本臨床腫瘍学会	システマティックレビュー
後藤 秀彰	はりま姫路総合医療センター/腫瘍・血液内科	日本臨床腫瘍学会	システマティックレビュー
八田 貴広	安城更生病院/呼吸器内科	日本臨床腫瘍学会	システマティックレビュー
境　 秀樹	兵庫がんセンター/腫瘍内科	日本臨床腫瘍学会	システマティックレビュー
谷澤 雅彦	聖マリアンナ医科大学/腎高血圧内科	日本腎臓学会	システマティックレビュー
竹田　 貴	那須赤十字病院/第二産婦人科	日本癌治療学会	システマティックレビュー
山本 武人	東京大学/医療薬学教育センター	日本腎臓病薬物療法学会	システマティックレビュー
山本 竜平	秋田大学/腎泌尿器科	日本癌治療学会	システマティックレビュー
岡田 直人	徳島大学病院/感染制御部	日本腎臓病薬物療法学会	システマティックレビュー
船越 太郎	京都大学/腫瘍薬物治療学	日本臨床腫瘍学会	システマティックレビュー
藤丸 拓也	聖路加国際病院/腎臓内科	日本腎臓学会	システマティックレビュー
扇田　 信	聖路加国際病院/腫瘍内科	日本臨床腫瘍学会	システマティックレビュー
大前 憲史	福島県立医科大学附属病院/臨床研究教育推進部		システマティックレビュー
佐々木 彰	飯塚病院/腎臓内科	日本腎臓学会	システマティックレビュー
小板橋賢一郎	稲城市立病院/腎臓内科	日本腎臓学会	システマティックレビュー
陶山 浩一	虎の門病院/臨床腫瘍科	日本腎臓学会	システマティックレビュー
水上 拓郎	NTT東日本関東病院/腫瘍内科	日本臨床腫瘍学会	システマティックレビュー
一岡 聡子	滋賀医科大学/小児科	日本小児腎臓病学会	システマティックレビュー
奥田 雄介	北里大学医学部/小児科学	日本小児腎臓病学会	システマティックレビュー
森　 　潔	静岡社会健康医学大学院大学	日本腎臓学会	システマティックレビュー
山田 博之	京都大学/初期診療・救急科	日本腎臓学会	システマティックレビュー

使用上の注意

1. 対象患者

　すべての成人がん患者を対象としている。初版ガイドラインではがん薬物療法が必要な患者のがん薬物療法による直接的な腎障害を主たる対象としていたが，本ガイドラインではがん薬物療法が必要とされるが薬物療法開始前に腎障害ありと診断された患者，および，積極的な薬物療法を終了したがん患者（いわゆるがんサバイバー：経過観察中または治癒と考えられるがん患者）も対象とし，腎機能評価，薬剤性腎障害の対策，抗がん薬の投与計画，がん治療後の CKD 対策，がんサバイバーの CKD 診療に関して記述した。すなわち，本ガイドラインは individual perspective（個人視点）で作成した。原則として小児がん患者は対象としていないが，がんサバイバーの診療に関しては一部取り扱われている。がんの外科的手術や個別のがん種については，本ガイドラインでは原則として扱わない。

2. 使用者

　がん薬物療法に携わる医師，薬剤師，看護師，その他すべての医療従事者を含む医療チームおよび医療施設を使用者とする。

3. 個別性の尊重

　本ガイドラインでは推奨に従った方針を画一的に薦めるものではない。また，われわれが診察するのは「がん」ではなく，あくまで「がん患者」であり，個々の診療行為にあたって

は画一的に対応するのではなく，患者の個別性を十分に尊重することが望ましい。

4. 定期的な再検討の必要性

初版ガイドライン刊行以降，がん薬物療法の進歩はめざましい一方で，われわれがこれまでに経験したことのない腎障害も出現してきている。したがって，初版から本ガイドラインへの改訂と同様，本ガイドラインに関しても今後，継続的に内容の再検討を行う。（改訂責任者：日本腎臓学会）

5. 責　任

本ガイドラインの内容に関しては，日本腎臓学会，日本癌治療学会，日本臨床腫瘍学会，日本腎臓病薬物療法学会が責任をもつが，個々の患者の適応に関しては，患者を直接担当する医師が責任をもつ。

6. 利害関係

本ガイドラインの作成にかかる費用は日本腎臓学会より拠出された。本ガイドライン作成のどの作成過程においても，その内容から利害関係を生じうる団体からの資金提供は受けていない。また，作成に関わった委員全員が，各所属学会の規定に則った利益相反に関する申告書を提出し，各学会事務局で管理している（後述の利益相反も参照）。

本ガイドラインは純粋に科学的な根拠と判断，または公共の利益に基づいて作成され，各委員の産学連携活動に伴う利益相反状態は，内科関連学会の「医学研究の利益相反（COI）に関する共通指針」を遵守し，適正にマネジメントされている。利益相反を最小化する目的で，システマティックレビューを行った委員が担当する臨床疑問と推奨は，特定の委員の意向が反映しないように，委員会内での合意形成を経て完成された。

作成過程

1. 概　要

作成の過程の概略は図 1 のとおりである。それぞれの CQ にキーワードを設定し，文献検索を行ったあと，システマティックレビュー委員による各文献の評価，ガイドライン作成委員による推奨と解説の決定，各学会のパブリックコメントを経て，各学会理事会で承認された。この過程で，下記のとおり 4 回の全体会議と 2 回の推奨文決定会議がすべてウェブ上で開催された。

第 1 回	作成グループ全体会議	2020 年 10 月 28 日
第 2 回	作成グループ全体会議	2021 年 02 月 28 日
第 3 回	作成グループ全体会議	2021 年 04 月 04 日
第 4 回	作成グループ全体会議	2021 年 09 月 05 日
第 1 回	推奨文決定パネル会議	2021 年 12 月 19 日
第 2 回	推奨文決定パネル会議	2021 年 12 月 26 日

2020 年 10 月 26 日に第 1 回ガイドライン改訂全体会議が開催され，合計 4 回の全体会議と，2 回の推奨文決定会議，パブリックコメント募集を経て作成された。同時に，初版ガイドラインに関する全国アンケート調査を実施し，今後の本ガイドライン改善に向けた情報収集を行った。

臨床疑問（CQ）は作成グループで設定した。その後，システマティックレビューグループを組織し，森實先生のご協力を得て同グループに対する講習会を開催した。2021 年 6 月には，

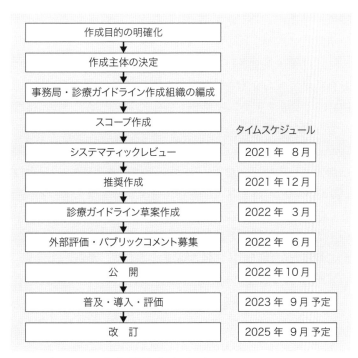

図 1　ガイドライン作成手順およびスケジュール

	タイムスケジュール
作成目的の明確化	
作成主体の決定	
事務局・診療ガイドライン作成組織の編成	
スコープ作成	
システマティックレビュー	2021 年 8 月
推奨作成	2021 年 12 月
診療ガイドライン草案作成	2022 年 3 月
外部評価・パブリックコメント募集	2022 年 6 月
公　開	2022 年 10 月
普及・導入・評価	2023 年 9 月 予定
改　訂	2025 年 9 月 予定

日本医学図書館協会のご協力を得て文献検索を行い，2021 年 6 月から 8 月にかけてシステマティックレビューを行った。その後，作成委員が推奨文案を作成し，ガイドライン作成グループによる 2 回のウェブ上での会議を行い，最終稿を作成した。

2. 構成の決定

まず，作成グループの全体会議にてガイドラインの全体構成が議論された。第 1 回全体会議にてスコープで取り上げる重要臨床課題を決定したのち，実用性を考慮して，「第 1 章：がん薬物療法対象患者の腎機能評価」「第 2 章：腎機能障害患者に対するがん薬物療法の適応と投与方法」「第 3 章：がん薬物療法による腎障害への対策」「第 4 章：がんサバイバーの CKD 治療」の 4 つの章に分けることが決定された。

本領域はさまざまな専門医療が関わる横断的な学術領域であることを考慮すると，より複雑化した臨床疑問を検討するためには，その前提として，異なる学術領域に共通した背景疑問を明確にしておく必要がある。そこで，「総説」として，システマティックレビューを行う臨床疑問を議論するための背景疑問を記載することとなった。

次に，作成グループの全体会議にて，初版で設定された 16 の CQ の見直しが行われた。そこで，初版の刊行後に広く有効性が認識されたものや，今後臨床試験が行われる見込みが少ないという結論にいたったものを GPS（good practice statement）として扱うこととした。具体的には，初版ガイドラインの CQ 10（腎機能に基づくカルボプラチン投与量設定は推奨されるか）と，CQ 14（維持透析患者に対してシスプラチン投与後に薬物除去目的に透析療法を行うことは推奨されるか）である。

さらに，全体会議では本ガイドラインでの新たな CQ の組み入れも行われた。その過程で，初版ガイドラインの CQ のうちシステマティックレビューを行う優先度が相対的に低いと判定された CQ は，推奨グレードを外して「総説」の中に組み込むこととした。具体的には初

版ガイドラインのCQ 3（腎機能の低下した患者に対して毒性を軽減するために抗がん薬投与量減量は推奨されるか），CQ 4（シスプラチンによる AKI を予測するために，リスク因子による評価は推奨されるか），CQ 8（利尿薬投与はシスプラチンによる腎障害の予防に推奨されるか），CQ 9（マグネシウム投与はシスプラチンによる腎障害の予防に推奨されるか），CQ 11（大量メトトレキサート療法に対するホリナート救援療法時の腎障害予防には尿のアルカリ化が推奨されるか），CQ13（ビスホスホネート製剤，抗 RANKL 抗体は腎機能が低下した患者に対しては減量が推奨されるか），CQ 15（腫瘍崩壊症候群の予防にラスブリカーゼは推奨されるか），CQ 16（抗がん薬による TMA に対して血漿交換は推奨されるか）の 8 項目が総説に組み込まれた。一方，CQ 5（シスプラチン分割投与は腎障害の予防に推奨されるか）と CQ 6（シスプラチン投与時の補液（3L/ 日以上）は腎障害を軽減するために推奨されるか）は，本ガイドラインでは新たな CQ 6（シスプラチン投与時の腎障害を軽減するために推奨される補液方法は何か）に組み込まれることとなった。

　最終的に，16 項目の総説，4 項目の GPS，そして初版ガイドラインから 4 つと，新たに加えられた 7 つの合計 11 項目の CQ が採用され，第 1 章に 5 つの総説と 3 つの CQ が，第 2 章には 3 つの総説と 2 つの GPS と 2 つの CQ が，第 3 章には 4 つの総説と 5 つの CQ が，第 4 章には 4 つの総説と 2 つの GPS と 1 つの CQ が含まれる構成とするスコープが委員会で了承された。

3. システマティックレビュー

　日本医学図書館協会に依頼し文献検索を行った。各 CQ に対して設定されたキーワードと検索式により抽出されたすべての論文を対象にした。遡及検索年代は 1970 年 1 月 1 日〜2021 年 3 月 31 日，検索データベースは PubMed，医中誌 Web，Cochrane Library である。介入の検索に際しては PICO フォーマットを用いた。P と I の組み合わせが基本で，ときに C も特定した。O については特定しなかった。エビデンスの確実性の評価にあたっては「Minds 診療ガイドライン作成マニュアル 2017」に準じて，①既存の診療ガイドライン，②システマティックレビュー論文，③個別研究論文（RCT，non‐RCT，観察研究）の順に検索を進めた。症例報告は対象としなかった。

　2021 年 4 月に文献検索式が固定され，2021 年 6 月に一次スクリーニングが提出された。2021 年 9 月に二次スクリーニングが提出され，評価シートが作成された。これらの過程はシステマティックレビューチームが行った。

　各 CQ の文献検索式，データベース検索結果と文献評価シートは各学会のウェブサイトに掲載する。必要に応じて参照いただきたい。

4. 推奨の作成

　エビデンスの確実性の評価にあたっては「Minds 診療ガイドライン作成マニュアル 2017」に従った。個々の研究のバイアスリスク評価には Cochrane の評価ツールを利用した。推奨の作成にあたり，システマティックレビューチームによりアウトカムごとに評価されたエビデンスの総体の「エビデンスの確実性」を統合して，CQ に対するエビデンス総体の総括が提示された。エビデンス総体の総括の記載には以下の 4 つのグレードを用いた。

　A（強）：効果の推定値が推奨を支持する適切さに強い確信がある。

　B（中）：効果の推定値が推奨を支持する適切さに中等度の確信がある。

　C（弱）：効果の推定値が推奨を支持する適切さに対する確信は限定的である。

　D（非常に弱い）：効果の推定値が推奨を支持する適切さはほとんど確信できない。

さらに，これらをもとに，益と害と負担のバランスを考慮して，推奨を作成した。

推奨グレードの決定にはガイドライン作成委員の他に，外部委員（表1の7）として，患者会代表，作成組織以外の関連学会（日本透析医学会，日本腎不全看護学会）に所属する医師，薬剤師，看護師を加えた合意形成会議を開催のうえ，投票によって推奨を決定し，その判断理由と合意率を記載した。なお，75％以上の合意が集約された場合は推奨の強さを決定し，全ての項目が75％未満の場合は，結果を公表したうえで推奨案を修正して再投票を行ったが，本行程を2回繰り返しても決定できない場合は「推奨なし」とした。推奨の決定は，エビデンスの評価と統合で作成された資料を参考に，アウトカム全体にわたる総括的なエビデンスの確実性，益と害のバランス，患者の価値観を考慮して以下の①〜④から選択した。

　①行うことを強く推奨する。

　②行うことを弱く推奨する（提案する）。

　③行わないことを弱く推奨する（提案する）。

　④行わないことを強く推奨する。

原則として本邦における標準的な治療を推奨することとしたが，必ずしも保険適用であることにはこだわっていない。

また，GPS では推奨グレードの記載はないが，草案に対して上記と同様の投票を行い，75％の合意率が得られるまで修正を重ねた。

推奨の記述にあたっては，読みやすさや，「Minds 診療ガイドライン作成マニュアル 2020」（最新版）も考慮し，下記の2点の変更を行った。

1. 読みやすさなども考慮して以下のとおり書式を変更し，全ての CQ で統一した。

● 「作成グループにおける推奨に関連する価値観や好み」は，「作成グループにおける」を省略し，「推奨に関連する価値観や好み」とした。

● 「益と害のバランスが確実（コストを含まず）」は，本ガイドラインでは医療経済上の問題については検討していないため，「（コストを含まず）」を削除した。

2. エビデンスの総括の記載については，「Minds 診療ガイドライン作成マニュアル 2020」（最新版）を参考に，「エビデンスレベル」という用語に代えて「エビデンスの確実性」を使用した。

5. 外部評価

前述のとおり，推奨案作成（推奨グレード決定）の際には患者会代表，作成組織以外の関連学会（日本透析医学会，日本腎不全看護学会）に所属する医師，薬剤師，看護師を加えた。また，草案作成後は日本腎臓学会，日本癌治療学会，日本臨床腫瘍学会，日本腎臓病薬物療法学会に加えて，日本透析医学会による関連学会査読を依頼した。さらに，草案を作成主体の4学会および日本医療薬学会，日本がんサポーティブケア学会，日本透析医学会のウェブサイトで公開し，パブリックコメントを募った。学会査読結果およびパブリックコメントとそれに対するわれわれの回答を各学会のウェブサイトに掲載する。

6. 承　認

上記，各学会と関連団体による査読とパブリックコメントを受けたあと，日本腎臓学会，日本癌治療学会，日本臨床腫瘍学会，日本腎臓病薬物療法学会理事会により承認された。

7. 普及と活用促進のための工夫

本ガイドラインが書籍として刊行されると同時に，各関連学会誌に掲載する。また，各学会のウェブサイトでも公開する予定である。

ガイドライン作成過程で作られた各種のテンプレートもウェブサイト上に掲載し，本ガイドラインの作成過程や内容の詳細を知りたい読者が閲覧できるようにする予定である。

CQ や GPS に関しては英文化し，国際誌などにも投稿する予定である。

8. 資金源とガイドライン作成者の利益相反

本ガイドライン作成のための資金はすべて日本腎臓学会が負担した（表2）。

会議はすべてウェブ上で行われた。資金は文献検索，文献入手，転載許諾料・申請料，作成協力講師への謝礼に使用された（表2）。本ガイドラインの作成委員，システマティックレビュー委員，アンケート協力委員，外部委員（表1）に報酬は支払われていない。本ガイドラインの利益相反を表3に示す。日本腎臓学会・日本癌治療学会・日本臨床腫瘍学会・日本腎臓病薬物療法学会の利益相反に関する指針，細則，報告事項については各学会のウェブサイトでご確認いただきたい。

表2　ガイドライン作成のための費用とその提供者

費用項目	費用	資金提供者
委員会費（講師謝礼）	90,000 円	日本腎臓学会
文献検索	180,000 円	日本腎臓学会
文献入手	73,228 円	日本腎臓学会
転載許諾料・申請料	213,646 円	日本腎臓学会

表3 利益相反（COI）開示（2019～2021年）

氏　名	所　属	有・無	1.企業の役員・顧問報酬	2.株式保有・利益	3.特許使用料	4.日当・講演料	5.原稿料	6.研究費	7.奨学寄付金	8.寄付講座	9.その他報酬（旅行・贈答品など研究と無関係のもの）
診療ガイドライン統括委員会											
柏原直樹	川崎医科大学/腎臓内科	有				第一三共, アストラゼネカ, アステラス製薬, 大塚製薬, 協和キリン, 田辺三菱製薬, 武田薬品工業		アストラゼネカ, 日本ベーリンガーインゲルハイム, 大塚製薬, バイエル薬品, 興和薬品, ノーベルファーマ, 第一三共	協和キリン, 日本ベーリンガーインゲルハイム, 中外製薬, 大塚製薬, バイエル薬品, 武田薬品工業, 田辺三菱製薬, 住友ファーマ, アステラス製薬, 帝人ファーマ, ファイザー, アストラゼネカ, MSD, アレクシオンファーマ, 第一三共		
大家基嗣	慶應義塾大学/泌尿器科	有				アステラス製薬, アストラゼネカ, エーザイ, MSD, 小野薬品工業, 武田薬品工業, 中外製薬, ノバルティスファーマ, バイエル薬品, ファイザー, ブリストル・マイヤーズ スクイブ, メルクバイオファーマ, ヤンセンファーマ	ファイザー	小野薬品工業, ノバルティスファーマ, MSD, 武田薬品工業, アストラゼネカ, バイエル薬品, アステラス製薬	中外製薬, サノフィ, 小野薬品工業, アステラス製薬, 武田薬品工業, バイエル薬品		
岡田浩一	埼玉医科大学/腎臓内科	有				アステラス製薬, 協和キリン, 第一三共, アストラゼネカ, バイエル薬品, 田辺三菱製薬, 鳥居薬品, 小野薬品工業, 日本ベーリンガーインゲルハイム		協和キリン, 鳥居薬品, キッセイ薬品工業	中外製薬, 協和キリン, 小野薬品工業, バイエル薬品, 鳥居薬品		
南学正臣	東京大学/腎臓・内分泌内科	有				協和キリン, 田辺三菱製薬, アステラス製薬, 第一三共, 中外製薬, バイエル薬品, アストラゼネカ, JT, 日本ベーリンガーインゲルハイム	協和キリン, アステラス製薬	JT, バイエル薬品	協和キリン, 田辺三菱製薬, 武田薬品工業, 中外製薬, 鳥居薬品, 第一三共, バイエル薬品		
西山博之	筑波大学/泌尿器科	有				アステラス製薬, MSD, メルクバイオファーマ		中外製薬, 小野薬品工業	バイエル薬品		
平田純生	I&H株式会社学術顧問, 熊本大学薬学部客員教授	無									
安藤雄一	名古屋大学/化学療法部	有				中外製薬		ノバルティスファーマ, ベイジーン	中外製薬, ヤクルト本社, 小野薬品工業		
アドバイザー											
堀江重郎	順天堂大学/泌尿器科	無									
診療ガイドライン作成事務局											
松原　雄	京都大学/腎臓内科	無									
診療ガイドライン作成グループ											
柳田素子	京都大学/腎臓内科	有				アステラス製薬, アストラゼネカ, 協和キリン, 中外製薬, バイエル薬品, 田辺三菱製薬		日本ベーリンガーインゲルハイム	協和キリン, 中外製薬, 田辺三菱製薬		
星野純一	東京女子医科大学/腎臓内科	有				アストラゼネカ, 協和キリン, 小野薬品工業		大塚製薬			
安田宜成	名古屋大学/腎臓内科	有				協和キリン, MSD, アストラゼネカ, 田辺三菱製薬, アステラス製薬			住友ファーマ		
武藤　智	順天堂大学/泌尿器科	無									
柴垣有吾	聖マリアンナ医科大学/腎臓内科	有				アストラゼネカ, 協和キリン, 大塚製薬			帝人ファーマ, バクスター, 協和キリン, 中富健康科学振興財団, バイエル薬品		
土井研人	東京大学/救急・集中治療科	無									
井上高光	国際医療福祉大学/腎泌尿器外科	無									
加藤大悟	大阪大学/泌尿器科	無									
北村　寛	富山大学/泌尿器科	有				アステラス製薬, 武田薬品工業, バイエル薬品, ヤンセンファーマ			武田薬品工業, バイエル薬品		
下平秀樹	東北医科薬科大学/腫瘍内科	無									
高野奈緒	名古屋大学/消化器外科(PMDA出向中)	無									
小林佑介	慶應義塾大学/婦人科	無									
小泉祐一	府中病院/薬剤部	無									
山本和宏	神戸大学医学部附属病院/薬剤部	無									
奥村祐太	九州がんセンター/消化管・腫瘍内科	無									
近藤千紘	国立がん研究センター東病院/腫瘍内科	無									
堺田惠美子	千葉大学/血液内科	無									
薬師神公和	神戸大学/腫瘍・血液内科	無									
松本光史	兵庫県立がんセンター/腫瘍内科	有				中外製薬, MSD		中外製薬, MSD			
藤原　豊	愛知県立がんセンター/呼吸器内科部	有				アストラゼネカ, 小野薬品工業, MSD		アムジェン			
石倉健司	北里大学医学部/小児科学	無									
神田英一郎	川崎医科大学医学部学長付特任教授	無									

表3 利益相反(COI) 開示 (2019 ~ 2021 年) (続き)

氏 名	所 属	有・無	1.企業の役員・顧問報酬	2.株式保有・利益	3.特許使用料	4.日当・講演料	5.原稿料	6.研究費	7.奨学寄付金	8.寄付講座	9.その他報酬(旅行・贈答品など研究と無関係のもの)
システマティックレビューチーム											
石井太祐	東京大学/腎臓・内分泌内科	無									
倉沢史門	名古屋大学/腎臓内科	無									
川口隆久	川崎市立川崎病院/腎臓内科	無									
中西香企	名古屋大学/消化器外科	無									
竹澤健太郎	大阪大学/泌尿器科	無									
小峰啓吾	東北大学/腫瘍内科	無									
能澤一樹	愛知県がんセンター/薬物療法部	無									
小山隆文	国立がん研究センター中央病院/先端医療科	無									
塚本祥吉	千葉大学/血液内科	無									
後藤秀彰	はりま姫路総合医療センター/腫瘍・血液内科	無									
八田貴広	安城更生病院/呼吸器内科	無									
境 秀樹	兵庫がんセンター/腫瘍内科	無									
谷澤雅彦	聖マリアンナ医科大学/腎高血圧内科	無									
竹田 貴	那須赤十字病院/第二産婦人科	無									
山本武人	東京大学/医療薬学教育センター	無									
山本竜平	秋田大学/腎泌尿器科	無									
岡田直人	徳島大学病院/感染制御部	無									
船越太郎	京都大学/腫瘍薬物治療学	無									
藤丸拓也	聖路加国際病院/腎臓内科	無									
扇田 信	聖路加国際病院/腫瘍内科	無									
大前憲史	福島県立医科大学附属病院/臨床研究教育推進部	無									
佐々木彰	飯塚病院/腎臓内科	無									
小板橋賢一郎	稲城市立病院/腎臓内科	無									
陶山浩一	虎ノ門病院/臨床腫瘍科	無									
水上拓郎	NTT東日本関東病院/腫瘍内科	無									
一岡聡子	滋賀医科大学/小児科	無									
奥田雄介	北里大学医学部/小児科学	無									
森 潔	静岡社会健康医学大学院大学	無									
山田博之	京都大学/初期診療・救急科	無									
莱原孝成	熊本大学/腎臓内科	有				アストラゼネカ					
米澤 淳	京都大学医学部附属病院/薬剤部	無									
河野春奈	順天堂医院/泌尿器科	無									
横井秀基	京都大学/腎臓内科学	有				田辺三菱製薬, アストラゼネカ			田辺三菱製薬		
外部委員											
内田明子	聖隷佐倉市民病院/腎不全看護学	無									
花房規男	東京女子医科大学/血液浄化部	無									
松原和夫	和歌山医科大学附属病院/薬剤部	無									
宿野部武志	一般社団法人ピーペック	無									
金子 智	全国腎臓病協議会	無									
戸倉振一	NPO法人東京腎臓病協議会	無									
協力委員											
堀之内秀仁	国立がん研究センター中央病院/呼吸器内科	有				アストラゼネカ, 中外製薬		アッヴィ, 中外製薬, ブリストル・マイヤーズ スクイブ, 小野薬品工業, 第一三共			
辻 靖	国家公務員共済組合連合会斗南病院/腫瘍内科	無									
高橋雅信	東北大学病院/腫瘍内科	有				小野薬品工業, ブリストル・マイヤーズ スクイブ, 第一三共		小野薬品工業, MSD			
寺田智祐	京都大学医学部附属病院/薬剤部	有				第一三共, 中外製薬					
玉木慎也	KKR札幌医療センター/薬剤科	無									
薮田直希	滋賀医科大学医学部附属病院/薬剤部	無									
田中俊明	札幌医科大学/泌尿器科	無									

謝辞
小松康宏氏(群馬大学/医療の質・安全学)は, 日本腎臓学会に所属する本ガイドラインの作成委員であったが,
2022年6月に第一三共株式会社の社外取締役を兼任することになったことを受け, 委員を退任した。
退任前の利益相反はなし。

略語一覧

5-FU	5-fluorouracil	フルオロウラシル
ACE	angiotensin converting enzyme	アンジオテンシン変換酵素
AIN	acute tubulointerstitial nephritis	急性［尿細管］間質性腎炎
AKI	acute kidney injury	急性腎障害
ARB	angiotensin II receptor blocker	アンジオテンシン II 受容体遮断薬
ASCO	American Society of Clinical Oncology	米国臨床腫瘍学会
AUC	area under the blood concentration time curve	血中濃度曲線下面積
BA	bioavailability	生物学的利用率
CCr	creatinine clearance	クレアチニンクリアランス
CCS	childhood cancer survivor	小児がんサバイバー
CKD	chronic kidney disease	慢性腎臓病
CKD-EPI	Chronic Kidney Disease Epidemiology Collaboration	
Cr	creatinine	クレアチニン
CTCAE	Common Terminology Criteria for Adverse Events	有害事象共通用語規準
CYP	cytochrome P-450	シトクロム P450
DIN	drug-induced nephrotoxicity	薬剤性腎障害
EGF	epidermal growth factor	上皮成長因子
eGFR	estimated glomerular filtration rate	推算糸球体濾過量
EGFR	epidermal growth factor receptor	上皮成長因子受容体
ESA	erythropoietin stimulating agent	エリスロポエチン刺激薬
FDA	Food and Drug Administration	米国食品医薬品局
GFR	glomerular filtration rate	糸球体濾過量
HIF-PH	hypoxia-inducible factor prolyl hydroxylase	低酸素誘導因子プロリルヒドロキシラーゼ
ICI	immune checkpoint inhibitor	免疫チェックポイント阻害薬
irAE	immune-related adverse event	免疫関連有害事象
KDIGO	Kidney Disease: Improving Global Outcomes	腎臓病予後対策国際機構
MDRD	Modification of Diet in Renal Disease	
mTOR	mammalian (mechanistic) target of rapamycin	ラパマイシン標的分子
NSAID	non-steroidal anti-inflammatory drug	非ステロイド性抗炎症薬
OS	overall survival	全生存期間
PD-1	programmed cell death-1	プログラム細胞死 1
PD-L1	programmed cell death-1 ligand-1	プログラム細胞死リガンド 1
PFS	progression-free survival	無増悪生存期間
RANKL	receptor activator of NF-κB ligand	NF-κB 活性化受容体リガンド
RAS	renin-angiotensin system	レニン・アンジオテンシン系
rhGH	recombinant human growth hormone	遺伝子組み換えヒト成長ホルモン［製剤］
SIADH	syndrome of inappropriate secretion of ADH	抗利尿ホルモン不適切分泌症候群
SIR	standardized incidence ratio	標準化罹患比

※一般人口での罹患率から算出した予測値と実測値の比で，一般人口に比べてどれくらい罹患しやすいかを示す。

TKI	tyrosin kinase inhibitor	チロシンキナーゼ阻害薬
TLS	tumor lysis syndrome	腫瘍崩壊症候群
TMA	thrombotic microangiopathy	血栓性微小血管症
VEGF	vascular endothelial growth factor	血管内皮増殖因子
VEGFR	vascular endothelial growth factor receptor	血管内皮増殖因子受容体

ガイドラインサマリー

CQ1 がん患者の腎機能（GFR）評価に推算式を使用することは推奨されるか？

推奨グレード　**行うことを強く推奨する**

推奨文

がん薬物療法実施前と実施後の腎機能（GFR）評価には，その限界を理解したうえで，血清Cr値に基づくGFR推算式を用いることを推奨する。日本人に対しては日本腎臓学会が開発したGFR推算式が有用である。ただし，筋肉量が標準から著しく逸脱している患者や，治療中に著しい体重減少がみられた患者などでは，GFRの実測も検討する。GFRの実測法として本邦ではイヌリンクリアランス測定が可能である。

CQ2 シスプラチンなどの抗がん薬によるAKIの早期診断に新規AKIバイオマーカーによる評価は推奨されるか？

推奨グレード　**行うことを弱く推奨する（提案する）**

推奨文

シスプラチン投与後3日目ころに診断されるAKI発症に関して，尿中NGAL（好中球ゼラチナーゼ結合性リポカリン）などの新規AKIバイオマーカー測定により，その発症を1日以上前に予測できるとする報告が複数ある。一方，AKIの早期診断による注意喚起は可能だが，腎予後や生命予後を改善できるとの報告はなく，新規AKIバイオマーカー測定の益は限定的である。分子標的治療薬によるAKIの早期診断を試みた報告は乏しい。

CQ3 がん薬物療法前に水腎症を認めた場合，尿管ステント留置または腎瘻造設を行うことは推奨されるか？

推奨グレード　**行うことを強く推奨する**

推奨文

がんによる腎後性腎機能低下を認めた場合，腎機能改善を目的とした尿管ステント留置または腎瘻造設は，QOLの低下を伴うことを考慮したうえで，行うことが強く推奨される。
ただし，腎機能低下が軽度の場合，がん薬物療法時の腎機能改善を目的とした尿管ステント留置または腎瘻造設には，生存期間延長の明確なエビデンスがないため，がん種ごとに個々の患者で期待される生存期間やQOLの低下の可能性を考慮して，適応を決定すべきである。

CQ4 透析患者に対する免疫チェックポイント阻害薬の使用は推奨されるか？

推奨グレード　**行うことを弱く推奨する（提案する）**

推奨文

透析患者に免疫チェックポイント阻害薬（ICI）を使用した症例報告の集積により，安全性に関する一定の情報が得られ，腎細胞がんにおいては分子標的治療薬よりも奏効率が高い可能性があることも示されたため，透析患者に対するICIの使用は推奨される。

CQ5 腎移植患者に対する免疫チェックポイント阻害薬の使用は推奨されるか?

推奨グレード 行うことを弱く推奨する(提案する)
推奨文

腎移植後の皮膚扁平上皮がんにおいては,免疫チェックポイント阻害薬(ICI)が他の治療法よりも全生存期間をより延長させ,奏効率も顕著に高いことが示されているため,特に同がんに対してのICIの使用は推奨される。一方,腎移植後の患者ではICIの使用により拒絶反応の発生率が顕著に高まることが知られているが,mTOR阻害薬を含む免疫抑制薬の多剤併用を継続することで拒絶反応が抑制される可能性がある。

CQ6 成人におけるシスプラチン投与時の腎機能障害を軽減するために推奨される補液方法は何か?

推奨グレード ショートハイドレーション法は弱く推奨される(提案される)
推奨文

シスプラチン投与時の腎機能障害を軽減するために,一般にシスプラチン投与前後でそれぞれ4時間以上かけて1000～2000 mLの補液を行うことが基本であるが,全身状態良好かつ短時間補液に耐えうる臓器機能を有している患者においてはショートハイドレーション法が弱く推奨される。従来法より少量かつ短時間の補液法であるショートハイドレーション法は,シスプラチン投与後の胃腸障害などに伴い追加補液が必要となる患者に対して適切な治療環境を確保でき,緊急時対応が可能な施設においてのみ実施が考慮される。低用量のシスプラチン($< 50 \, \text{mg/m}^2$)投与時の適切な補液量についてはエビデンスを評価できる論文がなく,不明である。

CQ7 蛋白尿を有する,または既往がある患者において血管新生阻害薬の投与は推奨されるか?

推奨グレード 行うことを弱く推奨する(提案する)
推奨文

血管新生阻害薬投与開始時の蛋白尿の存在は,蛋白尿増悪の危険因子であるという弱いエビデンスがあるが,より重要なアウトカムである死亡,eGFRとの有意な関連は認めないため,蛋白尿の有無にかかわらず血管新生阻害薬の投与は可能であることが示唆される。

CQ8 抗EGFR抗体薬の投与を受けている患者が低Mg血症を発症した場合,Mgの追加補充は推奨されるか?

推奨グレード 行うことを弱く推奨する(提案する)
推奨文

抗EGFR抗体薬の投与を受ける患者が低Mg血症を有する場合に,Mgの追加補充は低Mg血症の重症化を回避できる可能性があるため,行うことを弱く推奨する。

CQ 9 免疫チェックポイント阻害薬による腎障害の治療に使用するステロイド薬の投与を，腎機能の正常化後に中止することは推奨されるか？

推奨グレード　　行うことを弱く推奨する（提案する）
推奨文

免疫チェックポイント阻害薬（ICI）により生じた腎障害をステロイド薬で治療した場合，腎機能の正常化後のステロイド薬投与に関しては，投与継続の有用性が明らかでなく，さらに有害事象の増加とICIの治療効果減弱が懸念されることから，投与中止後の腎障害再燃のリスクや再燃時の対応について十分検討したうえで，ステロイド薬の投与を中止することを弱く推奨する。

CQ 10 免疫チェックポイント阻害薬投与に伴う腎障害が回復した後，再投与は治療として推奨されるか？

推奨グレード　　行うことを弱く推奨する（提案する）
推奨文

免疫チェックポイント阻害薬（ICI）投与に伴う腎障害が回復した後，再投与を行うと腎障害の再燃が懸念されるが，ICI投与のメリットがデメリットを上回ると考えられる場合において再投与を行うことを弱く推奨する。

CQ 11 がんサバイバーの腎性貧血に対するエリスロポエチン刺激薬投与は推奨されるか？

推奨グレード　　推奨なし
推奨文

保存期および透析中のCKD患者において，高度腎性貧血に対するエリスロポエチン刺激薬（ESA）による治療は，輸血量と鉄補充量を減らすことが期待できる。一方で，がんの既往がある保存期CKD患者において，腎性貧血に対するESA治療は，高いヘモグロビン値を目標とした場合，がん死亡の増加につながったとの報告がある。よって，明確な推奨はできないが，高度腎性貧血に対するESA治療は益と害の可能性を慎重に検討し，使用する場合はがん発生のモニタリングを行うことが望ましい。

第1章
がん薬物療法対象患者の腎機能評価

総説 1 **がん薬物療法開始前にみられる腎障害**

1 がんおよび年齢などによる腎障害とその危険因子

1. がん患者の腎障害の要因

CKD は腎臓の障害や腎機能の低下が持続して認められる疾患である。「エビデンスに基づく CKD 診療ガイドライン 2018」では，「①尿異常（特に 0.15 g/gCr 以上の蛋白尿または 30 mg/gCr 以上のアルブミン尿）や画像・血液・病理による診断に基づく腎障害の存在が明らかであること，または，② eGFR が 60 mL/分/1.73 m^2 未満，のいずれか，あるいは両方が 3 ヵ月以上持続する病態」と定義されている[1]。

CKD の発症には加齢に伴う腎機能低下や生活習慣病が深くかかわっており，近年の生活環境の変化と高齢化の進展を背景に患者数は増加している[2]。さらに，がん患者では，一般的な CKD 危険因子にがん患者特有の要因も加わって，CKD の有病率が高い可能性がある。

がん患者のがん薬物療法開始前に認められる腎機能低下は，腎前性の要因として，嘔吐による脱水や NSAID 使用に伴う腎血流量の低下，腎性の要因として，腫瘍随伴症候群に伴う糸球体障害，腎後性の要因として，腫瘍細胞が物理的に尿管の狭窄や血流障害を引き起こすなど，多岐に及ぶ[3]。これらのがん患者に特有の要因が CKD を進展させる[4]。医療者は，がん患者が腎機能低下の危険因子を多数有する集団であることを認識し，要因の把握と腎機能に関連するマーカーのモニタリングを慎重に行わなければならない。

2. 疫　学

フランスの多施設大規模コホート研究では，固形がん患者の 12％で eGFR が 60 mL/分/1.73 m^2 未満であったことが報告されている[5]。腎がん患者ではさらにその割合が高いことが知られており，腎摘除

術を受けた腎がん患者を対象とした米国の単施設大規模コホート研究では，術前に eGFR が 60 mL/分/1.73 m^2 未満であった患者は全体の 29％であったことが報告されている[6]。本邦の研究でも，がん薬物療法の受療目的で入院したがん患者の 25％が CKD を有していたと報告されている[7]。他の研究もおおむね 12 〜 25％の有病率を報告しており[8-10]，2017 年の世界の CKD 有病率は 9.1％であることを踏まえると[2]，がん患者は CKD の有病率が高い集団である可能性がある。

しかし，がん患者と一般人口で CKD の有病率を直接的に比較した研究はなく，がん患者が CKD の有病率の高い集団であることを示す明確な根拠はない。また，各報告で CKD の診断のための腎機能推算方法が異なるため，腎機能の推算値やそれに基づく有病者数などについても直接比較はできないことに注意が必要である。

3. 病　態

前述のとおり，がん患者は併存疾患（高血圧，糖尿病，脂質異常症など），生活習慣，加齢などに起因する CKD に加え，悪性腫瘍に伴う慢性的な腎機能低下や AKI を抗がん薬投与開始前から有していることが少なくない。

悪性腫瘍に伴う腎機能低下は，直接的機序と間接的機序によるものに大別される。直接的機序による腎機能低下は，腫瘍細胞による物理的な腎機能への障害として定義され，腎臓組織への腫瘍細胞の浸潤や腫脹による尿路閉塞，腎血管の圧迫などに起因する。

一方，間接的機序による腎機能低下としては，腫瘍随伴症候群に包括される糸球体腎症が挙げられる。最も多くみられるのは，腫瘍細胞から分泌される成長因子やサイトカインにより引き起こされる膜性腎症である[11]。特に高齢の膜性腎症発症者は悪性腫瘍を併発することが多く，主に肺がん，胃がん，

前立腺がん，血液系腫瘍，大腸がん，乳がん，胃がん・食道がんなどを合併することが知られている[12]。また，多発性骨髄腫の患者にもしばしば尿細管間質性疾患と糸球体損傷を認めることが知られており，脱水や高 Ca 血症に伴う腎血流量の低下，免疫グロブリンの異常増殖による循環不全，アミロイドの沈着による糸球体結節などが原因として挙げられる[13]。がん治療に伴う腎障害としては，各種抗がん薬（総説 4 を参照）以外にも，TLS（tumor lysis syndrome），腎摘除術施行，放射線治療などが原因となる。特に，腎摘除術に関しては，根治的腎摘除術の方が部分切除術と比較して CKD ステージ 4 以上となるリスクが高いことも報告されている[14]。さらに，嘔吐による脱水や NSAID 投与による腎血流量の低下，がんスクリーニング検査のための CT 造影剤による腎症などは，がん患者の AKI として比較的発症率が高く，注意を要する。

4. 薬物療法開始時の留意事項

CKD は尿異常や腎機能の低下が 3 ヵ月以上継続して認められた場合に診断されるため，がん薬物療法を開始する時点では，CKD の診断が確定していない場合も想定される。腎機能低下が認められるがん患者に対しては，悪性腫瘍を契機に生じた AKI なのか，悪性腫瘍を合併する CKD またはその予備群なのかを把握し，対応を検討する必要がある。さらに，CKD またはその予備群の可能性がある患者においては，腎機能の緩やかな低下が続くことが予想されるため，腎機能の推移に応じて定期的に治療計画を見直す必要がある。また，このような患者では，貧血や高血圧などを合併していることも多く，がん種ごとの診療ガイドラインや各薬物の適正使用ガイドを参考に，安全性プロファイルも考慮に入れた適切な薬物選択や投与量調整を心掛けなければならない。

透析患者において，がん胎児性抗原（carcinoembryonic antigen: CEA），糖鎖抗原 19-9（carbohydrate antigen 19-9: CA19-9），扁平上皮がん（squamous cell carcinoma: SCC）抗原，神経特異性エノラーゼ（neuron specific enolase: NSE）などの一部の腫瘍マーカーは，腎機能正常患者と比較して高値となるか，または偽陽性率が高いことが知られている[15, 16]。これらのマーカーを透析患者のがんスクリーニング検査や治療効果の指標として用いる際には，腎機能正常患者と基準値が異なることがあるため注意が必要である。一方，α フェトプロテイン（AFP），protein induced by vitamin K absence or antagonist-II（PIVKA-II），前立腺特異抗原（prostate specific antigen: PSA），糖鎖抗原 125（CA125）は透析患者においても腎機能正常患者と差がないことが確認されている[16]。

なお，エリスロポエチン製剤の投与により検査値が変動するという報告もあるため[17]，これらの製剤を投与中の患者では腫瘍マーカーの解釈に注意が必要である。

5. がん治療の予後に及ぼす影響

CKD の併存はがん治療における予後不良因子となることが知られている。がん患者における CKD の併存は全死因死亡またはがん関連死亡の独立した危険因子であることが大規模コホート研究により報告されており[18-20]，がん種や病期によって死亡のハザード比が異なる。また，CKD に起因する貧血ががん患者の生存と関連することも明らかにされており，CKD の併存に加えて貧血の重症度が高くなるとともにがん患者の累積生存率は段階的に低下する[7]。

一方，AKI の発症もさまざまながん種において全死因死亡の独立した危険因子であることが大規模コホート研究により報告されている[21]。この研究における AKI は，抗がん薬や放射線など多様な要因を複合したものであるが，AKI のステージが高いほど死亡のリスクが高いことが示されている[21]。また，ICU に入室した血液がん患者 200 例を対象とした研究では，AKI 発症群の 6 ヵ月後の完全寛解率が 39.4％で，非発症群の 68.3％と比較して有意に低く，さらに AKI 発症患者の 14.6％は抗がん薬の減量または中止を余儀なくされたことが報告されている[22]。

CKD や AKI ががん治療の予後に影響する理由は明確に解明されていないが，腎障害の存在により適切な抗がん薬治療が受けられていないことを示唆する報告がある。がん患者のうち，CKD 併存患者は抗がん薬治療を受けた割合が 40.7％で，非併存患者における割合 68.4％と比較して有意に低かったことが，日本人のステージ IV の固形がん患者 961 例を対象とした研究により報告されている[19]。さらに，

がん薬物療法を受けた日本人透析患者 74 例の多施設調査では，透析患者に対して減量が推奨されている薬物や常用量の投与が可能であることが知られている薬物においても，症例によりその対応はさまざまであることが明らかにされており[23]，投与量調整に対して統一された指針がないことが課題となっている。

2 がん患者における蛋白尿の定義，疫学，病態

蛋白尿は「尿路感染が存在しない（尿中亜硝酸塩やエステラーゼの混入がない）条件において尿試験紙検査で 1＋以上（約 30 mg/dL 以上）検出される状態」と定義される[24,25]。

がん患者における蛋白尿は，発生率は明らかでないが，①血中蛋白の大量増加によるもの，②腎疾患の合併によるもの，③尿路疾患に由来するもの，④腫瘍随伴症候群として発症するもの，に大別される[26]。薬物療法開始前に蛋白尿が認められる患者に対しては，その原因を評価しておく必要がある。本項では，蛋白尿の成因別に疫学，病態について述べる。

1. 血中蛋白の大量増加によるもの：腎前性蛋白尿

糸球体で濾過される蛋白質の量が近位尿細管の再吸収能を上回ることで，尿中に漏出するものである。多発性骨髄腫ではがん細胞から産生される多量の単クローン性免疫グロブリン（M 蛋白）が尿中に認められる。この他，横紋筋融解症や外傷などで生じるミオグロビン尿，発作性夜間ヘモグロビン尿症や熱傷などによるヘモグロビン尿も，腎前性蛋白尿である。

2. 腎疾患の合併によるもの：腎性蛋白尿

1) 糸球体性

糸球体係蹄壁（糸球体内皮細胞，糸球体基底膜，糸球体足細胞からなる）の透過性亢進や傷害により発生する。各種糸球体腎炎の他，糖尿病性腎症，ループス腎炎，腎硬化症などさまざまな腎疾患により発生しうる。蛋白尿の SI（選択指数）は IgG とトランスフェリン（tf）のクリアランス（C）比（CIgG/Ctf）で算出され，SI ≦ 0.10 が高選択性，0.11 ≦ SI ≦ 0.20 が中程度選択性，SI ≧ 0.21 が低選択性の定義とされている[27]。高選択性の場合にはアルブミンが，低選択性に進展すると IgG を主体とする中分子量蛋白が漏出する。

2) 尿細管性

近位尿細管における再吸収障害と細胞傷害に起因する。尿細管間質性腎炎（薬剤性，アレルギー性，感染性など）がその代表である。再吸収障害によりアルブミン，そして β_2 ミクログロブリンなどの小分子蛋白が漏出し，細胞傷害により N-アセチル-β-D-グルコサミニダーゼなどの尿細管酵素の逸脱が認められる。

3. 尿路疾患に由来するもの：腎後性蛋白尿

1) がんに由来するもの

膀胱がん，腎盂・尿管がんなどの尿路上皮がんの他，腎がん，前立腺がん，婦人科がんや消化器がんの尿路浸潤によっても起こることがある。

2) がん以外に由来するもの

尿路結石症や尿路感染症などによる腎後性蛋白尿も存在する。

4. 腫瘍随伴症候群として発症するもの

腫瘍随伴症候群は原発腫瘍や転移腫瘍から離れた部位に生じる宿主の臓器機能障害と定義される。主に肺がん，消化器がんなどの固形がんにおいて，腫瘍随伴症候群として膜性腎症が発症することがあり，THSD7A（トロンボスポンジン 1 型ドメイン含有 7A）が内因性抗原として関与するという報告もある[28]。逆に膜性腎症患者における悪性腫瘍有病率は，欧米の患者を対象とした研究のシステマティックレビュー・メタ解析においては 10％程度とされ，特に肺がん，前立腺がん，血液がん，結腸・直腸がんが多かった[29]。一方，日本腎臓学会・腎生検レジストリの集計データにおいては，病理学的に膜性腎症と診断された 813 例のうち，悪性腫瘍に起因する二次的な膜性腎症は 8 例（1.0％）で，うち固形がんはわずか 2 例（前立腺がん，膵がん）であった[30]。多施設登録によるバイアスが混入している可能性も指摘されているため確定的ではないが，欧米と比較して日本人の膜性腎症では悪性腫瘍の合併率が低い。

③ 腎障害患者のがん発症リスクとがん種の分布

1. 慢性腎臓病 (CKD)・急性腎障害 (AKI) 患者

1) CKD 患者

CKD 患者におけるがんの発症率は一般人口と比較して高いことが知られており[31]，その要因にはCKD 患者特有の発がん危険因子が存在すると考えられている。40 歳以下の成人 71 万 9033 人を対象に行われたスウェーデンの大規模調査では，eGFR が 30 〜 59 mL/分/1.73 m² の集団と 30 mL/分/1.73 m² 未満の集団では，eGFR が 90 〜 104 mL/分/1.73 m² の集団と比較して 5 年以内のがん発症率が段階的に高まることが報告されている[31]。

同研究ではがん種についても調査されており，悪性黒色腫を除く皮膚がんや泌尿器がんのハザード比が eGFR の段階ごとに高まると報告されている[31]。また，米国で行われたコホート研究では，尿路上皮がんに関しては eGFR が 45 mL/分/1.73 m² 未満，腎がんに関しては 60 mL/分/1.73 m² 未満の患者で発症率が段階的に高くなることも報告されている[24]。

日本人の腎代替療法非導入 CKD 患者を対象としたがんの発症率に関する大規模調査の報告はない。

2) AKI の既往

AKI の既往と発がんの関連を示唆する報告がある[32]。この報告は台湾の公的医療保険データベースを用いた研究で，AKI を生じなかった患者を対照群とし，透析が必要な AKI を生じた後に透析から離脱した患者，離脱できずに透析を継続した患者のがんの発症率が調査された。その結果，透析から離脱した患者群と透析を継続した患者群におけるがんの SIR はそれぞれ 1.21，1.31 と高値であり，がん種は透析から離脱した患者群で消化器系がん，透析を継続した患者群で泌尿器生殖器がんが多く，それぞれ異なる分布を示した[32]。AKI の既往と発がんの関連についてはエビデンスを評価できる論文が乏しいため，今後も詳細な検討が必要である。

3) 透析患者

透析患者においてがんの発症率が高いか否かについては明らかにされていない。米国，欧州，オーストラリア・ニュージーランドの 83 万 1804 例の透析患者を対象とした大規模調査では，全がん種の発症を統合した SIR は米国で 1.2，欧州で 1.1，オースト

ラリア・ニュージーランドで 1.8 と，地域により異なることを報告している[33]。この研究は 1999 年に報告されたものであり，近年の状況を反映していない可能性がある。

比較的近年に発表された米国における末期腎不全患者の追跡調査では，透析導入 5 年後の累積がん発症率が 9.48% であり，全がん種の統合の SIR が高いことが報告されている[34]。本邦で行われた全国前向き追跡調査の報告では，2001 〜 2008 年に新規に透析を導入した 3 万 1953 例の維持透析患者のがんの発症を追跡調査したところ，1169 例（3.7%）ががんを発症したことから，日本人においても透析患者の SIR が高いことが示された[35]。全がん種の統合の SIR は男女ともに 40 〜 64 歳の若年層において高いことに加え，がんの発症率は透析導入後 6 ヵ月以内が最も高く，発症した患者の 88.7% が 5 年以内に発症していることから，透析患者におけるがん発症の多くは透析導入前の保存期 CKD からリスクを持ち越している可能性が示唆されている[35]。しかしながら，他のアジア諸国からの報告では，透析導入後からがん発症までの期間が台湾の研究で平均 41.3 ヵ月，韓国の研究で平均 75.2 ヵ月と，必ずしも透析導入直後に発症しているわけではないことが示されており[36,37]，統一した知見は得られていない。

日本人の透析患者における部位別の SIR は，男性では腎がんと多発性骨髄腫が全年齢で高く，肝がんと結腸がんが 40 〜 64 歳で高いという特徴を有する[35]。女性では子宮がんの SIR が全年齢で高いことが知られている[35]。一方，透析患者におけるがんの好発部位は国によって異なる。各国の透析患者 83 万 1804 例を対象とした調査によっても，それぞれのがん種の SIR が豪州，欧州，米国で異なることが報告されており，日本人において SIR が高い消化器系がんはいずれの地域においても SIR が 1.5 以下であるが，腎がんと多発性骨髄腫は SIR がそれぞれ 3.3 〜 9.9，3.2 〜 5.2 であり，日本人と同様に各地域で共通して高かった[33]。また，米国で行われた末期腎不全患者の追跡調査でも腎がんの SIR がきわめて高いことが報告されており[34]，本邦での調査と同様の傾向が示されている。

CKD 患者と透析患者においてがん発症が起こりやすい機序は明確に解明されていない。CKD 患者は慢性炎症の状態になりやすいことが知られてお

り[38, 39]，それに伴う酸化ストレスの発生が発がんの危険因子として考えられている[24]。

2. 腎移植患者

1) 発がんリスク

　腎移植患者（以下，腎移植レシピエント）の発がんリスクは一般人口よりも全体に高値となる。腎移植レシピエントでの悪性腫瘍発生の危険因子には，一般人口と同様の危険因子（加齢，喫煙，遺伝学的要因など）と，腎移植レシピエントに特異的な危険因子（免疫抑制薬使用，透析期間など）がある。特に免疫抑制薬内服によるがんウイルスの活性化やがん細胞への immune surveillance（免疫監視機構）の減弱が危険因子となる。

　悪性腫瘍の SIR は腎移植レシピエントでは 2.4〜3.9 と報告されている[40, 41]。また，臓器移植レシピエントでは悪性腫瘍の進行に伴う死亡リスクが，一般人口に比較して 5% 程度高いことが報告されている[42]。移植腎機能を保持したままでの人・年法での死亡率は，腎移植後 1 年未満では悪性腫瘍よりも心血管疾患や感染症で高いが，1 年以降では心血管疾患と悪性腫瘍が同等となる[43]。

2) がん種の分布と予後

　がん種別にみると，海外の報告では腎移植レシピエントでの SIR は，口唇がんで 20〜60 程度ときわめて高く，非メラノーマ皮膚がんも 10 程度と高い[40, 41, 44]。しかし皮膚がんや口唇がんは本邦では発症率が比較的低く，SIR は異なる可能性がある[45, 46]。またウイルス関連のがんでも SIR は高く，EB ウイルス関連の移植後リンパ増殖性疾患で SIR は 10 程度，ヒトパピローマウイルス（HPV）に関連する子宮頸がんや陰茎がんで 3〜4 程度，B/C 型肝炎ウイルス（HBV/HCV）に関連する肝がんで 1〜3 程度と報告されている。そのほか自己腎がんは SIR 3〜7 程度，消化器がんや肺がんは 2 程度と高い。一般的な前立腺がんや乳がん，卵巣がんなどの発症率は一般人口と大きな差がないことも特徴である[40, 41, 44]。

　まれに悪性腫瘍がドナーから移植臓器を介して持ち込まれることも報告されている[47]。死亡リスクに関しては，悪性腫瘍の中では肺がん，非ホジキンリンパ腫，大腸がんの順でリスクが高いことが報告されている[48]。

3) mTOR 阻害薬による発がんリスク抑制

　シロリムス，エベロリムスなど，抗腫瘍作用を併せもつ免疫抑制薬である mTOR 阻害薬の使用が腎移植後の悪性腫瘍の発症率を抑制するかどうかについては議論がある。腎移植レシピエントに対するシロリムスの発がん抑制効果について検討した 2 つのメタ解析では，シロリムス使用群で非使用群に比較して非メラノーマ皮膚がんの発症率がそれぞれ 30% および 56% 減少していたが，他のがん種では減少が認められなかったと報告している[49, 50]。

　腎移植レシピエント 300 例でエベロリムス＋代謝拮抗薬投与群とカルシニューリン阻害薬＋代謝拮抗薬投与群を比較した RCT では，5 年間の悪性腫瘍の発症率が 1.6%（2/123 例）および 6.4%（7/109 例）とエベロリムス併用群で低かったとの報告がある[51]。しかし一方，シロリムスまたはエベロリムス＋代謝拮抗薬の併用群はカルシニューリン阻害薬＋代謝拮抗薬の併用群に比較して，悪性腫瘍の発症率は減少しなかったという，Cochrane データベースなどによるメタ解析の報告もある[52, 53]。

【文　献】

1) 日本腎臓学会. エビデンスに基づくCKD診療ガイドライン2018. 東京医学社；2018. https://cdn.jsn.or.jp/data/CKD2018.pdf

2) GBD Chronic Kidney Disease Collaboration. Global, regional, and national burden of chronic kidney disease, 1990-2017: a systematic analysis for the Global Burden of Disease Study 2017. Lancet. 2020; 395: 709-733. PMID: 32061315

3) Rosner MH, et al. Acute Kidney Injury in Patients with Cancer. N Engl J Med. 2017; 376: 1770-1781. PMID: 28467867

4) Chawla LS, et al. Acute kidney injury and chronic kidney disease as interconnected syndromes. N Engl J Med. 2014; 371: 58-66. PMID: 24988558

5) Launay-Vacher V, et al.; on behalf of the Renal Insufficiency and Cancer Medications (IRMA) Study Group. Prevalence of Renal Insufficiency in cancer patients and implications for anticancer drug management: The renal insufficiency and anticancer medications (IRMA) study. Cancer. 2007; 110: 1376-1384. PMID: 17634949

6) Lane BR, et al. Survival and Functional Stability in Chronic Kidney Disease Due to Surgical Removal of Nephrons: Importance of the New Baseline Glomerular Filtration Rate. Eur Urol. 2015; 68: 996-1003. PMID: 26012710

7) 中村裕也ほか. 癌患者における貧血と慢性腎臓病の研究. 日本腎臓学会誌. 2011；53：38-45.

8) Launay-Vacher V. Epidemiology of chronic kidney disease in

cancer patients: lessons from the IRMA study group. Semin Nephrol. 2010; 30: 548-556. PMID: 21146120

9) Torres da Costa E Silva V, et al. Assessment of Kidney Function in Patients With Cancer. Adv Chronic Kidney Dis. 2018; 25: 49-56. PMID: 29499887

10) Janus N, et al. Cancer and renal insufficiency results of the BIRMA study. Br J Cancer. 2010; 103: 1815-1821. PMID: 21063408

11) Lien YH, et al. Pathogenesis, diagnosis and management of paraneoplastic glomerulonephritis. Nat Rev Nephrol. 2011; 7: 85-95. PMID: 21151207

12) 厚生労働科学研究費補助金難治性疾患等政策研究事業（難治性疾患政策研究事業）難治性腎疾患に関する調査研究班. エビデンスに基づくネフローゼ症候群診療ガイドライン2020. 東京医学社；2020.

13) Heher EC, et al. Kidney disease and multiple myeloma. Clin J Am Soc Nephrol. 2013; 8: 2007-2017. PMID: 23868898

14) Leppert JT, et al. Incident CKD after Radical or Partial Nephrectomy. J Am Soc Nephrol. 2018; 29: 207-216. PMID: 29018140

15) 大平整爾ほか. 慢性血液透析患者における各種腫瘍マーカー測定値の検討. 日本透析療法学会雑誌. 1991；24：475-483.

16) 小向大輔ほか. 腫瘍マーカー. 深川雅史編. 透析患者の検査値の読み方 第4版. 日本メディカルセンター；2019. p.358-369.

17) Bellizzi V, et al. Fetal proteins and chronic treatment with low-dose erythropoietin. J Lab Clin Med. 1997; 129: 193-199. PMID: 9016855

18) Yang Y, et al. Renal Function and All-Cause Mortality Risk Among Cancer Patients. Medicine (Baltimore). 2016; 95: e3728. PMID: 27196494

19) Ishii T, et al. Association between chronic kidney disease and mortality in stage IV cancer. Int J Clin Oncol. 2020; 25: 1587-1595. PMID: 32514878

20) Chen DP, et al. Association between chronic kidney disease and cancer mortality: A report from the ALLHAT. Clin Nephrol. 2017; 87 (2017): 11-20. PMID: 27900942

21) Kang E, et al. Acute kidney injury predicts all-cause mortality in patients with cancer. Cancer Med. 2019; 8: 2740-2750. PMID: 30968593

22) Canet E, et al. Acute kidney injury in patients with newly diagnosed high-grade hematological malignancies: Impact on remission and survival. PLoS One. 2013; 8: e55870. PMID: 23457485

23) Funakoshi T, et al. Chemotherapy in cancer patients undergoing haemodialysis: a nationwide study in Japan. ESMO Open. 2018; 3: e000301. PMID: 29531838

24) Lowrance WT, et al. CKD and the risk of incident cancer. J Am Soc Nephrol. 2014; 25: 2327-2334. PMID: 24876115

25) Go AS, et al. Chronic kidney disease and the risks of death, cardiovascular events, and hospitalization. N Engl J Med. 2004; 351: 1296-1305. PMID: 15385656

26) Rosner MH, et al. Onconephrology: The intersections between the kidney and cancer. CA Cancer J Clin. 2021; 71: 47-77. PMID: 32853404

27) 厚生労働科学研究費補助金難治性疾患等政策研究事業（難治性疾患政策研究事業）難治性腎障害に関する調査研究班. エビデンスに基づくネフローゼ症候群診療ガイドライン2020. 東京医学社；2020.

28) Hoxha E, et al. A mechanism for cancer-associated membranous nephropathy. N Engl J Med. 2016; 374: 1995-1996. PMID: 27192690

29) Leeaphorn N, et al. Prevalence of cancer in membranous nephropathy: A systematic review and meta-analysis of observational studies. Am J Nephrol. 2014; 40: 29-35. PMID: 24993974

30) Yokoyama H, et al.; on behalf of the Committee for the Standardization of Renal Pathological Diagnosis and for Renal Biopsy and Disease Registry in the Japanese Society of Nephrology. Membranous nephropathy in Japan: analysis of the Japan Renal Biopsy Registry (J-RBR). Clin Exp Nephrol. 2012; 16: 557-563. PMID: 22358611

31) Xu H, et al. Estimated Glomerular Filtration Rate and the Risk of Cancer. Clin J Am Soc Nephrol. 2019; 14: 530-539. PMID: 30872279

32) Chao CT, et al. Dialysis-requiring acute kidney injury increases risk of long-term malignancy: a population-based study. J Cancer Res Clin Oncol. 2014; 140: 613-621. PMID: 24519490

33) Maisonneuve P, et al. Cancer in patients on dialysis for end-stage renal disease: an international collaborative study. Lancet. 1999; 354: 93-99. PMID: 10408483

34) Butler AM, et al. Cancer incidence among US Medicare ESRD patients receiving hemodialysis, 1996-2009. Am J Kidney Dis. 2015; 65: 763-772. PMID: 25662835

35) 海津嘉蔵ほか. 血液透析患者とがんの関係. 診断と治療. 2013；101：1071-1076.

36) Lee JE, et al. Cancer in patients on chronic dialysis in Korea. J Korean Med Sci. 2009; 24 Suppl: S95-S101. PMID: 19194570

37) Chien CC, et al. Epidemiology of cancer in end-stage renal disease dialysis patients: a national cohort study in Taiwan. J Cancer. 2017; 8: 9-18. PMID: 28123593

38) Shlipak MG, et al. Elevations of inflammatory and procoagulant biomarkers in elderly persons with renal insufficiency. Circulation. 2003; 107: 87-92. PMID: 12515748

39) Muntner P, et al. The prevalence of nontraditional risk factors for coronary heart disease in patients with chronic kidney disease. Ann Intern Med. 2004; 140: 9-17. PMID: 14706967

40) Grulich AE, et al. Incidence of cancers in people with HIV/AIDS compared with immunosuppressed transplant recipients: a meta-analysis. Lancet. 2007; 370: 59-67. PMID: 17617273

41) de Fijter JW. Cancer and mTOR Inhibitors in Transplant Recipients. Transplantation. 2017; 101: 45-55. PMID: 27547865

42) Farrugia D, et al. Malignancy-related mortality following kidney transplantation is common. Kidney Int. 2014; 85: 1395-1403. PMID: 24257690

43) Ying T, et al. Death after Kidney Transplantation: An Analysis by Era and Time Post-Transplant. J Am Soc Nephrol. 2020; 31: 2887-2899. PMID: 32908001

44) Engels EA, et al. Spectrum of cancer risk among US solid organ transplant recipients. JAMA. 2011; 306: 1891-1901. PMID: 22045767

45) Imamura R, et al. Cumulative cancer incidence and mortality after kidney transplantation in Japan: A long-term multicenter cohort study. Cancer Med. 2021; 10: 2205-2215. PMID: 33314709

46) Imao T, et al. Risk factors for malignancy in Japanese renal transplant recipients. Cancer. 2007; 109: 2109-2115. PMID: 17407138

47) Eccher A, et al. Donor-transmitted cancer in kidney transplant recipients: a systematic review. J Nephrol. 2020; 33: 1321-1332. PMID: 32535833

48) Noone AM, et al. Cancer-attributable mortality among solid organ transplant recipients in the United States: 1987 through 2014. Cancer. 2019; 125: 2647-2655. PMID: 31034602

49) Yanik EL, et al. Sirolimus effects on cancer incidence after kidney transplantation: a meta-analysis. Cancer Med. 2015; 4: 1448-1459. PMID: 26108799

50) Knoll GA, et al. Effect of sirolimus on malignancy and

survival after kidney transplantation: systematic review and meta-analysis of individual patient data. BMJ. 2014; 349: g6679. PMID: 25422259, Erratum in: BMJ. 2014; 349: g7543. PMID: 25422259

51) Budde K, et al.; on behalf of the ZEUS Study Investigators. Five-year outcomes in kidney transplant patients converted from cyclosporine to everolimus: The randomized ZEUS study. Am J Transplant. 2015; 15: 119-128. PMID: 25521535

52) Hahn D, et al. Target of rapamycin inhibitors (TOR-I; siro-limus and everolimus) for primary immunosuppression in kidney transplant recipients. Cochrane Database Syst Rev. 2019: CD004290. PMID: 31840244

53) Webster AC, et al. Target of rapamycin inhibitors (sirolimus and everolimus) for primary immunosuppression of kidney transplant recipients: A systematic review and meta-analysis of randomized trials. Transplantation. 2006; 81: 1234-1248. PMID: 16699448

がん薬物療法開始前における腎機能評価

1 背景

がん薬物療法の実施にあたっては，①腎排泄性の薬物の用量設定，②がんとその治療に伴う腎障害の発見，③長期的なモニタリングを行ううえでの基礎値の把握，のために腎機能を評価する[1-6]。安全で効果的ながん薬物療法を実施するためには，抗がん作用が最大限発揮され，副作用を最小化するように薬物用量を設計することが重要である。そのため，腎排泄型の薬物では腎機能に応じた用量設定が必要となる。

GFR が低下しているがん患者は多い。がん患者の 15 % が eGFR < 60 mL/分/1.73 m^2（MDRD 式）であり，血清 Cr 値が正常範囲のがん患者でも約 3 割が eGFR < 60 mL/分/1.73 m^2（MDRD 式）との報告がある[7]。また，がん薬物療法に伴う腎障害を早期に診断し，対処するためにも迅速，的確な腎機能評価が求められる。

腎機能には糸球体濾過のほかに，尿細管での分泌・再吸収機能，ビタミン D 活性化やエリスロポエチン産生・レニン分泌などの内分泌機能，ブドウ糖・アミノ酸代謝などの代謝機能がある。これらの各種腎機能は GFR の低下にほぼ比例して低下するため，腎機能評価指標としては一般的に GFR が代表して用いられる。薬物の腎排泄経路では糸球体濾過だけでなく，尿細管分泌も重要な役割を果たしているが，尿細管の薬物排泄機能を定量的に評価する簡便な方法はないため，薬物用量設定に用いる腎機能指標としても GFR が使用されている。新規薬物開発においても，GFR またはそれを反映する CCr を用いて用量が設計されることが多い。本項では，腎機能評価指標としての GFR について解説する。

2 糸球体濾過量（GFR）

GFR は単位時間あたりに糸球体で濾過される血漿の量を示すものである。GFR を測定するには，糸球体で完全に濾過され，蛋白質などに結合せず，体内で代謝されず，尿細管で分泌も再吸収もされない物質のクリアランスを用いる。ゴールドスタンダードとしてイヌリンクリアランスが用いられるが，海外ではイヌリンクリアランス測定用のイヌリン試薬が入手できないため，^{51}Cr（クロム）-EDTA（エチレンジアミン四酢酸），^{125}I-ヨータラム酸ナトリウム，イオヘキソールなどのクリアランス測定が用いられる。イヌリンクリアランスの測定は，イヌリンを含む生理食塩液を点滴静注し，蓄尿と複数回の採血を行い，血清中と尿中のイヌリン濃度から計算される。本邦では保険適用であり，特殊な設備がなくても実施可能である。核医学物質を用いた GFR 測定は，本邦では分腎機能測定などに用いられるが，放射線防護や核医学測定用の特殊な装置と設備が必要である。

GFR の代用として CCr が測定されることもあるが，CCr の結果の解釈には注意が必要である。CCr は GFR に加え，尿細管からの Cr 分泌が含まれ，「CCr ＝ GFR ＋尿細管 Cr 分泌」の関係がある。したがって，CCr はイヌリンクリアランスで実測した GFR に比べて約 30 % 高値となるため，GFR への変換には「× 0.715」を用いる（GFR[mL/分]＝ 0.715 × CCr[mL/分]）ことが提案されている。CCr と GFR の解離は腎機能が低下するほど大きくなるが，CCr と尿素クリアランスの平均が GFR に近似することが報告されている[8,9]。European Renal Best Practice（ERBP）advisory board は末期腎不全患者の腎機能評価にあたって，CCr と尿素クリアランスの平均を用いることを提案している[10]。

3 GFR 推算式

正確な GFR 測定には前述したイヌリンクリアランスまたは核医学的な検査法が必要だが，イヌリン

表1　各種腎機能推算式

1）Cockcroft-Gault 式
　　推算 CCr（mL/分）=（140−[Age]）×[体重]/（72×[Cr]）〔女性は ×0.85〕

2）MDRD 式
　　eGFR（mL/分/1.73 m²）=175×[Cr]^{−1.154}×[Age]^{−0.203}〔女性は ×0.742〕
　　　　　　　　　　　　　　　　　　　　　　　　　　　　　　〔日本人では ×0.808〕

3）CKD-EPI 式
　　男性 [Cr]≦0.9 mg/dL の場合
　　　eGFR（mL/分/1.73 m²）=141×（[Cr]/0.9）^{−0.411}×0.993^{[Age]}
　　男性 [Cr]>0.9 mg/dL の場合
　　　eGFR（mL/分/1.73 m²）=141×（[Cr]/0.9）^{−1.209}×0.993^{[Age]}
　　女性 [Cr]≦0.7 mg/dL の場合
　　　eGFR（mL/分/1.73 m²）=144×（[Cr]/0.7）^{−0.329}×0.993^{[Age]}
　　女性 [Cr]>0.7 mg/dL の場合
　　　eGFR（mL/分/1.73 m²）=144×（[Cr]/0.7）^{−1.209}×0.993^{[Age]}
　　〔日本人では ×0.813〕

4）日本腎臓学会
　　eGFR（mL/分/1.73 m²）=194×[Cr]^{−1.094}×[Age]^{−0.287}〔女性は ×0.739〕

Cr：血清クレアチニン値，CCr：クレアチニンクリアランス
Cockcroft DW, et al. Nephron 1976; 16: 31-41[11]，Levey S, et al. Ann Intern Med 2006; 145: 247-54[12]，
Levey S, et al. Ann Intern Med 2009; 150: 604-12[13]，Matsuo S, et al. Am J Kidney Dis 2009; 53: 982-92[14]
より作表

クリアランスの測定には試薬の調製と投与，蓄尿を必要とし，結果が報告されるまでに時間を要する。核医学的測定は放射線被ばくの問題に加え，特殊装置を要し，高価である。いずれも臨床現場で使用するためには制約があるため，簡便・廉価で実施でき，迅速に結果を知ることができる GFR 推算式が開発された。国際的には Cockcroft-Gault 式，MDRD 式，CKD-EPI 式が，本邦では日本腎臓学会の GFR 推算式が普及している（表1）[11-14]。

1. 各種GFR推算式の特徴

Cockcroft-Gault 式は 1976 年に開発され，GFR に近似したものとして薬物用量設計を含めて広く使われてきた。推算式開発に用いられた 249 例のデータは，60 歳未満を 137 例（55％）含むものの，全てが男性の退役軍人のものである[11]。開発当時，血清 Cr 値は Jaffe 法で測定されていた。Jaffe 法では血清中の Cr 以外の物質も含めて測定されるので，真の Cr 値よりも 0.2 mg/dL ほど高く報告される[15]。尿中には Cr 測定に影響する物質は少ないので，尿 Cr 濃度は真の濃度である。結果として，Jaffe 法で測定された血清 Cr 値を用いた場合，Cockcroft-Gault 式による推算 CCr 値は，実際の CCr 値より低くなり，GFR に近似する。現在，血清 Cr 値の測定方法は Jaffe 法ではなく，酵素法が主流であり，酵素法で測定した血清 Cr 値を Cockcroft-Gault 式に代入した場合，GFR を過大評価することとなる。腎機能を Cockcroft-Gault 式で評価するとした各種臨床試験や治験のプロトコールで血清 Cr 値の測定方法を明記しているものは少ないので，測定された値が真の GFR を反映するのか，GFR より高値であるのかが不明瞭である。一般に CCr は GFR より 30％高く，GFR が低下するほど GFR と CCr の解離が増大することに注意が必要である[16]。

MDRD 式は食事性蛋白とリン（P）の制限，血圧コントロールの CKD 進行抑制効果を検証した MDRD 研究のデータをもとに，1999 年に開発された GFR 推算式である。対象データは 1628 例で，年齢，体重，GFR の平均値はそれぞれ 50.6 ± 12.7 歳，80 ± 17 kg，39.8 mL/分/1.73 m² であり，男性が 60％であった[9]。米国腎臓財団が 2002 年に発表した CKD の診断・分類のガイドラインの中で腎機能評価法として推奨し，広く用いられるようになった[17]。GFR < 60 mL/分/1.73 m² の CKD に対しては有用であるが，腎機能が正常な場合は過小評価するという問題がある。

CKD-EPI 式は 13 の臨床研究のデータに基づき開発され，対象者は 5352 例，平均年齢は 47 ± 15 歳，GFR は 68 ± 39 mL/分/1.73 m² であり，男性が 58％を占めている[18]。血清 Cr 値単独，シスタチン

C 値単独，血清 Cr 値とシスタチン C 値の両者を使用する 3 種類の式がある。CKD の診断において他の推算式より優れているとされ，普及している。

日本腎臓学会の GFR 推算式は，平均年齢 51.4 ± 16.5 歳，平均 GFR が 59.1 ± 35.4 mL/分/1.73 m² の日本人 413 例（男性 63%）のデータに基づいて開発され，精確さ（accuracy）は P30（eGFR 値が実測 GFR 値 ± 30% に含まれる症例の割合）が 78%（95% CI 74 〜 82%）である[14]。日本人を対象とした GFR 推算式として本邦において普及している。

2. がん患者における GFR 評価の問題点

血清 Cr 値，年齢，性別から算出される eGFR 値は，筋肉量が減少している場合や栄養状態が悪い場合は血清 Cr 値が低値となるため GFR が過大評価される。反対に運動や肉類の摂取，薬物投与などで血清 Cr 値が高くなっている場合は腎機能が過小評価される[19]。Cockcroft-Gault 式，MDRD 式，CKD-EPI 式，日本腎臓学会の GFR 推算式ともに健常人や CKD 患者のデータをもとに開発されており，その中にはがん患者がほとんど含まれないため，がん患者の GFR 評価法として使用できるかどうかは重要な臨床的疑問である。

がん患者は治療前からサルコペニアがあり，治療中に最大 70% もの患者で筋肉量が減少するとの報告がある[19]。血清 Cr 値に基づく推算式を使用した場合，GFR を過大評価し，それに基づく薬用量設定が副作用を増加させる懸念もある。各種推算式の精確さ（accuracy）を検討した研究を対象とするシステマティックレビューやそれに基づくガイドラインは見当たらず，今回，実測 GFR 値と CKD-EPI 式による eGFR 値の精確さを P30 で評価した研究を対象にしたシステマティックレビューを実施した。日本腎臓学会の推算式と実測 GFR を P30 で比較した研究は Funakoshi らのもののみである[20, 21]。Funakoshi らは，シスプラチン療法を受ける 50 例のがん患者を対象として，イヌリンクリアランスによる実測 GFR 値と CKD-EPI 式，日本腎臓学会推算式，Cockcroft-Gault 式，蓄尿による 24 時間 CCr とを比較した。P30 は CKD-EPI 式が 92%，日本腎臓学会式が 92%，Cockcroft-Gault 式が 78%，24 時間 CCr が 42% で，日本腎臓学会の推算式の精確さが高いことを報告している。国際的にはがん患者

の GFR 評価に CKD-EPI 式を用いることが許容されている。一般に日本人患者には CKD-EPI 式は適さないとされるが[22]，日本人がん患者に対しては CKD-EPI 式（日本人の補正係数 0.813 を乗ずる）ないし日本腎臓学会の推算式を用いることがよいだろう。

血清 Cr 値は筋肉量など腎機能以外の影響も受けるため，シスタチン C 値に基づく GFR 推算式も開発されている。一般人口を対象にした腎機能評価法としては，血清 Cr 値とシスタチン C 値を組み入れた推算式の精確さが高いことが知られているが，がん患者ではシスタチン C の産生が高まり，シスタチン C に基づく eGFR 値は GFR を過小評価しうることが報告されているので，注意が必要である[23, 24]。

❹ 薬物投与量の調整

腎機能に応じた薬物投与設計にあたっては，どの推算式を用いても，さらには GFR を実測したとしても，限界があることを認識したうえで，総合的に判断することが重要である。

特にるい痩などで標準的な体格から著しく逸脱している患者では，イヌリンクリアランスなどの実測 GFR を測定し，その結果と eGFR 値とを比較しておくことで eGFR 値の解釈の参考にすることができる。ただし，CKD 患者では実測 GFR 値も生物学的変動（日内，週内）があること，変動率は eGFR よりも大きいことにも留意する[25]。

薬物の中には，GFR 値 30，50 mL/分を基準として，用量が調整されたり使用の対象外とされたりするものがある。基準値前後の患者では，過剰投与による毒性増悪のリスクがあると同時に，治療機会が失われてしまう。患者にとって治療機会の損失の害と，有害事象の害とを比較し，必要に応じて複数の推算式や実測 GFR の結果を参照して，総合的な判断をすることが重要である[19]。

薬物用量は，①患者の体格（体重や体表面積：表 2 の①[26]）にかかわらず一定の固定用量（mg/日）が定められている場合と，②患者体格（体重や体表面積）に応じて用量が定められている場合がある。

体格にかかわらず固定用量が定められている薬物については，体表面積補正をしない CCr または GFR（単位は mL/分：表 2 の②）に応じた投与量

表 2　体表面積を補正しない GFR の求め方

① 体表面積の推算式
　　体表面積の推算式として代表的なものに下記の DuBois 式[26]がある。
　　　体表面積（m²）＝0.007184× 体重（kg）$^{0.425}$× 身長（cm）$^{0.725}$
② 体表面積を補正しない GFR
　　①にて本人の体表面積を求めた上で，以下のように計算する。
　　　体表面積補正しない GFR（mL/分）＝eGFR（mL/分/1.73 m²）÷1.73× 本人の体表面積（m²）

調整を行う[2, 27, 28]。現在，多くの検査室では血清 Cr 値と同時に eGFR 値を報告しているが，この数値は体表面積を 1.73 m² に補正した数値であり，単位は mL/分/1.73 m² であることに注意する。

　一方，体表面積あたり（mg/m²）や体重あたり（mg/kg）で用量が定められている薬物では，標準体型の体表面積（1.73 m²）で補正した CCr または eGFR（単位は mL/分/1.73 m²）を用いる。体表面積に応じて用量が調節される薬物を，mL/分あたりの CCr または GFR で補正した場合には，体格の因子が二重に加味され，体格の大きな患者では過剰投与，小さな患者では過少投与につながる。なお，Cockcroft-Gault 式で算出される CCr は体表面積補正されていない mL/分で表記され，CKD-EPI 式や日本腎臓学会の GFR 推算式では体表面積 1.73 m² あたりに補正された値（mL/分/1.73 m²）となっているので，適用にあたって注意しなくてはならない。

5 イヌリンクリアランス測定法

　イヌリンクリアランスの測定は煩雑で難しいとの誤解があるが，高価な設備，機器は不要であり，薬剤部，検査室，外来ないし病棟看護部門と調整して体制を確立すれば，標準業務として実施することができる。各種の内分泌負荷試験や核医学検査を実施している施設が，イヌリンクリアランス測定を実施できないはずはない。正確な GFR 評価が必要な場合，特に体格が標準から大きく逸脱している患者，治療経過において筋肉量の大きな変化がみられた場合などでは GFR を実測できるようにしたい。蓄尿による実測 GFR の測定法は，日本腎臓学会の「CKD 診療ガイド 2018」や本ガイドライン 2016 年版にも解説されている。

【文　献】
1) Malyszko J, et al. How to assess kidney function in oncology patients. Kidney Int. 2020; 97: 894-903. PMID: 32229094
2) Casal MA, et al. Estimation of Kidney Function in Oncology: Implications for Anticancer Drug Selection and Dosing. Clin J Am Soc Nephrol. 2019; 14: 587-595. PMID: 30890575
3) Torres da Costa E Silva V, et al. Assessment of Kidney Function in Patients With Cancer. Adv Chronic Kidney Dis. 2018; 25: 49-56. PMID: 29499887
4) Capasso A, et al. Summary of the International Conference on Onco-Nephrology: an emerging field in medicine. Kidney Int. 2019; 96: 555-567. PMID: 31445584
5) McMahon BA, et al. GFR Measurement and Chemotherapy Dosing in Patients with Kidney Disease and Cancer. Kidney360. 2020; 1: 141-150. PMID: 35372903
6) Krens SD, et al. Dose recommendations for anticancer drugs in patients with renal or hepatic impairment. Lancet Oncol. 2019; 20: e200-e207. PMID: 30942181
7) Launay-Vacher V, et al.; on behalf of the Renal Insufficiency and Cancer Medications (IRMA) Study Group. Prevalence of Renal Insufficiency in cancer patients and implications for anticancer drug management: The renal insufficiency and anticancer medications (IRMA) study. Cancer. 2007; 110: 1376-1384. PMID: 17634949
8) Okuda Y, et al. Mean of creatinine clearance and urea clearance examined over 1 h estimates glomerular filtration rate accurately and precisely in children. Nephrology (Carlton). 2021; 26: 763-771. PMID: 34091977
9) Levey AS, et al.; for the Modification of Diet in Renal Disease Study Group. A more accurate method to estimate glomerular filtration rate from serum creatinine: a new prediction equation. Ann Intern Med. 1999; 130: 461-470. PMID: 10075613
10) Tattersall J, et al.; ERBP Advisory Board. When to start dialysis: updated guidance following publication of the Initiating Dialysis Early and Late (IDEAL) study. Nephrol Dial Transplant. 2011; 26: 2082-2086. PMID: 21551086
11) Cockcroft DW, et al. Prediction of creatinine clearance from serum creatinine. Nephron. 1976; 16: 31-41. PMID: 1244564
12) Levey AS, et al.; for the Chronic Kidney Disease Epidemiology Collaboration. Using standardized serum creatinine values in the modification of diet in renal disease study equation for estimating glomerular filtration rate. Ann Intern Med. 2006; 145: 247-254. PMID: 16908915
13) Levey AS, et al.; for the CKD-EPI (Chronic Kidney Disease Epidemiology Collaboration). A new equation to estimate glomerular filtration rate. Ann Intern Med. 2009; 150: 604-

612. PMID: 19414839

14) Matsuo S, et al.; Collaborators developing the Japanese equation for estimated GFR. Revised equations for estimated GFR from serum creatinine in Japan. Am J Kidney Dis. 2009; 53: 982-992. PMID: 19339088

15) Killeen AA, et al. Recent trends in performance and current state of creatinine assays. Arch Pathol Lab Med. 2013; 137: 496-502. PMID: 23544939

16) 堀尾勝. 腎機能の評価法. 日本内科学会雑誌. 2012；101：1259-1265.

17) National Kidney Foundation. K/DOQI clinical practice guidelines for chronic kidney disease: evaluation, classification, and stratification. Am J Kidney Dis. 2002; 39 Suppl: S1-S266. PMID: 11904577

18) Inker LA, et al.; for the CKD-EPI Investigators. Estimating glomerular filtration rate from serum creatinine and cystatin C. N Engl J Med. 2012; 367: 20-29. PMID: 22762315

19) Hudson JQ, et al. Pragmatic use of kidney function estimates for drug dosing: The tide is turning. Adv Chronic Kidney Dis. 2018; 25: 14-20. PMID: 29499882

20) Funakoshi Y, et al. Validity of new methods to evaluate renal function in cancer patients treated with cisplatin. Cancer Chemother Pharmacol. 2016; 77: 281-288. PMID: 26791871

21) Funakoshi Y, et al. Prediction of glomerular filtration rate in cancer patients by an equation for Japanese estimated glomerular filtration rate. Jpn J Clin Oncol. 2013; 43: 271-277. PMID: 23329851

22) CQ1-1. CKDはどのように診断されるか？ 日本腎臓学会. エビデンスに基づくCKD診療ガイドライン2018. 東京医学社；2018. p.2-5. https://cdn.jsn.or.jp/data/CKD2018.pdf

23) Shibata K, et al. Renal function evaluation in patients with cancer who were scheduled to receive carboplatin or S-1. Clin Exp Nephrol. 2015; 19: 1107-1113. PMID: 25894220

24) Kos J, et al. Cysteine proteinases and their inhibitors in extracellular fluids: Markers for diagnosis and prognosis in cancer. Int J Biol Markers. 2000; 15: 84-89. PMID: 10763147

25) Rowe C, et al.; on behalf of the eGFR-C Study Group. Biological variation of measured and estimated glomerular filtration rate in patients with chronic kidney disease. Kidney Int. 2019; 96: 429-435. PMID: 31084924

26) Du Bois D, et al. A formula to estimate the approximate surface area if height and weight be known, Arch Intern Med. 1916; 17: 863-871.

27) 日本腎臓学会. CKD診療ガイド2012. 東京医学社；2012.

28) Horie S, et al. Guidelines for treatment of renal injury during cancer chemotherapy 2016. Clin Exp Nephrol. 2018; 22: 210-244. PMID: 28856465

総説 3　がん薬物療法開始後の腎障害の定義と評価方法

がん薬物療法における DIN（drug-induced ne-phrotoxicity: 薬剤性腎障害）は，がん治療において見落とすことができない発生率の高い臓器障害である。大規模研究では[1]，がん薬物療法を行った群では 2 年間で eGFR が平均 7 mL/分/1.73 m^2 低下し，17.7％の患者は CKD の G2（eGFR 60〜89 mL/分/1.73 m^2; 正常または軽度低下）から G3（同 30〜60 mL/分/1.73 m^2; 軽度〜高度低下）あるいは G4（同 15〜30 mL/分/1.73 m^2; 高度低下）へと低下する（「1 定義」の②を参照）。したがって，がん薬物療法を行った後の腎機能評価はきわめて重要である。

多くのがん種に使われている白金製剤による DIN は以前より知られていた。最近では新しい TKI や免疫治療薬（immuno-oncology drug）が数多く登場し，それぞれ特徴的な DIN を示している。本項ではがん薬物療法開始後の腎障害の定義や評価方法について総説する。

1 定　義

DIN の明確な定義はない。International Serious Adverse Events Consortium（iSAEC）の支援を受けた DIN に関するコンセンサス会議では，DIN の評価基準が確立していないとされている[2]。本コンセンサス会議では DIN の最低限の基準を以下のように明記している。

1）発症の少なくとも 24 時間前に薬物が投与されている。
2）薬物効果や，代謝，免疫作用などに関して薬物に原因があることに生物学的妥当性がある。
3）薬物治療歴や合併症，バイオマーカーなどの十分なデータがある。
4）薬物投与期間や発現症状から，症状は薬物と明らかに関係がある。

腎障害が持続する疾患は CKD と呼ばれるが，本邦のガイドライン[3]では以下のように定義されている。

以下の①，②のいずれか，または両方が 3 ヵ月以上持続する。

① 尿検査，画像診断，血液，病理で腎障害の存在が明らか，特に 0.15 g/gCr 以上の蛋白尿（30 mg/gCr 以上のアルブミン尿）の存在が重要。
② GFR < 60 mL/分/1.73 m^2

なお GFR は日常診療では血清 Cr 値，性別，年齢から日本人の GFR 推算式[4]を用いて算出する。

eGFR（mL/分/1.73 m^2）=
194 × 血清 Cr（mg/dL）$^{-1.094}$ × 年齢（歳）$^{-0.287}$
女性の場合は× 0.739

注：酵素法で測定された Cr 値（少数点以下 2 桁表記）を用いる。18 歳以上に適用する。

がん薬物療法による DIN の定義はないため，非薬剤性の症例と同じように CKD を定義として用いることが一般的である。

2 評価方法

iSAEC の支援を受けた DIN に関するコンセンサス会議では，腎障害を「急性腎障害（AKI）」「糸球体障害」「尿細管障害」「腎結石症や結晶性腎障害」に分類しており，AKI の評価には尿量減少や Cr を用いた腎機能低下を，糸球体障害には蛋白尿や血尿や腎生検を，尿細管障害には電解質異常を，腎結石症には超音波検査を用いる評価方法が示されている[2]。本項では，がん薬物療法時にしばしば使用される腎障害の主な評価方法，AKI の評価方法，CTCAE を用いた評価方法について記載する。

1. 主な腎障害評価方法
1）腎機能低下
がん薬物療法開始後であっても腎機能評価方法は薬物療法開始前と同等である。日常的には Cr，eGFR，CCr などが使われることが多い。それぞれ

表3　KDIGO 診療ガイドラインによる急性腎障害の診断基準と病期分類

以下の 1 ～ 3 のいずれかを満たせば急性腎障害と診断する。
1. 48 時間以内に血清 Cr 値が ≧0.3mg/dL 上昇
2. 過去 7 日以内に血清 Cr 値が基礎値の ≧1.5 倍に上昇したと判明または推定
3. 尿量＜0.5mL/kg/時が 6 時間持続

	血清 Cr 値基準	尿量基準
ステージ 1	基礎値の 1.5～1.9 倍, または ≧0.3mg/dL 上昇	＜0.5mL/kg/時が 6 ～ 12 時間
ステージ 2	基礎値の 2.0～2.9 倍	＜0.5mL/kg/時が 12 時間以上
ステージ 3	基礎値の 3.0 倍, または ≧4.0mg/dL に上昇, または 腎代替療法開始, または 18 歳未満の患者では eGFR＜35mL/分/1.73m² に低下	＜0.3mL/kg/時が 24 時間以上, または 無尿が 12 時間以上

Cr：クレアチニン
KDIGO. Kidney Int Suppl 2012; 2: 1-138 [22] より
Copyright (2012) KDIGO, with permission from Elsevier.

の評価方法の利点と欠点については総説 2 を参照されたい。がん薬物療法開始後の腎機能評価についても Cr [5-7], CCr [8-10], eGFR [11, 12] を用いた報告がある。

2) 蛋白尿

近年，多くのがん種に対してさまざまな分子標的治療薬が投与されている。その中で抗 VEGF 抗体薬や VEGF 受容体（VEGFR）のチロシンキナーゼを抑制する VEGFR-TKI の合併症として高血圧，蛋白尿が報告されており，病理学的には腎糸球体上皮損傷を伴う TMA が知られている [13, 14]。実際に腎代替療法まで必要となった症例も報告され [15]，投与後 1 年間は血圧または蛋白尿の変化を認めると報告されている [16]。したがって，蛋白尿（尿蛋白/Cr 比，尿アルブミン/Cr 比）の確認は薬物の種類によっては必須であろう [13]。その他，近年登場した ICI においても AKI 発症例で蛋白尿が指摘されることもあるので [17]，ICI 使用後に蛋白尿を確認することは，当該薬物の適正使用ガイドラインなどで推奨されている [7, 18]。

3) 腎生検

iSAEC の支援を受けた DIN に関するコンセンサス会議 [2] では腎生検の必要性を記載しているが，特殊な場合を除いて一般的ではない。しかし，免疫治療薬において急性尿細管障害や AIN，他の糸球体病変などさまざまな種類の AKI が報告されている。この場合，腎生検は診断にはきわめて有用であるが [17, 19]，治療を優先すべきという意見もある [20]。

2. AKI の評価方法

1) 診断基準

AKI の診断基準は海外よりいくつか報告されている。その中で，本邦の「AKI（急性腎障害）診療ガイドライン 2016」[21] では，KDIGO 診断基準を使用することを提案している（表3）[22]。

例えば，ICI では irAE として AKI が約 1 ～ 5％に発症するといわれている [7, 23]。しかし，がん薬物療法における AKI の特異的な診断基準はない。ASCO のガイドライン [7] でも irAE としての AKI 診断基準を規定していない。

2) CTCAE

CTCAE は米国立がん研究所（NCI）が公表している。日本語版（有害事象共通用語規準）[24] も普及しており，現在は主に version 5.0（CTCAE v5.0）が使われている。専門分野の違いにかかわらず，すべてのがん治療医が治療による有害事象を表現するための共通の規準であり，治験を含む多くの臨床試験で使用されている。そのため，各診療科腫瘍医は頻用しているが，腎臓専門医にとっては日常臨床で使うことはまれである。表4 [24] に示すように，いくつかの規準がある。

CTCAE は AKI，CKD ともに，本邦で腎疾患診療において一般的に使われている KDIGO 診断基準とは大きく異なる。例えば CTCAE による AKI の基準は入院を要するか，透析を要するか，死亡するかでグレードが決まるが，KDIGO 診断基準に必要とされる血清 Cr 値や尿量は含まれていない。CTCAE に

表4　有害事象共通用語規準（CTCAE）による急性腎機能障害診断基準

	クレアチニン増加	急性腎障害	慢性腎臓病
グレード 1	>ULN〜1.5×ULN	—	GFR 推定値または CCr が <LLN〜60 mL/分/1.73 m² または蛋白尿が 2+ 尿蛋白/クレアチニン比>0.5
グレード 2	>1.5〜3.0×ULN	—	GFR 推定値または CCr が 59〜30 mL/分/1.73 m²
グレード 3	>3.0〜6.0×ULN	入院を要する	GFR 推定値または CCr が<30〜15 mL/分/1.73 m²
グレード 4	>6.0×ULN	生命を脅かす 人工透析を要する	GFR 推定値または CCr が<15 mL/分/1.73 m² 人工透析/腎移植を要する
グレード 5	—	死亡	死亡
備考		2 週間以内	

ULN：基準範囲上限, LLN：基準範囲下限, CCr：クレアチニンクリアランス
日本臨床腫瘍研究グループ. 有害事象共通用語規準 v5.0 日本語訳 JCOG 版 [24] より抜粋

よる CKD の基準については eGFR だけでなく CCr もグレード判断の基準となる。したがって，がん薬物療法中に発生する腎障害関連の有害事象の評価基準としては CTCAE を用いることが一般的であるが，腎臓専門医が治療介入する際には KDIGO 基準などを用いた専門的アプローチが求められる。

【文　献】

1) Launay-Vacher V, et al.; Renal Insufficiency and Anticancer Medications (IRMA) Study Group. Renal insufficiency and anticancer drugs in elderly cancer patients: a subgroup analysis of the IRMA study. Crit Rev Oncol Hematol. 2009; 70: 124-133. PMID: 18990585
2) Mehta RL, et al. Phenotype standardization for drug-induced kidney disease. Kidney Int. 2015; 88: 226-234. PMID: 25853333
3) 日本腎臓学会. エビデンスに基づくCKD診療ガイドライン2018. 東京医学社；2018. https://cdn.jsn.or.jp/data/CKD2018.pdf
4) Matsuo S, et al.; Collaborators developing the Japanese equation for estimated GFR. Revised equations for estimated GFR from serum creatinine in Japan. Am J Kidney Dis. 2009; 53: 982-992. PMID: 19339088
5) Motzer RJ, et al. Randomized phase II trial of sunitinib on an intermittent versus continuous dosing schedule as first-line therapy for advanced renal cell carcinoma. J Clin Oncol. 2012; 30: 1371-1377. PMID: 22430274
6) Willeke F, et al. A phase II study of capecitabine and irinotecan in combination with concurrent pelvic radiotherapy (CapIri-RT) as neoadjuvant treatment of locally advanced rectal cancer. Br J Cancer. 2007; 96: 912-917. PMID: 17325705
7) Brahmer JR, et al.; in collaboration with the National Comprehensive Cancer Network. Management of Immune-Related Adverse Events in Patients Treated With Immune Checkpoint Inhibitor Therapy: American Society of Clinical Oncology Clinical Practice Guideline. J Clin Oncol. 2018; 36: 1714-1768. PMID: 29442540
8) Rini BI, et al. Comparative effectiveness of axitinib versus sorafenib in advanced renal cell carcinoma (AXIS): a randomised phase 3 trial. Lancet. 2011; 378: 1931-1939. PMID: 22056247

9) Khan G, et al. Sunitinib and sorafenib in metastatic renal cell carcinoma patients with renal insufficiency. Ann Oncol. 2010; 21: 1618-1622. PMID: 20089567
10) Cassidy J, et al.; on behalf of the Capecitabine Colorectal Cancer Study Group. First-line oral capecitabine therapy in metastatic colorectal cancer: a favorable safety profile compared with intravenous 5-fluorouracil/leucovorin. Ann Oncol. 2002; 13: 566-575. PMID: 12056707
11) Ha SH, et al. Increased risk of everolimus-associated acute kidney injury in cancer patients with impaired kidney function. BMC Cancer. 2014; 14: 906. PMID: 25466872
12) Latcha S, et al. Long-Term Renal Outcomes after Cisplatin Treatment. Clin J Am Soc Nephrol. 2016; 11: 1173-1179. PMID: 27073199
13) Hanna RM, et al. Nephrotoxicity induced by intravitreal vascular endothelial growth factor inhibitors: emerging evidence. Kidney Int. 2019; 96: 572-580. PMID: 31229276
14) Estrada CC, et al. Therapeutic Inhibition of VEGF Signaling and Associated Nephrotoxicities. J Am Soc Nephrol. 2019; 30: 187-200. PMID: 30642877
15) Usui J, et al. Clinicopathological spectrum of kidney diseases in cancer patients treated with vascular endothelial growth factor inhibitors: a report of 5 cases and review of literature. Hum Pathol. 2014; 45: 1918-1927. PMID: 25087655
16) Izzedine H, et al. VEGF signalling inhibition-induced proteinuria: Mechanisms, significance and management. Eur J Cancer. 2010; 46: 439-448. PMID: 20006922
17) Perazella MA, et al. Immune checkpoint inhibitor nephrotoxicity: what do we know and what should we do? Kidney Int. 2020; 97: 62-74. PMID: 31685311
18) Haanen JBAG, et al. Management of toxicities from immunotherapy: ESMO Clinical Practice Guidelines for diagnosis, treatment and follow-up. Ann Oncol. 2017; 28

suppl: iv119-iv142. PMID: 28881921

19) Eijgelsheim M, et al. Kidney Biopsy Should Be Performed to Document the Cause of Immune Checkpoint Inhibitor-Associated Acute Kidney Injury: PRO. Kidney360. 2020; 1: 158-161. PMID: 35368633

20) Gutgarts V, et al. Kidney Biopsy Should Be Performed to Document the Cause of Immune Checkpoint Inhibitor-Associated Acute Kidney Injury: CON. Kidney360. 2020; 1: 162-165. PMID: 35368625

21) AKI（急性腎障害）診療ガイドライン作成委員会. AKI（急性腎障害）診療ガイドライン2016. 日本腎臓学会誌. 2017；59：419-533.

22) Kidney Disease Improving Global Outcomes (KDIGO).

KDIGO Clinical Practice Guideline for Acute Kidney Injury. Kidney Int Suppl. 2012; 2: 1-138. https://www.sciencedirect.com/journal/kidney-international-supplements/vol/2/issue/1

23) Manohar S, et al. Programmed cell death protein 1 inhibitor treatment is associated with acute kidney injury and hypocalcemia: meta-analysis. Nephrol Dial Transplant. 2019; 34: 108-117. PMID: 29762725

24) 日本臨床腫瘍研究グループ. 有害事象共通用語規準v5.0 日本語訳JCOG版 ［CTCAE v5.0/MedDRA v20.1（日本語表記：MedDRA/J v25.0）対応 –2022年3月1日］. http://www.jcog.jp/doctor/tool/CTCAEv5J_20220301_v25.pdf

総説 4　がん薬物療法開始後の腎障害の疫学と病態

　がん治療中にみられる腎機能障害に関連した臨床的徴候には，急性や慢性の腎機能低下（いわゆる AKI や CKD），蛋白尿，高血圧，電解質異常などがある。注意すべきは，このような徴候の多くが，がん治療に関連して生じるのみならず，がんという疾患に関連しても生じうるということである。これらについては総説 1 にも記載されているが，がん患者に生じた AKI の場合には，がんによる直接的な浸潤の他に，がんという疾患に随伴した腫瘍随伴症候群，もしくは治療に関連した代謝障害（高 Ca 血症，TLS など），脱水症，重症感染症，敗血症などの併存症がある。また，がん治療の支持療法薬（がん疼痛管理のための NSAID や，がん治療薬に伴う高血圧に対する RAS 阻害薬）による病態も考慮しなければならない。

　本項では，これらの腎障害ではなく，がん治療薬に関連した腎障害（AKI や蛋白尿），高血圧，電解質異常および，腎に関連のある特徴的なその他の障害について解説する。代表的ながん治療薬と腎機能障害に関連した臨床的特徴を表 5 にまとめた[1-9]。以下，個々の臨床的徴候（AKI，蛋白尿，高血圧，電解質異常，その他）別に，がん治療薬との関連を解説する。

表 5　がん治療薬による高血圧, 蛋白尿, 腎機能障害(急性, 慢性)

殺細胞性抗がん薬	
白金製剤	
シスプラチン	AKI, 急性尿細管壊死, 近位尿細管性アシドーシス, TMA(ブレオマイシン+ゲムシタビン併用：症例報告[1])
カルボプラチン	AKI, 急性尿細管壊死(シスプラチンと比較して少ない)
オキサリプラチン	急性尿細管壊死(症例報告[2])
アルキル化剤	
シクロホスファミド	SIADH, 出血性膀胱炎
ニトロソウレア(カルムスチン, lomustine)	慢性間質性腎炎(糸球体硬化, 間質の線維化)
ストレプトゾトシン	慢性間質性腎炎, 蛋白尿, 近位尿細管障害
イホスファミド	近位・遠位尿細管障害, 腎性尿崩症, 出血性膀胱炎
その他	
メトトレキサート(高用量の場合)	AKI(尿細管内の結晶沈着), SIADH
ペメトレキセド	尿細管障害, 腎性尿崩症
ゲムシタビン	蛋白尿(TMA)
マイトマイシン C	蛋白尿(TMA)
パクリタキセル	高血圧
カバジタキセル	AKI(症例報告[3]), 腎不全, 出血性膀胱炎
インターフェロン	蛋白尿(MCNS/FSGS), TMA(インターフェロンα：慢性骨髄性白血病での報告[4]), 急性尿細管壊死
mTOR 阻害薬	AKI, 蛋白尿(TMA)
レナリドミド	AKI, 近位尿細管障害, AIN(症例報告[5])
インターロイキン(IL)-2	毛細血管漏出症候群
全トランス型レチノイン酸(ATRA)	毛細血管漏出症候群：分化症候群

表5　がん治療薬による高血圧, 蛋白尿, 腎機能障害（急性, 慢性）（続き）

分子標的治療薬	
VEGF（血管内皮増殖因子）阻害薬：蛋白尿（TMA）, ネフローゼ症候群, collapsing glomerulopathy	
ベバシズマブ, ラムシルマブ, アフリベルセプトベータ	PRES, 高血圧, 蛋白尿
マルチキナーゼ阻害薬：蛋白尿（TMA, MCNS/FSGS）	
アキシチニブ, パゾパニブ, レンバチニブ	高血圧, 蛋白尿
ソラフェニブ, スニチニブ	高血圧, 蛋白尿, AIN
バンデタニブ, ニンテダニブ	蛋白尿
MET（間葉上皮転換因子）阻害薬	
カプマチニブ	蛋白尿（エルロチニブと併用）
EGFR（上皮成長因子受容体）チロシンキナーゼ阻害薬	
ゲフィチニブ	蛋白尿（膜性腎症 6）, MCNS 7）：症例報告）
オシメルチニブ	蛋白尿
抗 EGFR 抗体薬 *	
セツキシマブ, パニツムマブ, ネシツムマブ	腎性低 Mg 血症（に伴う低 Ca 血症, 低 K 血症）
抗 CD20 抗体薬	
リツキシマブ	TLS, PRES
BCR-ABL1 チロシンキナーゼ阻害薬 *	
イマチニブ	低 P 血症
ボスチニブ	可逆的な GFR の低下, 低 P 血症
ダサチニブ	ネフローゼ症候群（症例報告 8））
ポナチニブ	高血圧, 蛋白尿
プロテアソーム阻害薬	
ボルテゾミブ, カルフィルゾミブ	高血圧
ALK（未分化リンパ腫キナーゼ）阻害薬	
クリゾチニブ†	AKI, 機能的血清クレアチニン値上昇, 腎嚢胞
アレクチニブ	急速進行性糸球体腎炎と尿細管間質性腎炎の合併（症例報告 9））
ROS1/TRK（神経栄養因子受容体）阻害薬	
エヌトレクチニブ	高尿酸血症
BTK（ブルトン型チロシンキナーゼ）阻害薬	
イブルチニブ	AKI（TLS）
BRAF 阻害薬	
ベムラフェニブ, ダブラフェニブ	AKI（尿細管間質性障害）/ 慢性腎臓病（ベムラフェニブ）
免疫チェックポイント阻害薬（ICI）	
PD-1 阻害薬（ペムブロリズマブ, ニボルマブ）, PD-L1 阻害薬（アテゾリズマブ, アベルマブ, デュルバルマブ）, 抗 CTLA-4 抗体薬（イピリムマブ, tremelimumab）	AIN, 蛋白尿 糸球体疾患：血管炎, MCNS/FSGS, AA アミロイドーシス, C3 腎症, IgA 腎症, 抗糸球体基底膜腎炎, 膜性腎症, TMA

青字は本文でも言及されている薬物で, 症例報告にもとづいて表に記載したものについては文献を付記した。
また, 薬物を網羅するために, 電解質異常をきたす一部の薬物 (*) を含めた。†：ROS1阻害薬として使用されている。
AIN：急性（尿細管）間質性腎炎, AKI：急性腎障害, FSGS：巣状分節性糸球体硬化症, MCNS：微小変化型ネフローゼ症候群, PD-1：プログラム細胞死1, PD-L1：プログラム細胞死リガンド1, PRES：可逆性後頭葉白質脳症, SIADH：抗利尿ホルモン不適切分泌症候群, TLS：腫瘍崩壊症候群, TMA：血栓性微小血管症

① 急性腎障害

1. シスプラチン

　白金製剤が急激な腎機能障害を起こすことは広く知られており, その中でもシスプラチンによる腎機能障害は旧来より報告されている 10）。シスプラチンによる AKI の発症率は, 背景の腎機能やシスプラチンの投与量によっても異なるが, 最近の臨床研究によると 20 ～ 30％程度である 11, 12）。一方, 同じ白金製剤でもカルボプラチンやオキサリプラチンに

よる AKI の発症率は，シスプラチンと比較して低いとされている[13-15]。

シスプラチンによる AKI の特徴的な検査所見として，低 Mg 血症（「4 電解質異常」も参照）が挙げられる。シスプラチンの投与により尿中 Mg 排泄が亢進し，AKI 症例のおよそ半分以上で低 Mg 血症をきたしていると報告されている[16,17]。また，尿検査では必ずしも蛋白尿や血尿を伴うことはなく，ファンコニー症候群のように近位尿細管障害によるブドウ糖尿やアミノ酸尿，遠位尿細管性アシドーシスなどをきたすとされている[18-20]。

病理所見では，糸球体には大きな変化を認めないものの，近位尿細管優位の尿細管障害がヒトでも動物でも確認され，また反復投与された患者では著しい尿細管萎縮と間質性線維化を引き起こすことが指摘されている[21-23]。ただし，病理診断によって治療方針が大きく異なる場合を除き，シスプラチンによる AKI に対してルーチンでの腎生検を推奨するものではない[24]。

AKI の予防法として，投与量の減量，他の白金製剤への切り替え，輸液療法，Mg の投与などがあるが[25]，他項（総説 9，CQ 6）も参照されたい。

2. イホスファミド

イホスファミドはシスプラチンと同様に近位尿細管細胞に対する直接傷害作用によって腎機能障害をもたらすことが知られている[26]。その発症率については，AKI の診断基準が確立される前に検討された研究が多いが，おおよそ 15 ～ 60％と報告されている[27]。つまり，AKI 発症率が低いとはいえず，注意を要する薬物である[28]。

特徴的な検査所見としては，近位尿細管障害を反映して，低 P 血症，低 K 血症，尿細管性蛋白尿がある（「4 電解質異常」も参照）[27,29-32]。特に小児では慢性的な低 P 血症によってくる病へと至るケースが多数報告されている[31-33]。血清 Cr 値の上昇の程度は，シスプラチンなどの他の腎毒性抗がん薬と比較して軽度であることが多い[29,32]。

病理所見としては近位尿細管上皮の剥離を伴う急性尿細管壊死，上皮細胞の空胞化，核異型，間質の炎症などが特徴的である[27]。また，血管にヒアリン沈着がみられることも少なくない[27,34]。

予防法としては，累積投与量の制限が望まれ，そ

の他にもメスナなどの投与が挙げられる（総説 9 を参照）[35,36]。

3. メトトレキサート

メトトレキサートは尿中に未変化体で排泄されるため，尿細管を直接傷害または沈殿することによって腎機能障害を惹起する[37,38]。実際，低用量を投与した場合は AKI の発症率は必ずしも高くないが，特に高用量（500 ～ 1000 mg/m^2 以上）を投与した場合には AKI を起こすことが知られている。AKI などの有害事象予防策として，古くから行われる輸液療法や尿のアルカリ化などに加え，ホリナート救援療法，メトトレキサート血中濃度のモニタリングが有用である（総説 9 を参照）。現在では大量メトトレキサートによる AKI の発症率は 2 ～ 10％程度と報告されている[39,40]。

また，メトトレキサートによる AKI では血清 Cr 値の変化は可逆的であることが多く，通常は最初の 1 週間でピークに達し，1 ～ 3 週間以内にベースライン値まで回復するとされている[37,38]。

4. ペメトレキセド

ペメトレキセドはメトトレキサートの構造的誘導体であり，メトトレキサートと同様に近位尿細管障害を起こすことが報告されている[41-43]。AKI の発症率は数％程度と報告されることもあれば，20％以上との報告もみられ，まだ一定の見解が得られていない[41-44]。

血清 Cr 値の上昇は，一部の症例では不可逆的であり，尿細管障害による尿細管性アシドーシス，電解質異常，尿崩症の併発も報告されている[43-45]。病理所見上は尿細管壊死や刷子縁の消失がみられる一方で，糸球体には所見がみられないことが多い[41,46]。

5. ゲムシタビン

ゲムシタビンによる AKI の特徴は TMA を伴うことであり，その発生率はおおよそ 1％とされている[47,48]。検査所見としては，血清 Cr 値の上昇に加えて，クームス陰性溶血性貧血，血小板減少がみられ，神経症状を併発することもまれではない[49]。病理所見は他の原因で起こる TMA と同様に，糸球体内の毛細血管または小動脈にフィブリン血栓がみ

られる。

6. マイトマイシンC

マイトマイシンは，正確な病態機序は不明な点が多いが，薬剤性 TMA を引き起こすことが知られており，それに伴って腎機能障害を起こすことが報告されている[50]。ゲムシタビンと同様に TMA に合致した検査所見，病理所見が報告されている[51, 52]。

7. カバジタキセル

カバジタキセルは新規の半合成タキサン系薬で，主に前立腺がんに対する抗がん薬である。転移性前立腺がんの男性を対象としたランダム化試験では腎不全の発生が報告されているが，ほとんどの症例が敗血症，脱水症，閉塞性腎症に関連していた。また，死因が腎不全であると判断された症例の中には腎不全の原因が明らかでないものも存在していたことから，本薬物と腎不全との関連性には慎重な解釈が必要である[53]。

8. インターフェロン

インターフェロンは急性尿細管壊死を起こすことが報告されている[54]。しかし，近年ではさまざまな新規抗がん薬の登場に伴って使用頻度は減少している。

9. mTOR 阻害薬

mTOR 阻害薬の腎臓に対する副作用として，蛋白尿や TMA などの他に AKI を起こすことも知られている。その正確な機序は明らかにされていないが，特にシクロスポリンやタクロリムスと併用した場合に腎機能障害のリスクが上がることが報告されている[55, 56]。実際，近年のメタ解析によると mTOR 阻害薬を服用した場合，AKI 発症のリスクは 55 ％増大するとされている[57]。

10. レナリドミド

レナリドミドはサリドマイドの誘導体で，サリドマイドとは対照的に，主に未変化体として尿中に排泄される。そのため，背景に慢性腎不全がある場合には血中濃度の上昇に伴って薬物毒性が増強することが指摘されている[58, 59]。レナリドミドによる治療を受けた免疫グロブリン軽鎖アミロイドーシス患者 41 例の検討では，27 例（66 ％）が治療中に腎機能障害を発症した[60]。腎機能障害に至る期間の中央値は 44 日であったため，急性の変化ではないが，AKI の発症に注意を有する。腎機能障害患者ではレナリドミドの血中濃度が上昇することが報告されているため，添付文書に従って投与量と投与間隔の調節を考慮する必要がある。

主な障害部位は近位尿細管であるため，腎性糖尿，アミノ酸尿，尿細管性蛋白尿などが合併する。病理所見でも間質への炎症細胞浸潤，尿細管の空胞変性が報告されている[5, 61, 62]。

11. 血管新生阻害薬

血管新生阻害薬はさまざまながんで使用されており，主に VEGF シグナル伝達経路の阻害によって腫瘍に関連する血管新生を抑制する。その薬理作用のため，有害事象として高血圧，蛋白尿，TMA を発症することが知られている[63]。

一方で，ソラフェニブとスニチニブでは AKI の症例が報告されており，病理学的にも間質における炎症細胞浸潤と尿細管壊死が示されている。これらの薬物では TMA 以外の機序で AKI をきたすことにも留意する必要がある[64, 65]。

12. ボスチニブ

ボスチニブは TKI の一つであり，同薬による AKI の報告例はみられないが，ボスチニブの長期投与中に低 P 血症と可逆的な GFR の減少が報告されている[66]。それゆえ，背景に腎機能障害がある患者では，慎重なモニタリングとともに投与量の減量が検討される。

13. クリゾチニブ

クリゾチニブは非小細胞肺がんの治療薬として承認されているキナーゼ阻害薬であり，投与後 2 週間以内に GFR の減少が発生することが報告されている[67]。一方で，治療中止後に速やかに回復すること，軽度の腎機能障害にとどまることから，本薬物による直接的腎毒性作用のみではないとの指摘もある[67]。いずれにせよ，腎機能障害患者に投与する場合には，投与量の減量や適切なモニタリングが望まれる。

14. イブルチニブ

　イブルチニブはB細胞性腫瘍の治療に用いられるBTK（ブルトン型チロシンキナーゼ）阻害薬で，同薬の使用によるAKIの発症が報告されている。マントル細胞リンパ腫に対してイブルチニブの投与を受けた患者111例を対象とした臨床試験では，3例（2.7％）にAKIが発症している[68]。薬効からはTLSの関与も大いに考えられるが，AKIの発症機序については未だ明らかにはされていない[69]。

15. ベムラフェニブ, ダブラフェニブ

　ベムラフェニブとダブラフェニブは変異型 *BRAF* 遺伝子に対する阻害薬であり，悪性黒色腫や非小細胞肺がんに対して使用されている。機序は不明であるが，ベムラフェニブによるAKIの発症が報告されており，病理学的にも尿細管間質への炎症細胞浸潤および尿細管の空胞変性が認められている[70,71]。また，ベムラフェニブに関連して報告されたAKIは男性に多く発症していた[70]。ダブラフェニブでもAKI発症の報告があるが，その発症率はベムラフェニブの場合よりも低いと報告されている[70]。

16. 免疫チェックポイント阻害薬（ICI）

　ICIによるAKIは，発症率が高いとはいえないものの，投与患者中およそ1.5～5％程度の割合で発症するとされている[72-74]。最も多く報告されている病理所見は尿細管間質への炎症細胞浸潤であり，治療としてはステロイド薬などの免疫抑制薬が使用される[75,76]（詳細は総説12を参照）。

2 蛋白尿

1. 疫学と検査所見

　マイトマイシンCによる腎障害として，蛋白尿（程度不明）の発生率は5％程度とされている[77]。ゲムシタビンの臨床第Ⅰ相試験ではWHOグレード2の蛋白尿（尿定性2＋～3＋，または尿蛋白300～1000 mg/dL）が3％との報告がある[78]。卵巣がんを対象としたゲムシタビンの臨床第Ⅱ相試験では，WHOグレード1～2の蛋白尿（尿定性1＋～3＋，または尿蛋白陽性かつ1000 mg/dL以下）が79％，グレード1の顕微鏡的血尿が53％の症例で認められた[79]。非小細胞肺がんを対象としたゲムシタビ

ンの臨床第Ⅰ相試験ではWHOグレード1以上の蛋白尿（尿定性1＋以上）の発生率は72％程度と多く，グレード3の蛋白尿（尿定性4＋，または尿蛋白1000 mg/dL超）は6.25％と報告されている[80]。ゲムシタビンによる蛋白尿（定義不明）はTMA発症例の34.2％に認められ，平均尿蛋白は1.4 g/日であった[81]。

　腎細胞がんを対象とした研究ではインターフェロンα-2b単独投与によるCTCAEグレード3の蛋白尿の出現率は0.28％であった[82]。一方，インターフェロンβ単独投与ではWHOグレード1～2の蛋白尿（尿定性1＋～3＋，または尿蛋白陽性かつ1000 mg/dL以下）が60％[83]，グレード3～4の蛋白尿（尿定性4＋，もしくは尿蛋白1000 mg/dL超，もしくはネフローゼ症候群）が26.5％[84]であった。

　血管新生を阻害するVEGF阻害薬（ベバシズマブ，ラムシルマブ，アフリベルセプトベータなど）による治療でCTCAEグレード1以上の蛋白尿の発生率は2～32％であり，グレード3の蛋白尿は0.8～15％であった[85-87]。TKI（ソラフェニブ，スニチニブ，パゾパニブ，バンデタニブ，アキシチニブ，レゴラフェニブ，ニンテダニブ，レンバチニブ，ダサチニブ，ポナチニブ）によるCTCAEグレード1以上の蛋白尿の出現率は4.6～65％であった[87-89]。

　MET（間葉上皮転換因子）陽性非小細胞肺がんにMET阻害薬カプマチニブとエルロチニブを投与した臨床試験で，CTCAEグレード1～2の蛋白尿出現は9％であり，グレード3の蛋白尿はなかった[90]。

　EGFR T790M変異を有する肺腺がん患者においてEGFR-TKIオシメルチニブ投与でのCTCAEグレード1～2の蛋白尿出現は39％であり，グレード3の蛋白尿は認めなかった[91]。ゲフィチニブでもCTCAEグレード1以上の蛋白尿出現が35％と報告されている[92]。

　ICIの副作用による蛋白尿は比較的少ないが，AINと比較して少ないものの，蛋白尿を伴うICIによると思われる糸球体疾患が報告されている[74]。

2. 病理所見

　マイトマイシンCによる腎障害としてTMAが報告されている[93]。ゲムシタビンも同様にTMAの報告があるが，その発症率は海外の報告にて0.015％[94]，1.4％[95]とされている。インターフェロンα

による腎障害として巣状分節性糸球体硬化症（focal segmental glomerulosclerosis: FSGS）と TMA の報告がある[96]。VEGF 阻害薬による腎病変として TMA が報告されているが，全身性の血栓性病変がなく，糸球体に限局する病変ではフィブリン血栓がなく，分節的な半月状ヒアリン化を伴う微小動脈瘤が特徴である[97-99]。

他には少数の FSGS，クリオグロブリン血症性糸球体腎炎，間質性腎炎，膜性増殖性糸球体腎炎，半月体形成性糸球体腎炎，免疫複合体形成性糸球体腎炎の報告もある[100]。また，微小変化群（minimal change disease）や FSGS 病変も TKI 使用例に多く認められる[99]。ICI による腎障害として間質性腎炎が多いが，糸球体病変としては pauci-immune 血管炎，微小変化群，C3 腎症，IgA 腎症，アミロイドーシス，膜性腎症など多彩な報告がある[74]。

3 高血圧

VEGF 阻害薬を投与されている患者の 43％が CTCAE グレード 2 以上の高血圧を呈するとの報告がある[101, 102]。ベバシズマブの使用による CTCAE グレード 3〜4 高血圧の相対リスクが 5.28 というメタ解析も報告されている[103]。本邦においてもベバシズマブ投与を受けた患者の 13.1％が CTCAE グレード 2 以上の高血圧を発症している[104]。また，ソラフェニブ，スニチニブ，レンバチニブ，アキシチニブを投与された患者も高血圧を起こしたとの報告があり，ソラファニブ投与により 16.41〜48.2％が，スニチニブ投与により 44.7％（CTCAE グレード 3 は 7.8％）が，レンバチニブ投与により 48％が，アキシチニブ投与により 40％（CTCAE グレード 3〜4 は 15.3％）の患者が CTCAE グレード 2 以上の高血圧を呈している[105]。薬剤性の高血圧症では薬物中断により血圧がすみやかに改善されることが報告されている[106]。

自己骨髄移植の際のアルキル化剤投与により高血圧を呈した例が報告されており，パクリタキセル投与による CTCAE グレード 2 以上の高血圧も，発生率は不明であるが報告されている[107]。慢性リンパ球性白血病治療に用いられるイブルチニブを投与された患者の 71.6％が CTCAE グレード 1 以上の高血圧，37.6％がグレード 3〜4 の高血圧を発症し，こ

れは PI3K/Akt 経路抑制または NO 産生低下によると考えられている[108]。多発性骨髄腫の治療薬であるカルフィルゾミブ投与による CTCAE いずれかのグレードの高血圧の発症率はメタ解析では 12.2％と推定されている[109]。ボルテゾミブによる CTCAE いずれかのグレードの高血圧は 11％で，グレード 3 の高血圧は 2％未満であった[110]。EGFR-TKI であるエルロチニブの投与患者の 20％が CTCAE グレード 3 の高血圧を発症したという報告がある[111]。BCR-ABL1-TKI のポナチニブを日本人に投与した報告では CTCAE いずれかのグレードの高血圧が 46％，グレード 3〜4 の高血圧が 37％であった[112]。

4 電解質異常

電解質異常はさまざまながん患者で一般的にみられる。その診断や治療において重要な点は，生じた電解質異常が，腫瘍によって生じた（腫瘍関連の）電解質異常なのか，がん治療によって生じた（治療関連の）電解質異常なのかを見極めることである。したがって，代表的な電解質異常とその原因を「腫瘍関連」「治療関連」に注目しつつ，表6[113]に示した。以下，主な電解質異常について概要を述べる。

1. 低ナトリウム（Na）血症
1）疫　学
低 Na 血症はがん患者でもっともよくみられる電解質異常である。低 Na 血症の発生率は，疫学調査で用いられる低 Na 血症の定義（Na < 135 mEq/L）と，CTCAE（v5.0）グレード 2 に相当する低 Na 血症の定義（Na < 130 mEq/L）に従った場合，それぞれ，全入院患者では 14.5％，2.5％[114]に対して，がん合併患者では 47％，10％[115]というように，がん患者では低 Na 血症の発生率が高いと考えられている。

2）原　因
がん患者にみられる低 Na 血症は，非がん患者と共通する原因以外に，がんそのものにより生じるもの（腫瘍関連）や，がん治療薬によるもの（治療関連）が存在する。腫瘍関連低 Na 血症の代表は小細胞肺がんによるもので，がん細胞から抗利尿ホルモン（ADH）が分泌され，いわゆる SIADH を発症する。実際，頭頸部がんでの SIADH 合併が 3％であ

表 6　がん患者にみられる電解質異常

低ナトリウム(Na)血症	
偽性低 Na 血症	パラプロテイン血症
腫瘍関連 SIADH	小細胞肺がん
治療関連 SIADH	シクロホスファミド, イホスファミド, メルファラン, ビンクリスチン, ビンブラスチン, ビノレルビン
治療関連塩類喪失性腎症	シスプラチン, カルボプラチン
高 Na 血症	
腎性尿崩症(治療関連)	シスプラチン, イホスファミド, ペメトレキセド
高カリウム(K)血症	
腫瘍関連高 K 血症	TLS
低 K 血症	
偽性低 K 血症	白血球増加症
腫瘍関連低 K 血症	ACTH 産生腫瘍：小細胞肺がん, カルチノイド, 甲状腺髄様がん, 神経内分泌腫瘍 急性骨髄性白血病(M4 や M5)：リゾチームを介した尿細管障害 単クローン性γグロブリン血症による軽鎖近位尿細管障害
治療関連低 K 血症	顆粒球マクロファージコロニー刺激因子(GM-CSF), ビタミン B_{12}(高度欠乏に対する補充)
低マグネシウム(Mg)血症	
治療関連 Mg 喪失	シスプラチン, 抗 EGFR 抗体薬(セツキシマブ, パニツムマブ), EGFR-TKI(報告はまれ)
高カルシウム(Ca)血症	
腫瘍随伴体液性高 Ca 血症	PTH 関連蛋白産生：扁平上皮がん(肺, 頭頸部), 腎・卵巣・乳・食道がん $1,25(OH)_2$ ビタミン D 産生：リンパ腫, 未分化胚細胞腫 PTH 産生(まれ)：副甲状腺がん, 肺(小細胞・扁平上皮)がん, 甲状腺乳頭がん, 卵巣がん
骨融解性高 Ca 血症	骨肉腫, 多発性骨髄腫, 乳がん骨転移
低 Ca 血症	
腫瘍関連低 Ca 血症	造骨性骨転移をともなう前立腺がん
治療関連低 Ca 血症	低 Mg 血症, ビスホスホネート製剤, 抗 RANKL 抗体薬
高リン(P)血症	
偽性高 P 血症	高γグロブリン血症(多発性骨髄腫, マクログロブリン血症)
腫瘍関連高 P 血症	TLS
治療関連高 P 血症	ペミガチニブ
低 P 血症	
腫瘍関連近位尿細管障害	単クローン性γグロブリン血症による軽鎖近位尿細管障害 成人 T 細胞白血病, バーキット・リンパ腫(尿細管への細胞直接浸潤)
腫瘍関連骨軟化症	血管外皮腫, 骨巨細胞腫, 骨芽細胞腫(腫瘍による線維芽細胞増殖因子 23 の分泌)
治療関連近位尿細管障害	イホスファミド, シスプラチン, アザシチジン, イマチニブ
機序不明	キメラ抗原受容体 T 細胞輸注：ソラフェニブ, パゾパニブ, レンバチニブ

EGFR：上皮成長因子受容体, RANKL：NF-κB活性化受容体リガンド, SIADH：抗利尿ホルモン不適切分泌症候群, TKI：チロシンキナーゼ阻害薬, TLS：腫瘍崩壊症候群
Ahn W, et al. Pocket Nephrology; 2019. Oncology 9-33[113] を参考に作表

るのに対し, 小細胞肺がんでの SIADH 合併は 15% と多く[116], メタ解析によれば小細胞肺がん患者の 9.1 〜 39% で低 Na 血症(Na < 135 mEq/L)を合併していた[117]。一方で, 治療関連低 Na 血症の代表はシクロホスファミド, ビンクリスチンなどのがん治療薬によるもので, これらの薬物により ADH 分泌が刺激され, 低 Na 血症の原因となりうる[118]。

がん患者は嘔吐・下痢・食欲不振などの消化器症状を合併しやすく, これらは体液量減少を介した生理的 ADH 分泌により低 Na 血症の原因となる。それに加えて, 嘔吐・疼痛ストレスは ADH の神経学的刺激となり低 Na 血症の原因となりうる。この場合も, 催吐性の強いがん治療薬(イホスファミド, シクロホスファミド, シスプラチン, エピルビシンなど)が原因となりうるため, 広義の治療関連低 Na 血症といえる。食欲不振に対して低張液である維持輸液が行われることも多いが, これによる医原性の低 Na 血症にも十分に注意する必要がある。

がん患者に低 Na 血症を惹起する特殊な病態として塩類喪失性腎症がある。治療関連の低 Na 血症として注目されるべきものであり，代表的な原因薬物はシスプラチンである。同薬物による尿細管障害の結果として尿細管での Na と水の再吸収が低下し，過度に Na と水が尿中に排泄されることにより，多尿・脱水とともに低 Na 血症がおこる[119]。

3）症　状

がん患者における低 Na 血症の症状は非がん患者と同様である。急性の低 Na 血症では，全身倦怠感や嘔気，頭痛や歩行障害で，重篤になると痙攣や昏睡などをきたす。一方，慢性低 Na 血症では転倒や集中力の低下など軽微な神経学的異常のみのことがある。特に軽度の低 Na 血症や慢性低 Na 血症の症状は，悪性腫瘍そのものが原因と誤認されやすい。したがって，低 Na 血症を発見するために重要なのは低 Na 血症を疑うことである。

4）診　断

低 Na 血症の診断方法はがん患者も非がん患者も同様である。よって，ここでは偽性低 Na 血症，SIADH，薬物による塩類喪失性腎症について概説する。

偽性低 Na 血症は，血清検体の水分画中の Na 濃度が正常であっても，測定上では低 Na 血症となる病態をいう。何らかの原因で血清中の水分含有率が低下することで，測定時の検体希釈倍率の計算に誤差が生じ，見かけ上 Na 濃度が低く算出されることで生じる。多発性骨髄腫などのパラプロテイン血症では，パラプロテインなどの蛋白質の増加により，がん以外では高トリグリセリド血症による脂質分画の増加により，偽性低 Na 血症を起こしうる。この場合は浸透圧を測定することが重要で，真の低 Na 血症であれば血清浸透圧 < 280 mOsm/L となるが，偽性低 Na 血症であれば血清浸透圧は正常範囲内（285 ～ 295 mOsm/L）となるため鑑別が可能である[120]。

SIADH は体液量が正常かつ低 Na 血症にもかかわらず，ADH が分泌され，高張尿が排泄されることが特徴である。脱水による低 Na 血症，浮腫性疾患・腎不全などの細胞外液が増加する疾患による低 Na 血症，および下垂体疾患や内分泌疾患に関連する低 Na 血症を除外できれば診断可能である。

塩類喪失性腎症ではシスプラチンなどのがん治療薬により尿細管障害が起こり，水・Na の再吸収能が低下し，脱水・多尿・低 Na 血症となる。反応性に ADH が上昇することがあり，SIADH と類似した検査所見を示すため鑑別が難しいが，関連したがん治療薬の使用や，他に何らかの腎機能障害を伴う点，（程度はさまざまであるが）脱水を伴う点が鑑別の手がかりとなる。

5）治　療

がん患者に生じやすい低 Na 血症のうち，SIADH と塩類喪失性腎症は治療方法が異なるので，正しく診断して治療を進める必要がある。がん関連 SIADH の治療方針は非がん患者の場合と基本的に同様である。

症候性または急性の経過であれば高張食塩水の使用が必要となる。高張食塩水は臨床での使用経験が豊富という理由から 3% 食塩水が用いられる（0.9% 生理食塩水 500 mL 製剤からシリンジで 100 mL を捨て 400 mL としたのち，10% 食塩水（20 mL/アンプル）を 6 アンプル加えて調製する）。教科書的には，0.5 ～ 2 mL/kg 体重/時で開始し，血中 Na 濃度上昇を 0.5 ～ 1 mEq/L/時に抑えるように調整するとされているが，欧州のガイドライン[121]では，症候性または急性の低 Na 血症の場合，3% 食塩水 150 mL を 20 分/回かけ，必要に応じて 1 ～ 3 回投与することを提案している。3% 食塩水は 0.9% 生理食塩水 100 mL に 10% NaCl 30 mL を加えて合計 130 mL としても作製可能である。いずれにしても重要なのは，浸透圧性脱髄症候群の発症を防ぐため，血清 Na 濃度を 1 日に 10 mEq/L（低 K 血症や低栄養などの患者では 8 mEq/L）以上上昇させないことである[121]。

無症候性または慢性の SIADH であれば，上記の補正は浸透圧性脱髄症候群発症の危険性が増すため，水分制限が治療方法となるが，がん患者に水制限を行った場合，食事摂取量の低下による栄養不足や，大量輸液が必要なレジメンを使いにくくなるなど，不都合なことも多い。その際，バソプレシン V_2 受容体拮抗薬であるトルバプタンが SIADH に対して有効に Na 濃度を上昇させることが確認されている[122]。実際，欧米で SIADH の治療薬として広く使用されており，本邦でも 2020 年に「SIADH による低 Na 血症の改善」が保険適用となった。

塩類喪失性腎症は Na と水の尿中への過剰排泄が

原因であるため，自由水摂取制限により増悪する点に注意が必要であり，Na・水の補充が必要である。塩類喪失性腎症の治療では被疑薬の休薬が重要であり，2〜3日で軽快するという報告[123]もあるが，3週間以上と比較的長期間の治療が必要という報告[124]もあり，一定しない。

2. 高ナトリウム (Na) 血症

高 Na 血症は一般的に血清 Na ≧ 145 mEq/L とされ，CTCAE（v5.0）では「血清 Na が基準範囲上限〜 150 mEq/L」をグレード 1（軽度）の高 Na 血症の定義としている。発生率は入院患者全体の 1〜5%[125]で，入院中のがん患者では 2.6〜8.5% と報告されている[126]。単施設の報告ではあるが，高 Na 血症のがん患者では血清 Na 正常のがん患者と比較して 90 日での死亡率が 5 倍高値であった[127]。

がん患者で高 Na 血症の原因となるのは，がんが視床下部・下垂体系に浸潤することによる中枢性尿崩症，がんによる高 Ca 血症により腎性尿崩症をきたす場合である。治療関連としては，シスプラチン[128]やイホスファミド[129]などの尿細管障害による腎性尿崩症が報告されている。

高 Na 血症は中等度（臨床的には血清 Na < 160 mEq/L を指す）で特に慢性（発症より 2 日以上経過）の場合は特徴的な症状に乏しく，傾眠傾向程度である。治療も原因除去を中心に行う。しかし，高度かつ急性の高 Na 血症では高浸透圧血症による細胞萎縮が高度になり，重篤な中枢神経症状をきたしうるため，早急な治療が必要となる。治療の基本は 5% ブドウ糖であるが，糖負荷に注意する。また，急激な血清 Na の補正は脳浮腫を惹起するため避けるべきで，症状の改善までは 1〜2 mEq/L/ 時の低下を目指し，かつ 12 mEq/L の低下が 1 日の最大許容量と考えられている[130]。

3. 高カルシウム (Ca) 血症

高 Ca 血症は一般的には血清 Ca ≧ 10.5 mg/dL とされ，CTCAE（v5.0）では「血清 Ca 濃度が基準範囲上限〜 11.5 mg/dL」をグレード 1 の高 Ca 血症の定義としている。すべてのグレードではがん患者の 10〜30% に合併する。

腫瘍関連性のものが大部分を占め，多発性骨髄腫や進行期のがんでよくみられる。がんに関連した高 Ca 血症患者の予後は不良で，生存期間中央値は 2〜6 ヵ月という報告もある[131, 132]。副甲状腺ホルモン関連蛋白（PTHrP）の放出（全症例の 80%）または局所的な骨溶解（同 20%）によって引き起こされることがほとんどであるが，リンパ腫による活性型ビタミン D（1,25(OH)₂ ビタミン D）産生（全体の 1% 未満）や腫瘍からの異所性 PTH 産生（全体の 1% 未満）も存在する。

高 Ca 血症の症状は吐き気，嘔吐，便秘，腹痛，食欲不振，体重減少，骨痛，多尿，疲労，脱力感など非特異的であり，一般的には緩徐に進行し，がんの症状やがん治療による症状と類似している。そのため診断には，低 Na 血症の場合と同じく，高 Ca 血症を疑うことが重要である。これらの臨床症状は発症の速度にも影響される。急性かつ重度の高 Ca 血症（血清 Ca > 14 mg/dL）では錯乱や昏睡などの神経学的症状が生じうる。このような患者は緊急に血清 Ca 濃度を低下させる治療を開始する必要がある[131]。

がんに関連した高 Ca 血症の治療には，腎での Ca 排泄を増加させるために生理食塩水を中心とした補液を行い，その後，骨吸収を減少させるためにビスホスホネート製剤，抗 RANKL 抗体薬（デノスマブ），またはカルシトニン製剤のいずれかを投与する方法があるが，下記のとおり治療関連低 Ca 血症に注意する必要がある。

4. 低カルシウム (Ca) 血症

低 Ca 血症は一般的には血清 Ca < 8.5 mg/dL とされ，CTCAE（v5.0）では「血清 Ca 濃度が基準範囲下限〜 8.0 mg/dL」をグレード 1 の低 Ca 血症の定義としている。細胞外 Ca の約半分はアルブミンと結合しているため，低アルブミン血症になると低 Ca 血症が存在するようにみえるが，これらの患者のほとんどでイオン化 Ca が正常であることに留意する必要がある。

腫瘍関連の低 Ca 血症としては，例えば前立腺がんなどの造骨性骨転移では大量の Ca が骨に急速に取り込まれる hungry bone をきたし，低 Ca 血症を引き起こしうる[133]。しかし，がん患者でみられる低 Ca 血症の重要な原因は，治療関連で生じた低 Mg 血症（「9. 低マグネシウム血症」を参照）である。その他，多発性骨髄腫や転移性骨腫瘍による骨病変，

高Ca血症の治療薬として使用するビスホスホネート製剤やデノスマブにより低Ca血症をきたすことが報告されている。

低Ca血症は慢性の場合は無症状であることが多いが，急性や高度（補正Ca ＜ 7 mg/dL）の場合はテタニーなどの症状をきたしうるので，血清Caを補正する治療が必要となる。4 mEq（8.5％グルコン酸カルシウムで10 mL）を5％ブドウ糖液希釈し，10分程度かけて投与する。注意点としては，静脈炎を起こしやすいので中心静脈投与が望ましいこと，また，急激な投与による不整脈の出現が指摘されているため心電図モニターによる観察が必要なことである[125]。

5. 高カリウム (K) 血症

高K血症は一般的に血清K ≧ 5.5 mEq/Lとされるが，CTCAE（v5.0）では「血清K濃度が基準範囲上限〜5.5 mEq/L」をグレード1の高K血症の定義としており，K ≧ 5.5 mEq/Lはグレード2に相当する。

腫瘍関連の高K血症の代表はTLSである。あまり一般的ではない原因としては転移腫瘍による副腎機能不全があげられる。また，臨床上重要なのは偽性高K血症であり，通常は著しく増加した白血球または血小板からのK遊離が原因となる。治療関連の高K血症としては，腎毒性をもったがん治療薬によるAKIに伴うものが考えられるが，併用薬（疼痛コントロールのためのNSAIDや高血圧に対するRAS阻害薬）にも注意を要する[125]。

症状として筋脱力などの神経症状が知られているが，血清K値が7〜8 mEq/L以上になるまではあまりみられず，心電図異常で見出される心伝導障害が主な所見となる。よって，症状がみられなくても，心電図上の変化があるか，もしくはK濃度が6.0 mEq/L以上（CTCAEのグレード3に相当）であればただちに治療を始めるべきであるとされている[134]。

6. 低カリウム (K) 血症

低K血症は一般的には血清K値 ＜ 3.5 mEq/Lとされるが，CTCAE（v5.0）では「血清Kが基準範囲下限〜3.0 mEq/Lで症状がない」をグレード1の低K血症の定義としている。特にK ＜ 2.5 mEq/Lは生命を脅かす可能性のある高度な低K血症さ

れ，CTCAEでもグレード4とされている。

腫瘍関連の低K血症としては，異所性の副腎皮質刺激ホルモンが腫瘍随伴的に分泌されることによって引き起こされるものがある。まれに急性骨髄性白血病（M4やM5）細胞のリゾチームによる尿細管障害で低K血症をきたすという報告もある[135]。急性骨髄性白血病で著明な白血球増加のある患者では，偽性低K血症が起こることがある[125]。治療関連の低K血症としては，がん治療による下痢を介した消化管からのK消失，薬剤性尿細管障害（イホスファミド，シスプラチン，利尿薬）によるものがあげられる。

低K血症も高K血症と同様に無症状のことが多い。しかし，K ＜ 2.5 mEq/Lになると脱力，横紋筋融解，しびれなどが起こりうる。また，血清K値がそれ以上であっても，心血管疾患のある患者では低K血症と心室性不整脈の関連が指摘されており，肝不全合併患者では高アンモニア血症を惹起する。すなわち，高度な低K血症，神経症状・心血管疾患・肝不全に伴う低K血症は緊急治療の対象となる。

治療はK補充につきるが，経静脈的なK補充では不整脈モニタリングを行うこと，濃度や速度に注意することが重要である[134]。

7. 高リン (P) 血症

一般的に血清P値 ≧ 5 mg/dLが高P血症とされているが，CTCAE（v5.0）では具体的なカットオフ値はなく，基準範囲上限以上の値で治療を要しないものをグレード1とし，介入（治療）の必要性によりグレードが上昇するように定義されている。

腫瘍関連の高P血症の原因として代表的なものはTLSである。治療関連の高P血症としては，線維芽細胞増殖因子（FGF）受容体のTKIであるペミガチニブによる薬剤性高P血症がある。ペミガチニブはがん化学療法後に増悪した *FGFR2* 融合遺伝子陽性の治癒切除不能な胆道がんの治療薬であり，添付文書上は53.3％で高P血症をきたすため，P制限食，薬物減量や高P血症治療薬投与の記載がなされている。なお，国内ではFGF受容体阻害薬投与に伴う高P血症の治療薬として，炭酸ランタン水和物（炭酸ランタン顆粒分包「ニプロ®」）のみ承認されている（2022年6月現在）。多発性骨髄腫とマクログロブリン血症の患者では，循環モノクローナル蛋白が

リン酸塩の検査測定を妨害し，見かけ上は血清リン酸値が上昇する（偽性高リン酸血症）可能性がある。

慢性の高 P 血症に特異的な症状はなく，P 制限食などの治療の適応となる。一方で，TLS などでみられる急性の高 P 血症では，尿中 P 濃度の上昇から尿細管でのリン酸カルシウム析出が起こり，AKI を生じたり二次的な低 Ca 血症による神経筋症状をきたしたりするため，P 制限食だけでなく，P 吸着薬や透析治療などの適応になることがある。

8. 低リン (P) 血症

一般的に血清 P 値＜ 2.5 mg/dL が低 P 血症とされるが，CTCAE（v5.0）では具体的なカットオフ値はなく，基準範囲下限以下で治療を要しないものをグレード 1 とし，治療の必要性に応じてグレードが上昇するように定義されている。ただし，CTCAE（v4.0）では血清 P 値が基準範囲下限〜 2.5 mg/dLをグレード 1 の低 P 血症とし，血清 P 値＜ 2.5 mg/dL はグレード 2 に相当していた。

低 P 血症[136] も腫瘍関連のものと治療関連のものが存在する。腫瘍関連低 P 血症として代表的なものは，多発性骨髄腫の毒性軽鎖による近位尿細管機能障害（ファンコニー症候群）である。また，腫瘍誘発性骨軟化症では，腫瘍細胞が FGF-23 などの P 利尿因子を産生することにより，リン酸塩の尿細管再吸収が低下して低 P 血症が生じる。

治療関連の低 P 血症として代表的なものは，近位尿細管障害をきたすがん治療薬によるものであり，代表的な原因薬物として白金製剤とくにシスプラチンが重要である。低 Na 血症，低 K 血症，低 Mg 血症，低 Ca 血症などとともに低 P 血症も生じうるが，これは上述の塩類消失とともに低 Mg 血症によって生じたビタミン D への抵抗性や PTH 分泌過剰が原因と考えられている。

イホスファミドによる低 P 血症は 1 〜 16 ％で生じるとされており，危険因子は総投与量＞ 60 mg/m^2，若年，シスプラチン使用歴である。しかも薬物中止後数ヵ月たっても持続するという報告がある。アザシチジンによる低 P 血症（＜ 2.0 mg/dL）も近位尿細管障害が原因であり，その発生率は 66 ％と多いが，治療終了後は速やかに改善されるのが特徴である。

低 P 血症を引き起こす分子標的治療薬として代表的なものはイマチニブで，CTCAE v4.0 グレード

2 以上（血清 P ＜ 2.5 mg/dL）は約 50 ％とされている。原因は，近位尿細管細胞や破骨細胞に発現する血小板由来増殖因子（PDGF）受容体の阻害を介した尿細管障害や骨吸収の低下と考えられている。その他，キメラ抗原受容体 T 細胞輸注時にも 71 ％で低 P 血症がみられている。IL（インターロイキン）-6 を介した FGF-23 の上昇が原因と推定されているが[137]，正確な機序はわかっていない。

9. 低マグネシウム (Mg) 血症

1) 疫　学

低 Mg 血症は一般的には血清 Mg 値＜ 1.5 mg/dLとされる[125] が，CTCAE（v5.0）では，血清 Mg 値が「基準範囲下限〜 1.2 mg/dL」をグレード 1，「1.2 〜 0.9 mg/dL」をグレード 2，「＜ 0.9 mg/dL」をグレード 3 の低 Mg 血症の定義としている。

低 Mg 血症は白金製剤による電解質異常の代表的なもので，シスプラチン投与患者の 40 〜 90 ％にみられる。一方，カルボプラチンまたはオキサリプラチン投与患者では 10 ％程度である[138]。白金製剤による低 Mg 血症は尿細管障害による腎性 Mg 喪失が原因と考えられているが，白金製剤の治療中に生じる嘔吐や下痢を介した消化管由来の Mg 喪失も関与する。シスプラチンについては，投与時に血清 Mgを補正することによって腎障害が緩和される可能性も示されている（総説 9 を参照）。

分子標的治療薬による低 Mg 血症としては抗EGFR 抗体薬によるものがよく知られており，遠位尿細管上皮に発現している Mg チャネルである transient receptor potential melastatin 6（TRPM6）が EGF による正の制御を受けているために生じる[139]。抗 EGFR 抗体薬による低 Mg 血症の発症率は，抗EGFR 抗体薬非使用群で 10 ％であるのに対し，34 ％と高値であった[140]。大腸がん患者を対象とした検討では，グレード 3 以上（血清 Mg ＜ 0.9 mg/dL）の低 Mg 血症の発症率は，通常の化学療法単独での治療と比較して，セツキシマブ追加で 7.14 倍，パニツムマブ投与では 18.29 倍に増加したという報告がある。抗 EGFR 抗体薬投与による低 Mg 血症の危険因子は治療期間（投与回数），高齢，およびベースラインの血清 Mg 値，白金製剤の併用が報告されている[141]。一方，zalutumumab（国内未承認）による低 Mg 血症の発生率は 4 ％と低く，非小細胞肺が

んの治療に用いられる EGFR-TKI（アファチニブ，エルロチニブ，ゲフィチニブ）でも報告されているが，上述の抗 EGFR 抗体薬よりも発生率は低いと考えられている。

2）症　状

低 Mg 血症患者の約半数近くで腎からの喪失を介した低 K 血症を合併する。また，グレード 2 以上（血清 Mg 値＜ 1.2 mg/dL）の低 Mg 血症は低 Ca 血症を合併し，これによる筋力低下やテタニーなどがみられる。さらに，低 Mg 血症による低 K 血症および低 Ca 血症はいずれも Mg 補充以外の治療に抵抗性であることが特徴であるため，逆に治療抵抗性の低 K 血症や低 Ca 血症を認めた場合は低 Mg 血症を想定する。

3）診　断

まず低 Mg 血症を疑い，血清 Mg 値を測定することが重要である。血清 Mg 値＜ 1.8 mg/dL の場合，低 Mg 血症と考え，24 時間蓄尿による Mg 排泄量を求めて，24 時間尿中 Mg 排泄量＞ 10 mg であれば腎臓からの Mg 喪失を疑う。蓄尿が困難な場合は，随時尿を用いて Mg の排泄率（fraction excretion of Mg: FEMg [%]＝（尿 Mg [mg/dL]×血清 Cr [mg/dL]）/（0.7 ×血清 Mg [mg/dL]×尿 Cr [mg/dL]）× 100）を求め，FEMg ＜ 2% であれば消化管などからの Mg 喪失を疑い，FEMg ＞ 2% であれば腎臓からの Mg 喪失を考える。

4）治　療

治療法[142]として，高度（血清 Mg 値＜ 1.0 mg/dL）で症候性の低 Mg 血症に対しては硫酸マグネシウム 1 〜 2 g（8.2 〜 16.4 mEq）を 10 分かけて静注し，その後必要に応じて同量を 8 〜 24 時間で持続点滴静注する。症候性でない場合は 10 分の静注を行わず持続点滴のみとする。静注の Mg では約半分が尿中に排泄されてしまうので，経口摂取に切り替える必要もあるが，Mg 製剤による下痢のリスクもあり，下痢によりかえって低 Mg 血症を悪化させないように注意が必要である。

抗 EGFR 抗体薬による低 Mg 血症の補正については CQ 8 を参考にしていただきたい。

5　その他の障害

1. 腎嚢胞

クリゾチニブを投与された患者の約 3% に腎嚢胞が発生するとされており，新規の腎嚢胞形成と既存腎嚢胞の進行の両者が報告されている[143-145]。嚢胞発生の機序は解明されていないが，クリゾチニブの投与中止により腎嚢胞が自然退縮することも報告されており，腎嚢胞の発生は必ずしも不可逆的ではないと考えられている[143]。

2. 出血性膀胱炎

出血性膀胱炎は骨盤臓器がんの放射線療法において認められる有害事象であるが，抗がん薬によっても起こることが知られている。代表的な原因薬物はイホスファミド，シクロホスファミドで，いずれも臨床試験の早期より報告されており，高用量の投与によって発症率が上がる[146-148]。

一方で，近年ではメスナの投与によって出血性膀胱炎の発症率が低下することが報告されており，海外のガイドラインでもイホスファミド，シクロホスファミド大量投与の際の予防的なメスナ投与が推奨されている[149-153]。

3. 毛細血管漏出症候群

遺伝子組換えヒト IL（インターロイキン）-2 は，比較的重度の毛細血管漏出症候群を引き起こすことが報告されている[154, 155]。症状として浮腫，血漿量減少をもたらし，漏出の程度によっては GFR の可逆的低下をもたらすことがある[154, 155]。転移性腎がんまたは悪性黒色腫患者 199 例を対象とした症例研究では，ほとんどの患者が乏尿，低血圧，および体重増加を経験し，13% の症例で血清 Cr 値上昇のため投与が中止されている[154]。

4. 高尿酸血症

がん治療後の病態の中で管理が必要な高尿酸血症を認めることが最も多いのは TLS である。薬物療法や放射線治療などのがん治療が TLS 発症の契機となるが，細胞増殖の速い腫瘍では治療開始前にすでに TLS をきたしていることもある。TLS は悪性リンパ腫や急性白血病などの造血器腫瘍でたびたび生じるが，近年は分子標的治療薬などの抗腫瘍効果

の高い治療法の発展により，発症がまれとされてきた固形腫瘍での発症も報告されている（総説 9 を参照）。

　高尿酸血症と関連のあるがん治療薬としては TKI であるエヌトレクチニブがあげられる。本邦のエヌトレクチニブ適正使用ガイド[156]によれば，国内外で施行された 3 つの臨床試験（ALKA 試験，STARTRK-1 試験，STARTRK-2 試験）の 339 例のうち，エヌトレクチニブとの因果関係を否定できない高尿酸血症と診断された患者は 18 例（5.3%）と報告されている。一方，日本人患者が参加したSTARTRK-2 試験だけに注目すると，因果関係の有無にかかわらず高尿酸血症と診断された患者は，外国人 190 例中 21 例（11.1%）に対して，日本人では 16 例中 6 例（37.5%）という結果であった。また，米 FDA の処方情報[157]によると，上記の 3 試験にSTARTRK-NG 試験を加えた患者 355 例のうち，症候性の高尿酸血症は 32 例（9%）で，CTCAE グレード 4（尿酸値> 10 mg/dL で生命を脅かす状態）の高尿酸血症は 6 例（1.7%）と報告されている。さらに，高尿酸血症を発症した 32 例のうち，2 例で薬物が中断，2 例で薬物が減量された。また，尿酸降下薬を必要とした 11 例のうち 8 例で高尿酸血症が改善され，エヌトレクチニブを継続できた。このような背景から，米 FDA ではエヌトレクチニブ投与中の尿酸検査や薬物調整について記載されているが，本邦の適正使用ガイドでは高尿酸血症に対する対処法や薬物調整に関する推奨はない。

5. 機能的血清クレアチニン値上昇

　アベマシクリブはサイクリン依存性キナーゼ 4 および 6 阻害薬で，手術不能または転移性乳がんの治療薬として知られているが，添付文書[158]によれば，5 〜 20% の患者で，ベースラインから 15 〜 40% の血清 Cr 値上昇が報告されている。その機序として，尿細管に存在する有機カチオントランスポーター（OCT）や MATE（multidrug and toxin extrusion）1，MATE2-K の阻害による尿細管からの Cr 分泌低下が示されており[159]，必ずしも糸球体障害を反映しているわけではないと考えられている。一方で，サイクリン依存性キナーゼ 4 および 6 阻害薬に関連した真の尿細管障害や低 K 血症，低 Na 血症，低 Ca 血症も報告されている[160]ので，今後の症例集積の結果に注目する必要がある。

【文　献】

1) Nishikubo M, et al. Reversible renal-limited thrombotic microangiopathy due to gemcitabine-dexamethasone-cisplatin therapy: a case report. BMC Nephrol. 2021; 22: 175. PMID: 33980166

2) Ulusakarya A, et al. Acute renal failure related to oxaliplatin-induced intravascular hemolysis. Med Oncol. 2010; 27: 1425-1426. PMID: 19565364

3) Mahmood F, et al. Renal Failure and Hypocalcaemia Secondary to Cabazitaxel Treatment for Prostate Cancer: A Rare but Potentially Lethal Side Effect. J Clin Diagn Res. 2014; 2: 106.

4) Zuber J, et al.; for the Groupe D'stude Des Nephrologues D'ile-de-France (GENIF). Alpha-interferon-associated thrombotic microangiopathy: A clinicopathologic study of 8 patients and review of the literature. Medicine (Baltimore). 2002; 81: 321-331. PMID: 12169887

5) Lipson EJ, et al. Lenalidomide-induced acute interstitial nephritis. Oncologist. 2010; 15: 961-964. PMID: 20709889

6) Kaneko T, et al. A case of gefitinib-associated membranous nephropathy in treatment for pulmonary adenocarcinoma. CEN Case Rep. 2015; 4: 31-37. PMID: 28509266

7) Maruyama K, et al. Minimal change nephrotic syndrome associated with gefitinib and a successful switch to erlotinib. Intern Med. 2015; 54: 823-826. PMID: 25832950

8) Calizo RC, et al. Disruption of podocyte cytoskeletal biomechanics by dasatinib leads to nephrotoxicity. Nat Commun. 2019; 10: 2061. PMID: 31053734

9) Nagai K, et al. Progressive renal insufficiency related to ALK inhibitor, alectinib. Oxf Med Case Reports. 2018; 2018: 130-133. PMID: 29713488

10) Cvitkovic E, et al. Improvement of cis-dichlorodiammineplatinum (NSC 119875): therapeutic index in an animal model. Cancer. 1977; 39: 1357-1361. PMID: 856436

11) Sato K, et al. Nephrotoxicity of cisplatin combination chemotherapy in thoracic malignancy patients with CKD risk factors. BMC Cancer. 2016; 16: 222. PMID: 26979596

12) Latcha S, et al. Long-Term Renal Outcomes after Cisplatin Treatment. Clin J Am Soc Nephrol. 2016; 11: 1173-1179. PMID: 27073199

13) Adams M, et al.; on behalf of the Swons Gynaecological Cancer Group. A comparison of the toxicity and efficacy of cisplatin and carboplatin in advanced ovarian cancer. Acta Oncol. 1989; 28: 57-60. PMID: 2650722

14) Mangioni C, et al. Randomized trial in advanced ovarian cancer comparing cisplatin and carboplatin. J Natl Cancer Inst. 1989; 81: 1464-1471. PMID: 2674459

15) Lévi F, et al. Oxaliplatin: Pharmacokinetics and chrono-pharmacological aspects. Clin Pharmacokinet. 2000; 38: 1-21. PMID: 10668856

16) Sutton RA, et al. Chronic hypomagnesemia caused by cisplatin: effect of calcitriol. J Lab Clin Med. 1991; 117: 40-43. PMID: 1987306

17) Lam M, et al. Hypomagnesemia and renal magnesium wasting in patients treated with cisplatin. Am J Kidney Dis. 1986; 8: 164-169. PMID: 3752072

18) Swainson CP, et al. Cis-platinum and distal renal tubule toxicity. N Z Med J. 1985; 98: 375-378. PMID: 2986064

19) Portilla D, et al. Metabolomic study of cisplatin-induced nephrotoxicity. Kidney Int. 2006; 69: 2194-2204. PMID: 16672910

20) Oeffinger KC, et al. Long-term complications following childhood and adolescent cancer: foundations for providing risk-based health care for survivors. CA Cancer J Clin. 2004; 54: 208-236. PMID: 15253918

21) Vickers AE, et al. Kidney slices of human and rat to characterize cisplatin-induced injury on cellular pathways and morphology. Toxicol Pathol. 2004; 32: 577-590. PMID: 15603542

22) Tanaka H, et al. Histopathological study of human cisplatin nephropathy. Toxicol Pathol. 1986; 14: 247-257. PMID: 3764321

23) Cornelison TL, et al. Nephrotoxicity and hydration management for cisplatin, carboplatin, and ormaplatin. Gynecol Oncol. 1993; 50: 147-158. PMID: 8375728

24) Manohar S, et al. Cisplatin nephrotoxicity: a review of the literature. J Nephrol. 2018; 31: 15-25. PMID: 28382507

25) Crona DJ, et al. A Systematic Review of Strategies to Prevent Cisplatin-Induced Nephrotoxicity. Oncologist. 2017; 22: 609-619. PMID: 28438887

26) Nissim I, et al. Ifosfamide-induced nephrotoxicity: mechanism and prevention. Cancer Res. 2006; 66: 7824-7831. PMID: 16885387

27) Ensergueix G, et al. Ifosfamide nephrotoxicity in adult patients. Clin Kidney J. 2020; 13: 660-665. PMID: 32897279

28) Skinner R, et al. Ifosfamide, mesna, and nephrotoxicity in children. J Clin Oncol. 1993; 11: 173-190. PMID: 8418231

29) Oberlin O, et al. Long-term evaluation of Ifosfamide-related nephrotoxicity in children. J Clin Oncol. 2009; 27: 5350-5355. PMID: 19826134

30) Stöhr W, et al. Ifosfamide-induced nephrotoxicity in 593 sarcoma patients: A report from the Late Effects Surveillance System. Pediatr Blood Cancer. 2007; 48: 447-452. PMID: 16628552

31) Skinner R, et al. Nephrotoxicity after ifosfamide. Arch Dis Child. 1990; 65: 732-738. PMID: 2386379

32) Skinner R, et al.; on behalf of the Late Effects Group of the United Kingdom Children's Cancer Study Group (UKCCSG). Risk factors for nephrotoxicity after ifosfamide treatment in children: a UKCCSG Late Effects Group study. Br J Cancer. 2000; 82: 1636-1645. PMID: 10817497

33) Ho PT, et al. A prospective evaluation of ifosfamide-related nephrotoxicity in children and young adults. Cancer. 1995; 76: 2557-2564. PMID: 8625085

34) Akilesh S, et al. Chronic Ifosfamide toxicity: kidney pathology and pathophysiology. Am J Kidney Dis. 2014; 63: 843-850. PMID: 24518127

35) Yaseen Z, et al. In vivo mesna and amifostine do not prevent chloroacetaldehyde nephrotoxicity in vitro. Pediatr Nephrol. 2008; 23: 611-618. PMID: 18204866

36) Hanly L, et al. N-acetylcysteine rescue protocol for nephrotoxicity in children caused by ifosfamide. J Popul Ther Clin Pharmacol. 2013; 20: e132-e145. PMID: 23775286

37) Widemann BC, et al. Understanding and managing methotrexate nephrotoxicity. Oncologist. 2006; 11: 694-703. PMID: 16794248

38) Abelson HT, et al. Methotrexate-induced renal impairment: clinical studies and rescue from systemic toxicity with high-dose leucovorin and thymidine. J Clin Oncol. 1983; 1: 208-216. PMID: 6607976

39) Amitai I, et al. Risk factors for high-dose methotrexate associated acute kidney injury in patients with hematological malignancies. Hematol Oncol. 2020; 38: 584-588. PMID: 32506594

40) Widemann BC, et al. High-dose methotrexate-induced nephrotoxicity in patients with osteosarcoma. Cancer. 2004; 100: 2222-2232. PMID: 15139068

41) Zattera T, et al. Pemetrexed-induced acute kidney failure following irreversible renal damage: two case reports and literature review. J Nephropathol. 2017; 6: 43-48. PMID: 28491851

42) Stavroulopoulos A, et al. Interstitial nephritis and nephrogenic diabetes insipidus in a patient treated with pemetrexed. Ren Fail. 2010; 32: 1000-1004. PMID: 20722569

43) Vootukuru V, et al. Pemetrexed-induced acute renal failure, nephrogenic diabetes insipidus, and renal tubular acidosis in a patient with non-small cell lung cancer. Med Oncol. 2006; 23: 419-422. PMID: 17018900

44) Rombolà G, et al. Pemetrexed induced acute kidney injury in patients with non-small cell lung cancer: reversible and chronic renal damage. J Nephrol. 2015; 28: 187-191. PMID: 24986522

45) Visser S, et al. Renal impairment during pemetrexed maintenance in patients with advanced nonsmall cell lung cancer: a cohort study. Eur Respir J. 2018; 52: 1800884. PMID: 30139775

46) Assayag M, et al. Renal failure during chemotherapy: renal biopsy for assessing subacute nephrotoxicity of pemetrexed. BMC Cancer. 2017; 17: 770. PMID: 29145816

47) Saif MW, et al. Thrombotic microangiopathy associated with gemcitabine: rare but real. Expert Opin Drug Saf. 2009; 8: 257-260. PMID: 19505260

48) Leal F, et al. Gemcitabine-related thrombotic microangiopathy: a single-centre retrospective series. J Chemother. 2014; 26: 169-172. PMID: 24091354

49) Izzedine H, et al. Gemcitabine-induced thrombotic microangiopathy: a systematic review. Nephrol Dial Transplant. 2006; 21: 3038-3045. PMID: 16968717

50) Al-Nouri ZL, et al. Drug-induced thrombotic microangiopathy: a systematic review of published reports. Blood. 2015; 125: 616-618. PMID: 25414441

51) McCarthy JT, et al. Pulmonary hypertension, hemolytic anemia, and renal failure. A mitomycin-associated syndrome. Chest. 1986; 89: 608-611. PMID: 3082608

52) El-Ghazal R, et al. Mitomycin--C-induced thrombotic thrombocytopenic purpura/hemolytic uremic syndrome: cumulative toxicity of an old drug in a new era. Clin Colorectal Cancer. 2011; 10: 142-145. PMID: 21859568

53) de Bono JS, et al.; for the TROPIC Investigators. Prednisone plus cabazitaxel or mitoxantrone for metastatic castration-resistant prostate cancer progressing after docetaxel treatment: a randomised open-label trial. Lancet. 2010; 376: 1147-1154. PMID: 20888992

54) Ault BH, et al. Acute renal failure during therapy with recombinant human gamma interferon. N Engl J Med. 1988; 319: 1397-1400. PMID: 3141812

55) Gallon L, et al. Long-term renal allograft function on a tacrolimus-based, pred-free maintenance immunosuppression comparing sirolimus vs. MMF. Am J Transplant. 2006; 6: 1617-1623. PMID: 16827862

56) Anglicheau D, et al. Role of P-glycoprotein in cyclosporine cytotoxicity in the cyclosporine-sirolimus interaction. Kidney Int. 2006; 70: 1019-1025. PMID: 16837925

57) Paluri RK, et al. Renal toxicity with mammalian target of rapamycin inhibitors: A meta-analysis of randomized clinical trials. Oncol Rev. 2019; 13: 455. PMID: 31857859

58) Dimopoulos M, et al. The efficacy and safety of lenalidomide plus dexamethasone in relapsed and/or refractory multiple myeloma patients with impaired renal function. Cancer. 2010; 116: 3807-3814. PMID: 20564094

59) Niesvizky R, et al. Lenalidomide-induced myelosuppression is associated with renal dysfunction: adverse events evaluation of treatment-naïve patients undergoing front-line lenalidomide and dexamethasone therapy. Br J Haematol. 2007; 138: 640-643. PMID: 17686058

60) Specter R, et al. Kidney dysfunction during lenalidomide treatment for AL amyloidosis. Nephrol Dial Transplant. 2011; 26: 881-886. PMID: 20693160

61) Glezerman IG, et al. Reversible Fanconi syndrome due to lenalidomide. NDT Plus. 2008; 1: 215-217. PMID: 25983885

62) Batts ED, et al. Azotemia associated with use of lenalidomide in plasma cell dyscrasias. Leuk Lymphoma. 2008; 49: 1108-1115. PMID: 18452093

63) 松原雄ほか. 抗がん薬と急性腎障害. 日本内科学会雑誌. 2018；107：865-871.

64) Khurana A. Allergic interstitial nephritis possibly related to sunitinib use. Am J Geriatr Pharmacother. 2007; 5: 341-344. PMID: 18179992

65) Winn SK, et al. Biopsy-proven acute interstitial nephritis associated with the tyrosine kinase inhibitor sunitinib: a class effect? Nephrol Dial Transplant. 2009; 24: 673-675. PMID: 19039026

66) Cortes JE, et al. Effects of Bosutinib Treatment on Renal Function in Patients With Philadelphia Chromosome-Positive Leukemias. Clin Lymphoma Myeloma Leuk. 2017; 17: 684-695. PMID: 28807791

67) Brosnan EM, et al. Drug-induced reduction in estimated glomerular filtration rate in patients with ALK-positive non-small cell lung cancer treated with the ALK inhibitor crizotinib. Cancer. 2014; 120: 664-674. PMID: 24258622

68) Wang ML, et al. Targeting BTK with ibrutinib in relapsed or refractory mantle-cell lymphoma. N Engl J Med. 2013; 369: 507-516. PMID: 23782157

69) Manohar S, et al. Ibrutinib induced acute tubular injury: A case series and review of the literature. Am J Hematol. 2019; 94: E223-E225. PMID: 31148235

70) Jhaveri KD, et al. Nephrotoxicity of the BRAF Inhibitors Vemurafenib and Dabrafenib. JAMA Oncol. 2015; 1: 1133-1134. PMID: 26182194

71) Teuma C, et al. New insights into renal toxicity of the B-RAF inhibitor, vemurafenib, in patients with metastatic melanoma. Cancer Chemother Pharmacol. 2016; 78: 419-426. PMID: 27371224

72) Cortazar FB, et al. Clinical Features and Outcomes of Immune Checkpoint Inhibitor-Associated AKI: A Multicenter Study. J Am Soc Nephrol. 2020; 31: 435-446. PMID: 31896554

73) Espi M, et al. Renal adverse effects of immune checkpoints inhibitors in clinical practice: ImmuNoTox study. Eur J Cancer. 2021; 147: 29-39. PMID: 33607383

74) Kitchlu A, et al. A Systematic Review of Immune Checkpoint Inhibitor-Associated Glomerular Disease. Kidney Int Rep. 2021; 6: 66-77. PMID: 33426386

75) Cortazar FB, et al. Clinicopathological features of acute kidney injury associated with immune checkpoint inhibitors. Kidney Int. 2016; 90: 638-647. PMID: 27282937

76) Mamlouk O, et al. Nephrotoxicity of immune checkpoint inhibitors beyond tubulointerstitial nephritis: single-center experience. J Immunother Cancer. 2019; 7: 2. PMID: 30612580

77) Meguro S, et al. Phase I study of 7-N-(p-hydroxyphenyl)-mitomycin C. Invest New Drugs. 1984; 2: 381-385. PMID: 6511242

78) Pollera CF, et al. Weekly gemcitabine in advanced or metastatic solid tumors. A clinical phase I study. Invest New Drugs. 1994; 12: 111-119. PMID: 7860227

79) Lund B, et al. Phase II study of gemcitabine (2',2'-difluorodeoxycytidine) in previously treated ovarian cancer patients. J Natl Cancer Inst. 1994; 86: 1530-1533. PMID: 7932808

80) Levitt ML, et al. Phase I study of gemcitabine given weekly as a short infusion for non-small cell lung cancer: results and possible immune system-related mechanisms. Lung Cancer. 2004; 43: 335-344. PMID: 15165093

81) Daviet F, et al. Thrombotic microangiopathy associated with gemcitabine use: Presentation and outcome in a national French retrospective cohort. Br J Clin Pharmacol. 2019; 85: 403-412. PMID: 30394581

82) Rini BI, et al. Bevacizumab plus interferon alfa compared with interferon alfa monotherapy in patients with metastatic renal cell carcinoma: CALGB 90206. J Clin Oncol. 2008; 26: 5422-5428. PMID: 18936475

83) Mani S, et al. Recombinant beta-interferon in the treatment of patients with metastatic renal cell carcinoma. Am J Clin Oncol. 1996; 19: 187-189. PMID: 8610647

84) Ravandi F, et al. A phase I study of recombinant interferon-β in patients with advanced malignant disease. Clin Cancer Res. 1999; 5: 3990-3998. PMID: 10632330

85) Zhao T, et al. Bevacizumab significantly increases the risks of hypertension and proteinuria in cancer patients: A systematic review and comprehensive meta-analysis. Oncotarget. 2017; 8: 51492-51506. PMID: 28881662

86) Saito H, et al. Erlotinib plus bevacizumab versus erlotinib alone in patients with EGFR-positive advanced non-squamous non-small-cell lung cancer (NEJ026): interim analysis of an open-label, randomised, multicentre, phase 3 trial. Lancet Oncol. 2019; 20: 625-635. PMID: 30975627

87) Van Wynsberghe M, et al. Nephrotoxicity of Anti-Angiogenic Therapies. Diagnostics (Basel). 2021; 11: 640. PMID: 33916159

88) Fujita T, et al. Efficacy and safety of sunitinib in elderly patients with advanced renal cell carcinoma. Mol Clin Oncol. 2018; 9: 394-398. PMID: 30214728

89) Rini BI, et al.; for the KEYNOTE-426 Investigators. Pembrolizumab plus Axitinib versus Sunitinib for Advanced Renal-Cell Carcinoma. N Engl J Med. 2019; 380: 1116-1127. PMID: 30779529

90) McCoach CE, et al. Phase I/II Study of Capmatinib Plus Erlotinib in Patients With MET-Positive Non-Small-Cell Lung Cancer. JCO Precis Oncol. 2021; 5: 177-190. PMID: 34036220

91) Akamatsu H, et al. Efficacy of Osimertinib Plus Bevacizumab vs Osimertinib in Patients With EGFR T790M-Mutated Non-Small Cell Lung Cancer Previously Treated With Epidermal Growth Factor Receptor-Tyrosine Kinase Inhibitor: West Japan Oncology Group 8715L Phase 2 Randomized Clinical Trial. JAMA Oncol. 2021; 7: 386-394. PMID: 33410885

92) Kazandjian D, et al. FDA Approval of Gefitinib for the Treatment of Patients with Metastatic EGFR Mutation-Positive Non-Small Cell Lung Cancer. Clin Cancer Res. 2016; 22: 1307-1312. PMID: 26980062

93) Giroux L, et al. Mitomycin-C nephrotoxicity: a clinico-

pathologic study of 17 cases. Am J Kidney Dis. 1985; 6: 28-39. PMID: 3927715

94) Fung MC, et al. A review of hemolytic uremic syndrome in patients treated with gemcitabine therapy. Cancer. 1999; 85: 2023-2032. PMID: 10223245

95) Müller S, et al. Hemolytic uremic syndrome following prolonged gemcitabine therapy: report of four cases from a single institution. Ann Hematol. 2005; 84: 110-114. PMID: 15340761

96) Shah M, et al. Interferon-α-associated focal segmental glomerulosclerosis with massive proteinuria in patients with chronic myeloid leukemia following high dose chemotherapy. Cancer. 1998; 83: 1938-1946. PMID: 9806652

97) Pfister F, et al. Characteristic morphological changes in anti-VEGF therapy-induced glomerular microangiopathy. Histopathology. 2018; 73: 990-1001. PMID: 30014486

98) Person F, et al. Bevacizumab-associated glomerular microangiopathy. Mod Pathol. 2019; 32: 684-700. PMID: 30552416

99) Izzedine H, et al. Expression patterns of RelA and c-mip are associated with different glomerular diseases following anti-VEGF therapy. Kidney Int. 2014; 85: 457-470. PMID: 24067439

100) den Deurwaarder ES, et al. Kidney injury during VEGF inhibitor therapy. Neth J Med. 2012; 70: 267-271. PMID: 22859418

101) Milan A, et al. Arterial hypertension and cancer. Int J Cancer. 2014; 134: 2269-2277. PMID: 23784914

102) Kidoguchi S, et al. New Concept of Onco-Hypertension and Future Perspectives. Hypertension. 2021; 77: 16-27. PMID: 33222548

103) Ranpura V, et al. Increased risk of high-grade hypertension with bevacizumab in cancer patients: a meta-analysis. Am J Hypertens. 2010; 23: 460-468. PMID: 20186127

104) Hatake K, et al. Bevacizumab safety in Japanese patients with colorectal cancer. Jpn J Clin Oncol. 2016; 46: 234-240. PMID: 26774113

105) Bæk Møller N, et al. Drug-Induced Hypertension Caused by Multikinase Inhibitors (Sorafenib, Sunitinib, Lenvatinib and Axitinib) in Renal Cell Carcinoma Treatment. Int J Mol Sci. 2019; 20: PMID: 31547602

106) Azizi M, et al. Home blood-pressure monitoring in patients receiving sunitinib. N Engl J Med. 2008; 358: 95-97. PMID: 18172185

107) Grossman E, et al. Secondary hypertension: Interfering substances. J Clin Hypertens (Greenwich). 2008; 10: 556-566. PMID: 18607141

108) Dickerson T, et al. Hypertension and incident cardiovascular events following ibrutinib initiation. Blood. 2019; 134: 1919-1928. PMID: 31582362

109) Waxman AJ, et al. Carfilzomib-Associated Cardiovascular Adverse Events: A Systematic Review and Meta-analysis. JAMA Oncol. 2018; 4: e174519. PMID: 29285538

110) Papandreou CN, et al. Phase I trial of the proteasome inhibitor bortezomib in patients with advanced solid tumors with observations in androgen-independent prostate cancer. J Clin Oncol. 2004; 22: 2108-2121. PMID: 15169797

111) Stinchcombe TE, et al. Effect of Erlotinib Plus Bevacizumab vs Erlotinib Alone on Progression-Free Survival in Patients With Advanced EGFR-Mutant Non-Small Cell Lung Cancer: A Phase 2 Randomized Clinical Trial. JAMA Oncol. 2019; 5: 1448-1455. PMID: 31393548

112) Tojo A, et al. Ponatinib in Japanese patients with Philadelphia chromosome-positive leukemia, a phase 1/2 study. Int J Hematol. 2017; 106: 385-397. PMID: 28444644

113) Electrolytes and acid-base imbalances. In: Ahn W, et al., editors. Pocket nephrology. Wolters Kluwer; 2019. Oncology 9-33.

114) Waikar SS, et al. Mortality after hospitalization with mild, moderate, and severe hyponatremia. Am J Med. 2009; 122: 857-865. PMID: 19699382

115) Doshi SM, et al. Hyponatremia in hospitalized cancer patients and its impact on clinical outcomes. Am J Kidney Dis. 2012; 59: 222-228. PMID: 22001181

116) Sørensen JB, et al. Syndrome of inappropriate secretion of antidiuretic hormone (SIADH) in malignant disease. J Intern Med. 1995; 238: 97-110. PMID: 7629492

117) Bartalis E, et al. Prevalence and Prognostic Significance of Hyponatremia in Patients With Lung Cancer: Systematic Review and Meta-Analysis. Front Med (Lausanne). 2021; 8: 671951. PMID: 34950676

118) Berghmans T, et al. A prospective study on hyponatraemia in medical cancer patients: epidemiology, aetiology and differential diagnosis. Support Care Cancer. 2000; 8: 192-197. PMID: 10789959

119) Oronsky B, et al. Electrolyte disorders with platinum-based chemotherapy: mechanisms, manifestations and management. Cancer Chemother Pharmacol. 2017; 80: 895-907. PMID: 28730291

120) Khan MI, et al. Electrolyte Disturbances in Critically Ill Cancer Patients: An Endocrine Perspective. J Intensive Care Med. 2018; 33: 147-158. PMID: 28535742

121) Spasovski G, et al.; on behalf of the Hyponatraemia Guideline Development Group. Clinical practice guideline on diagnosis and treatment of hyponatraemia. Eur J Endocrinol. 2014; 170: G1-47. PMID: 24569125

122) Gralla RJ, et al. Tolvaptan use in cancer patients with hyponatremia due to the syndrome of inappropriate antidiuretic hormone: a post hoc analysis of the SALT-1 and SALT-2 trials. Cancer Med. 2017; 6: 723-729. PMID: 28251822

123) Vassal G, et al. Hyponatremia and renal sodium wasting in patients receiving cisplatinum. Pediatr Hematol Oncol. 1987; 4: 337-344. PMID: 3152940

124) Pham PC, et al. Cisplatin-Induced Renal Salt Wasting Requiring over 12 Liters of 3% Saline Replacement. Case Rep Nephrol. 2017; 2017: 8137078. PMID: 28573057

125) Berardi R, et al. Electrolyte disorders in cancer patients: a systematic review J Cancer Metastasis Treat. 2019; 5: 79.

126) Seo MS, et al. Hypernatremia at admission predicts poor survival in patients with terminal cancer: a retrospective cohort study. BMC Palliat Care. 2020; 19: 94. PMID: 32611346

127) Salahudeen AK, et al. The frequency, cost, and clinical outcomes of hypernatremia in patients hospitalized to a comprehensive cancer center. Support Care Cancer. 2013; 21: 1871-1878. PMID: 23404230

128) Liamis G, et al. A review of drug-induced hypernatraemia. NDT Plus. 2009; 2: 339-346. PMID: 25949338

129) Garofeanu CG, et al. Causes of reversible nephrogenic diabetes insipidus: A systematic review. Am J Kidney Dis. 2005; 45: 626-637. PMID: 15806465

130) 柴垣有吾. 高ナトリウム血症. より理解を深める！体液電解質異常と輸液. 中外医学社；2010. p.76-80.

131) Stewart AF. Hypercalcemia associated with cancer. N Engl J Med. 2005; 352: 373-379. PMID: 15673803

132) Rosner MH, et al. Onco-nephrology: The pathophysiology and treatment of malignancy-associated hypercalcemia. Clin J Am Soc Nephrol. 2012; 7: 1722-1729. PMID: 22879438

133) Garla VV, et al. Hungry bone syndrome secondary to

prostate cancer successfully treated with radium therapy. BMJ Case Rep. 2018; 2018: bcr2018225039. PMID: 29982185

134) 柴垣有吾. カリウムの代謝異常の診断と治療. より理解を深める！体液電解質異常と輸液. 中外医学社；2010. p.88-119.

135) Perazella MA, et al. Renal failure and severe hypokalemia associated with acute myelomonocytic leukemia. Am J Kidney Dis. 1993; 22: 462-467. PMID: 8372846

136) Adhikari S, et al. Hypophosphatemia in cancer patients. Clin Kidney J. 2021; 14: 2304-2315. PMID: 34754427

137) Gupta S, et al. Acute Kidney Injury and Electrolyte Abnormalities After Chimeric Antigen Receptor T-Cell (CAR-T) Therapy for Diffuse Large B-Cell Lymphoma. Am J Kidney Dis. 2020; 76: 63-71. PMID: 31973908

138) Foster BJ, et al. Results of NCI-sponsored phase I trials with carboplatin. Cancer Treat Rev. 1985; 12 Suppl: 43-49. PMID: 3910221

139) Ikari A, et al. TRPM6 expression and cell proliferation are up-regulated by phosphorylation of ERK1/2 in renal epithelial cells. Biochem Biophys Res Commun. 2008; 369: 1129-1133. PMID: 18339311

140) Wang Q, et al. Electrolyte disorders assessment in solid tumor patients treated with anti-EGFR monoclonal antibodies: a pooled analysis of 25 randomized clinical trials. Tumour Biol. 2015; 36: 3471-3482. PMID: 25542231

141) Workeneh BT, et al. Hypomagnesemia in the Cancer Patient. Kidney360. 2021; 2: 154-166. PMID: 35368816

142) 柴垣有吾. 低マグネシウム血症. より理解を深める！体液電解質異常と輸液. 中外医学社；2010. p.204-208.

143) Klempner SJ, et al. Spontaneous regression of crizotinib-associated complex renal cysts during continuous crizotinib treatment. Oncologist. 2014; 19: 1008-1010. PMID: 25096999

144) Lin YT, et al. Development of renal cysts after crizotinib treatment in advanced ALK-positive non-small-cell lung cancer. J Thorac Oncol. 2014; 9: 1720-1725. PMID: 25436806

145) Schnell P, et al. Complex renal cysts associated with crizotinib treatment. Cancer Med. 2015; 4: 887-896. PMID: 25756473

146) Zalupski M, et al. Ifosfamide. J Natl Cancer Inst. 1988; 80: 556-566. PMID: 3286879

147) Lawrence HJ, et al. Cyclophosphamide-induced hemorrhagic cystitis in children with leukemia. Cancer. 1975; 36: 1572-1576. PMID: 1059500

148) Brade WP, et al. Ifosfamide-pharmacology, safety and therapeutic potential. Cancer Treat Rev. 1985; 12: 1-47. PMID: 3896483

149) Hensley ML, et al. American Society of Clinical Oncology clinical practice guidelines for the use of chemotherapy and radiotherapy protectants. J Clin Oncol. 1999; 17: 3333-3355. PMID: 10506637

150) Hensley ML, et al. American Society of Clinical Oncology 2008 clinical practice guideline update: use of chemotherapy and radiation therapy protectants. J Clin Oncol. 2009; 27: 127-145. PMID: 19018081

151) Fukuoka M, et al. Placebo-controlled double-blind comparative study on the preventive efficacy of mesna against ifosfamide-induced urinary disorders. J Cancer Res Clin Oncol. 1991; 117: 473-478. PMID: 1909700

152) Sakurai M, et al. The protective effect of 2-mercapto-ethane sulfonate (MESNA) on hemorrhagic cystitis induced by high-dose ifosfamide treatment tested by a randomized crossover trial. Jpn J Clin Oncol. 1986; 16: 153-156. PMID: 3090314

153) Vose JM, et al. Mesna compared with continuous bladder irrigation as uroprotection during high-dose chemotherapy and transplantation: a randomized trial. J Clin Oncol. 1993; 11: 1306-1310. PMID: 8315426

154) Guleria AS, et al. Renal dysfunction associated with the administration of high-dose interleukin-2 in 199 consecutive patients with metastatic melanoma or renal carcinoma. J Clin Oncol. 1994; 12: 2714-2722. PMID: 7989949

155) Belldegrun A, et al. Effects of interleukin-2 on renal function in patients receiving immunotherapy for advanced cancer. Ann Intern Med. 1987; 106: 817-822. PMID: 3495213

156) 中外製薬株式会社. ロズリートレク®（エヌトレクチニブカプセル）適正使用ガイド.

157) U.S. Food and Drug Administration. FDA approves entrectinib for NTRK solid tumors and ROS-1 NSCLC: Full prescribing information for ROZLYTREK. https://www.fda.gov/drugs/resources-information-approved-drugs/fda-approves-entrectinib-ntrk-solid-tumors-and-ros-1-nsclc

158) 日本イーライリリー株式会社. ベージニオ®（アベマシクリブ）錠 添付文書. https://www.info.pmda.go.jp/go/pack/4291054F1026_1_07/

159) Chappell JC, et al. Abemaciclib Inhibits Renal Tubular Secretion Without Changing Glomerular Filtration Rate. Clin Pharmacol Ther. 2019; 105: 1187-1195. PMID: 30449032

160) Gupta S, et al. Clinicopathologic Features of Acute Kidney Injury Associated With CDK4/6 Inhibitors. Kidney Int Rep. 2022; 7: 618-623. PMID: 35257075

総説 5　がん薬物療法開始後の腎障害の危険因子

1　背　景

　がん薬物療法中にみられる腎機能障害に関連した臨床的徴候には，急性や慢性の腎機能低下（いわゆる AKI や CKD），蛋白尿，高血圧，電解質異常がある（総説 1，4 を参照）。このような腎障害発症時には抗がん薬の選択，投与量調整，継続の可否の判断などさまざまな対応が必要となる。

　これらの腎障害の中でも，AKI はさまざまな臨床経過で生じうる症候群である[1]が，デンマークにおける大規模前向き研究によると，AKI はがんの診断後 5 年以内に約 27%の患者で発症した[2]。また，入院中のがん患者の約 12%に AKI が発症し，そのうち 45%は入院後 2 日以内に発症したことが報告されており[3]，がん患者は全身状態の悪化などのイベントにより AKI を発症しやすいことが示唆される。さらに，同じ研究において糖尿病，造影剤使用，ICU 入室，低 Na 血症などと並んで化学療法実施が AKI 発症の独立した危険因子であることが報告されている。また，AKI を契機とした腎機能低下が遷延して CKD となった場合には，投与量調整や薬物の選択について長期的に配慮が必要となる。

　近年のがん薬物療法の進歩に伴い，従来の殺細胞性抗がん薬に加えて，分子標的治療薬，ICI など新たな治療薬が使用されるようになり，それぞれの薬物で AKI 以外にも電解質異常や蛋白尿などさまざまな腎機能障害の報告がなされている。これらの腎障害の出現は AKI と同様，程度によっては薬物の中止や変更が必要となる。

　このように腎障害の発症はがん治療に大きな影響を与える因子であるため，適切なリスク評価およびモニタリングが必要となる。本項ではがん薬物療法に伴うさまざまな腎障害の危険因子について報告している研究についてまとめた。

2　殺細胞性抗がん薬

　シスプラチンに関する観察研究 20 編の中で，多変量解析により腎機能低下の危険因子として示されたものは，糖尿病・心血管疾患・高血圧などの合併症（9 編），NSAID・ACE 阻害薬 /ARB・利尿薬の併用（6 編），シスプラチン累積投与量（7 編），加齢（5 編），低アルブミン血症（5 編），進行がん（2 編），投与開始前の腎機能障害（2 編）であった（表 7）[4-23]。

　ペメトレキセドによる腎機能低下発症の危険因子として，累積投与量（10 サイクル以上の投与），投与開始前の腎機能障害が報告されている。イホスファミドによる慢性的な腎機能低下の危険因子として，加齢，白金系抗がん薬の併用が報告されている（表 8）[24-31]。

　成人における殺細胞性抗がん薬による AKI を含む腎機能低下の危険因子が観察研究によって示されているが，大半はシスプラチンに関するものであり，その他の薬物に関するエビデンスを示す論文は限定的であった。また，AKI や腎機能低下の定義は一定しておらず，対象となるがん種もさまざまであった。さらに危険因子を有する場合の対応も確立したものが報告されていないのが現状である。シスプラチン（表 7），およびその他殺細胞性抗がん薬（表 8）による腎障害の発症危険因子について，それぞれ代表的な論文の内容を以下に解説する。

1. シスプラチン

　白金系殺細胞性抗がん薬において年齢が（CTCAEや WHO 分類などで評価された）血清 Cr 値上昇や蛋白尿の危険因子となるかどうかを評価したシステマティックレビュー[4]では，34 の論文がレビューされた。少なくとも 55 歳以上の群では，それ以外の群よりもこれらの腎障害発症のリスクが上昇し（リスク比：RR 1.43，95% CI 1.18 ～ 1.73），60 歳以

表 7　白金製剤（シスプラチン）使用時における腎機能低下の危険因子

著者, 発表年	文献	薬物療法開始前の腎機能障害	年齢	低アルブミン血症	心疾患	高血圧	糖尿病	合併症	NSAID	
Duan ZY, et al. 2018	4		○(55歳以上)(RR 1.43)							
Miyoshi T, et al. 2021	5				○	○				
Mohri J, et al. 2018	6	○								
Inai H, et al. 2013	7	○				○				
de Jongh FE, et al. 2003	8		○	○						
Uchida M, et al. 2019	9					○	○			
Galfetti E, et al. 2020	10					○		○(肝硬変)		
Ben Ayed W, et al. 2020	11		○							
Kidera Y, et al. 2014	12								○	
Mizuno T, et al. 2013	13				○		○			
van der Vorst MJDL, et al. 2019	14					○				
Okamoto K, et al. 2020	15								○	
Yamamoto Y, et al. 2017	16			○						
Patimarattananan T, et al. 2021	17					○				
Almanric K, et al. 2017	18									
Liu JQ, et al. 2018	19									
Motwani SS, et al. 2018	20		○(60歳以上)	○(2～3.5 g/dL vs 3.5 g/dL以上)		○				
Komaki K, et al. 2017	21									
Burns CV, et al. 2021	22		○	○		○	○			
Stewart DJ, et al. 1997	23			○						

○：多変量解析またはメタ解析を表す，　RR：リスク比，　OR：オッズ比，　ECOG PS：Eastern Cooperative Oncology Group Performance Status，　CINV：化学療法に伴う悪心・嘔吐

上・70 歳以上と高齢の定義を変更しても同様の結果であった。また，地域別のサブ解析では，欧州や北米よりも特にアジアにおいて高齢群で，同じく上記で定義された腎障害の発症リスクが上昇していた。この研究では白金系殺細胞性抗がん薬投与者を対象としているが，シスプラチン投与群ではサブ解析にて加齢による腎障害発症リスク上昇が示され，さらにアジア人においては加齢が腎障害の危険因子となることが示された。

シスプラチンを 60 mg/m^2/日以上投与された患者 762 例を対象として，急性の腎機能低下発症（シスプラチン投与後 14 日以内に血清 Cr 値が基礎値

	ACE阻害薬／ARB	利尿薬	進行がん	投与量	Mg補充	性別	その他
							危険因子
		○(OR低下)		○	○(OR低下)		
						○(女性)	喫煙, パクリタキセル併用
						○(男性)	
				○(総サイクル数4以上)			
			○	○(累積投与量)			
					○(RR低下)		ECOG PS 2, 食道がん(vs肺がん)
			○	○			
							CINV
					○(RR低下)		シスプラチン使用歴
							ECOG PS 0(OR 1.77)
		○(ヒドロクロロチアジド)					
	○						一括投与
				○(101mg以上 vs 100mg以下)			
	○						血圧(10mmHg上昇あたり OR 0.75)
				○			
				○(1コース中の投与回数)			体表面積(OR↓), 低カリウム血症

の 1.5 倍以上上昇と定義）の危険因子を評価した本邦の観察研究では，21.7％で急性の腎機能低下が発生したが，多変量解析にて心疾患（オッズ比：OR 2.05，95％ CI 1.07 〜 3.93），高血圧（OR 1.57，95％ CI 1.06 〜 2.32），シスプラチン投与量 75 mg/m^2 以上（OR 2.15，95％ CI 1.50 〜 3.07）が発症リスクを

上昇させる因子として同定された[5]。また，シスプラチン投与前の腎機能は薬物投与後の腎機能低下の危険因子になりうるという報告もある。食道がんに対してシスプラチン＋ドセタキセル＋ 5-FU 投与を受けた 41 例を対象とした単施設での観察研究では，投与前の腎機能（本研究では Cockcroft-Gault 式に

表 8　白金製剤以外の殺細胞性抗がん薬使用時における腎機能低下の危険因子

著者, 発表年	文献	薬　物	危険因子						
			薬物療法開始前の腎機能障害	年齢	心疾患	糖尿病	ACE阻害薬／ARB	利尿薬	
Farry JK, et al. 2012	24	イホスファミド（他のがん治療薬併用あり）		△					
Visser S, et al. 2018	25	ペメトレキセド（維持療法）	△						
de Rouw N, et al. 2020	26	ペメトレキセド							
Ensergueix G, et al. 2020	27	イホスファミド		△					
Kitchlu A, et al. 2019	28	systemic therapy*	○	○	○	○	○（65歳以上）	○（65歳以上）	
Lauritsen J, et al. 2015	29	BEP（ブレオマイシン・エトポシド・シスプラチン）	△						
Zhang KJ, et al. 2020	30	大量化学療法+末梢血幹細胞移植							
Park SE, et al. 2019	31	緩和的化学療法（使用したがん治療薬はさまざま）							

○：多変量解析，　△：単変量解析，　*：殺細胞性抗がん薬・分子標的治療薬・免疫チェックポイント阻害薬あるいはその組み合わせ，
ECOG PS：Eastern Cooperative Oncology Group Performance Status

よる推算 CCr で評価）は投与後の腎障害の独立した危険因子（OR 0.932，95 % CI 0.88 〜 0.99）と報告されている[6]。また，転移性精巣がんに対してシスプラチン併用化学療法を受けた 96 例を対象とした観察研究では，投与前に CKD の G2（eGFR 60 〜 89 mL/分/1.73 m²）の腎機能低下は投与 1 年後のさらなる腎機能低下（eGFR < 60 mL/分/1.73 m² と定義）の独立した危険因子と報告されている[7]。一方で，前述のシステマティックレビュー[4]では投与前の腎機能低下は危険因子ではなかった。また，男女どちらの性別も危険因子となることが，2 つの研究で報告されている[8,9]。

このように，危険因子として複数の研究で共通して報告されているものもある一方で，研究によって評価が異なる危険因子もあり，シスプラチン投与法の違い（単剤か併用か），腎障害の定義，治療対象であるがん種など，研究間のさまざまな違いが影響している可能性が考えられる。

2. ペメトレキセド, イホスファミド

シスプラチン以外の殺細胞性抗がん薬（表 8）において，腎機能低下発症の危険因子について検討された研究報告が複数認められた薬物は，ペメトレキセドとイホスファミドであった[24-27]。ペメトレキセドを 1 サイクル以上投与された 359 例を対象として，ペメトレキセドによる腎機能低下（投与終了時の eGFR が投与前から 25%以上低下）の危険因子を多変量解析で示した研究では，10 サイクル以上のペメトレキセド投与が独立した危険因子であった[26]。

イホスファミド投与を受けた 16 歳以上の患者を対象とした観察研究では，単変量解析にて投与後 1 〜 5 年という長期間の腎機能低下を起こす危険因子は，加齢とカルボプラチン併用であると報告された[24]。この研究ではシスプラチン投与歴がある，または併用している患者は除外されていた。イホスファミド投与を受けた後，何らかの腎障害（AKI，CKD，尿細管障害など）を発症した 18 歳以上の患者を対象とした観察研究においても，加齢とシスプ

危険因子			
進行がん	投与サイクル数	他の殺細胞性抗がん薬	その他
		△（カルボプラチン）	
	○（10サイクル以上）		
		△（シスプラチン）	
○			男性, AKI の既往, 90 日以内の systemic therapy 施行（65 歳以上では β 遮断薬, Ca 拮抗薬）
	△		
			3rd line 以降での大量化学療法実施, ECOG PS 1 or 2, 下部消化管/肝臓/肺/感染の CTCAE グレード 3 以上の副作用
	○		

ラチン併用は最終フォローアップ時の eGFR 低下と関連していた[27]。

3. カルボプラチン, パクリタキセル

さらに，多発性骨髄腫などの血液腫瘍を含む悪性腫瘍に対して，がん薬物療法中の AKI による入院を，国際疾病分類（ICD 10）がん登録コードから検討した 2019 年のオンタリオ研究では，がん薬物療法の種類が限定されておらず，殺細胞性抗がん薬・分子標的治療薬・ICI すべてが含まれているが，その中で最も多く抽出されたレジメンはカルボプラチン＋パクリタキセル療法であった。薬物の種類ごとの AKI 発症リスクに関する解析は行われていないが，多変量解析により加齢，男性，進行がん，CKD，糖尿病，心不全，AKI の既往，90 日以内の抗がん薬投与歴が独立した危険因子として報告されている。特に 65 歳以上では ACE 阻害薬 /ARB，利尿薬，β 遮断薬, Ca 拮抗薬の併用が独立した危険因子であった[28]。

3 分子標的治療薬

抗 EGFR 抗体薬による低 Mg 血症を対象とした観察研究 3 編の中で，パニツムマブ（1 編），投与期間（1 編）が発症の危険因子であるとの報告があった。

抗 VEGF 抗体薬であるベバシズマブによる蛋白尿，高血圧発症の危険因子として高用量が 1 編の論文で報告され，VEGF 受容体を含むマルチキナーゼ阻害薬であるカボザンチニブによる蛋白尿発症の危険因子として，化学療法の先行実施，その他の TKI の併用，投与期間などが 1 編の論文で報告されていた（表9）[32-36]。

分子標的治療薬使用時の腎障害は各薬物が標的とする分子によって異なり，薬物間で共通する危険因子の同定は困難である。また，各薬物において腎障害発症の危険因子を解析した論文は限定的であった。各薬物に特徴的な腎障害の危険因子について検討した論文の内容を解説する。

表9　分子標的治療薬使用時における腎障害発症の危険因子

著者, 発表年	文献	薬物	腎障害の詳細	危険因子						
				投与期間	投与量	化学療法受療歴	分子標的治療薬使用歴	治療反応良好	薬物	その他
Petrelli F, et al. 2012	32	パニツムマブ, セツキシマブ	低Mg血症						○（パニツムマブ ＞ セツキシマブ）	
Streb J, et al. 2015	33	セツキシマブ	低Mg血症							有意な因子なし
Fakih MG, et al. 2006	34	セツキシマブ	低Mg血症	△						
Zhu X, et al. 2007	35	ベバシズマブ	蛋白尿		○（高用量）					
Cappagli V, et al. 2021	36	カボザンチニブ	蛋白尿	△		△	△	△		

○：メタ解析，　△：単変量解析

1. 抗 EGFR 抗体薬

　抗 EGFR 抗体薬による代表的な腎障害は低 Mg 血症である（総説 4，CQ 8 を参照）。パニツムマブとセツキシマブの低 Mg 血症発症リスクを比較したシステマティックレビューでは，臨床第 III 相試験の論文 12 編がレビューされ，低 Mg 血症のリスク比（RR）はパニツムマブで 12.55（95 ％ CI 8.03 ～ 19.6），セツキシマブで 3.87（95 ％ CI 3.14 ～ 4.79）であった[32]。セツキシマブ投与を 2 回以上受けた転移性大腸がん患者 27 例を対象とした単施設観察研究では，29.6 ％で低 Mg 血症が発症したが，年齢（OR 1.10，95 ％ CI 0.97 ～ 1.25）を含め統計学的に有意な危険因子は認めなかった[33]。その他の単施設観察研究では，セツキシマブ投与を受けた転移性大腸がん患者 48 例中 27 ％でグレード 3/4 の低 Mg 血症が発症し，投与期間が 6 ヵ月以上・3 ～ 6 ヵ月・3 ヵ月未満で比較すると投与期間が長いほどグレード 3/4 の低 Mg 血症の発症率は高く，統計学的にも有意であった（6 ヵ月以上 47 ％，3 ～ 6 ヵ月 23 ％，3 ヵ月未満 6 ％）[34]。

2. 抗 VEGF 抗体薬

　抗 VEGF 抗体薬による代表的な腎障害は蛋白尿や高血圧である（総説 4，10 を参照）。ベバシズマブにより生じる National Cancer Institute Common Toxicity Criteria version 1 および 2 に基づくグレード 1 以上の蛋白尿，高血圧の危険因子を同定する目的で実施されたシステマティックレビューでは，蛋白尿（高用量 vs 対照：RR 2.2，95 ％ CI 1.6 ～ 2.9，低用量 vs 対照：RR 1.4，95 ％ CI 1.1 ～ 1.7），高血圧（高用量 vs 対照：RR 7.5，95 ％ CI 4.2 ～ 13.4，低用量 vs 対照：RR 3.0，95 ％ CI 2.2 ～ 4.2）の両者において，10 mg/kg 以上の高用量では低用量よりも高いリスク比が報告された[35]。本邦では大腸がんに対しては 5 ～ 10 mg/kg の投与，その他のがん種では 10 mg/kg ないしは 15 mg/kg の投与が承認されており，各がん種で同薬物を使用する際にはリスクが異なることが予想される。転移性甲状腺髄様がんでカボザンチニブ投与を受けた 18 例を解析した単施設研究では，4 例（22.2 ％）で CTCAE version 3.0 に基づく蛋白尿が発症し，蛋白尿発症群では非発症群と比較して，化学療法の施行歴，TKI の投与歴を有する患者，治療効果の高い患者が有意に多く，カボザンチニブの投与期間が有意に長いという結果であった[36]。

4　免疫チェックポイント阻害薬

　ICI による腎機能低下の危険因子を解析した観察研究 6 編の中で，多変量解析で危険因子とされた

表 10　免疫チェックポイント阻害薬（ICI）使用時における急性腎障害発症の危険因子

著者, 発表年	文献	危険因子				
		PPI使用	腎以外のirAE	投与前の腎機能障害	ICI使用	その他
Cortazar FB, et al. 2020	37	○		○	○	
Meraz-Munoz A, et al. 2020	38		○			△高血圧
Shimamura Y, et al. 2021	39					△肝疾患, ペムブロリズマブ（vs ニボルマブ）
Garcia-Carro C, et al. 2022	40			○		
Stein C, et al. 2021	41		△	△	△	△レニン・アンジオテンシン系阻害薬投与, 投与サイクルが多い, 累積投与量多い
Seethapathy H, et al. 2019	42	○				

○：多変量解析,　△：単変量解析,　PPI：プロトンポンプ阻害薬,　irAE：免疫関連有害事象

のは, プロトンポンプ阻害薬使用（2編）, 投与前の腎機能障害（2編）, 腎以外のirAE（1編）, イピリムマブ・PD-1阻害薬の併用／投与歴（1編）であった（表10）[37-42]。

ICI関連の腎障害としては主にAKIが報告されている。AKI発症の危険因子について検討した代表的な論文について解説する。

米国の多施設観察研究では, 138例のICI関連AKI発症患者と276例のAKI発症のないICI投与患者を対象として, 投与前のeGFR（30 mL/分/1.73m² 低下ごとに）（オッズ比：OR 1.99, 95% CI 1.43～2.76）, プロトンポンプ阻害薬使用（OR 2.85, 95% CI 1.81～4.48）, ICI併用（OR 3.88, 95% CI 2.21～6.81）が独立した危険因子であることを報告している[37]。カナダの単施設観察研究では, ICI関連AKIが309例中54例（17.4%）で発症し, 腎以外のirAEの合併（OR 2.82, 95% CI 1.45～5.48）, 高血圧（OR 2.96, 95% CI 1.33～6.59）が独立した

危険因子であった[38]。本邦からの報告ではICI投与を受けた152例のうち27例（18%）で腎臓専門医の診断によるICI関連AKIが発症し, 肝疾患の合併がAKI発症の独立した危険因子であった（OR 11.1, 95% CI 1.82～67.6）[39]。

このようにICI関連腎障害の発症危険因子を解析した研究はまだ限定的である。しかしながら, ICI関連腎障害の病型としては, AINが最も多いことが示されており[43,44], 米国の多施設研究でも腎生検を実施された60例のうち93%はAINであった[37]。一方で, 近年の研究ではAIN以外に, 糸球体腎炎や急性尿細管壊死が発症していることも明らかとなっている[45]。しかし, これらが占める割合は小さいため, 今回報告した危険因子がICI関連腎障害全般にあてはまる危険因子なのか, AINにおける危険因子なのかは不明である。ICI関連腎障害の危険因子に加え, 腎障害の病型ごとに異なる危険因子が存在するかなど, 今後さらなる知見の蓄積が望まれる。

【文　献】
1) CQ1. AKIという疾患概念と臨床診療における重要点とは何か? AKI（急性腎障害）診療ガイドライン作成委員会. AKI（急性腎障害）診療ガイドライン2016. 東京医学社；2016. p.1.
2) Christiansen CF, et al. Incidence of acute kidney injury in cancer patients: A Danish population-based cohort study. Eur J Intern Med. 2011; 22: 399-406. PMID: 21767759
3) Salahudeen AK, et al. Incidence rate, clinical correlates, and outcomes of AKI in patients admitted to a comprehensive cancer center. Clin J Am Soc Nephrol. 2013; 8: 347-354. PMID: 23243268
4) Duan ZY, et al. Impact of aging on the risk of platinum-related renal toxicity: A systematic review and meta-analysis. Cancer Treat Rev. 2018; 69: 243-253. PMID: 30121504
5) Miyoshi T, et al. Risk Factors for Cisplatin-Induced Nephrotoxicity: A Multicenter Retrospective Study. Oncology. 2021; 99: 105-113. PMID: 32966986

6) Mohri J, et al. Predisposing Factors for Chemotherapy-induced Nephrotoxicity in Patients with Advanced Esophageal Cancer Who Received Combination Chemotherapy with Docetaxel, Cisplatin, and 5-fluorouracil. J Transl Int Med. 2018; 6: 32-37. PMID: 29607302

7) Inai H, et al. Risk factors for chronic kidney disease after chemotherapy for testicular cancer. Int J Urol. 2013; 20: 716-722. PMID: 23186076

8) de Jongh FE, et al. Weekly high-dose cisplatin is a feasible treatment option: analysis on prognostic factors for toxicity in 400 patients. Br J Cancer. 2003; 88: 1199-1206. PMID: 12698184

9) Uchida M, et al. Evaluation of Acute Kidney Injury Associated With Anticancer Drugs Used in Gastric Cancer in the Japanese Adverse Drug Event Report Database. Ann Pharmacother. 2019; 53: 1200-1206. PMID: 31347378

10) Galfetti E, et al. Risk factors for renal toxicity after inpatient cisplatin administration. BMC Pharmacol Toxicol. 2020; 21: 19. PMID: 32122396

11) Ben Ayed W, et al. Toxicity, risk factors and management of cisplatin-induced toxicity: A prospective study. J Oncol Pharm Pract. 2020; 26: 1621-1629. PMID: 32046580

12) Kidera Y, et al. Risk factors for cisplatin-induced nephro-toxicity and potential of magnesium supplementation for renal protection. PLoS One. 2014; 9: e101902. PMID: 25020203

13) Mizuno T, et al. The risk factors of severe acute kidney injury induced by cisplatin. Oncology. 2013; 85: 364-369. PMID: 24335484

14) van der Vorst MJDL, et al. Incidence and risk factors for acute kidney injury in head and neck cancer patients treated with concurrent chemoradiation with high-dose cisplatin. BMC Cancer. 2019; 19: 1066. PMID: 31703649

15) Okamoto K, et al. Non-steroidal Anti-inflammatory Drugs Are a Risk Factor for Cisplatin-induced Nephrotoxicity: A Meta-analysis of Retrospective Studies. Anticancer Res. 2020; 40: 1747-1751. PMID: 32132083

16) Yamamoto Y, et al. Multivariate analysis of risk factors for cisplatin-induced nephrotoxicity in gynecological cancer. J Obstet Gynaecol Res. 2017; 43: 1880-1886. PMID: 28984058

17) Patimarattananan T, et al. Risk and impact of delayed renal impairment in patients with locally advanced head and neck squamous cell carcinoma receiving chemoradiotherapy with cisplatin. Support Care Cancer. 2021; 29: 877-887. PMID: 32524284

18) Almanric K, et al. Risk Factors for Nephrotoxicity Associated with Cisplatin. Can J Hosp Pharm. 2017; 70: 99-106. PMID: 28487576

19) Liu JQ, et al. The characteristics and risk factors for cisplatin-induced acute kidney injury in the elderly. Ther Clin Risk Manag. 2018; 14: 1279-1285. PMID: 30100726

20) Motwani SS, et al. Development and Validation of a Risk Prediction Model for Acute Kidney Injury After the First Course of Cisplatin. J Clin Oncol. 2018; 36: 682-688. PMID: 29320311

21) Komaki K, et al. Lower blood pressure and risk of cisplatin nephrotoxicity: a retrospective cohort study. BMC Cancer. 2017; 17: 144. PMID: 28219368

22) Burns CV, et al. Cisplatin-induced nephrotoxicity in an outpatient setting. Pharmacotherapy. 2021; 41: 184-190. PMID: 33417725

23) Stewart DJ, et al. Association of cisplatin nephrotoxicity with patient characteristics and cisplatin administration methods. Cancer Chemother Pharmacol. 1997; 40: 293-308. PMID: 9225947

24) Farry JK, et al. Long term renal toxicity of ifosfamide in adult patients – 5 year data. Eur J Cancer. 2012; 48: 1326-1331. PMID: 22503397

25) Visser S, et al. Renal impairment during pemetrexed maintenance in patients with advanced nonsmall cell lung cancer: a cohort study. Eur Respir J. 2018; 52: 1800884. PMID: 30139775

26) de Rouw N, et al. Cumulative pemetrexed dose increases the risk of nephrotoxicity. Lung Cancer. 2020; 146: 30-35. PMID: 32505078

27) Ensergueix G, et al. Ifosfamide nephrotoxicity in adult patients. Clin Kidney J. 2020; 13: 660-665. PMID: 32897279

28) Kitchlu A, et al. Acute Kidney Injury in Patients Receiving Systemic Treatment for Cancer: A Population-Based Cohort Study. J Natl Cancer Inst. 2019; 111: 727-736. PMID: 30423160

29) Lauritsen J, et al. Renal impairment and late toxicity in germ-cell cancer survivors. Ann Oncol. 2015; 26: 173-178. PMID: 25361985

30) Zhang KJ, et al. Risk Factors for Acute Kidney Injury During High-dose Chemotherapy and Outcomes for Patients With Relapsed Germ Cell Tumors. Clin Genitourin Cancer. 2020; 18: e585-e587. PMID: 32173356

31) Park SE, et al. Incidence, Risk Factors, and Clinical Outcomes of Acute Kidney Injury Caused by Palliative Chemotherapy in Lung Cancer. J Cancer. 2019; 10: 5332-5338. PMID: 31632478

32) Petrelli F, et al. Risk of anti-EGFR monoclonal antibody-related hypomagnesemia: systematic review and pooled analysis of randomized studies. Expert Opin Drug Saf. 2012; 11 Suppl: S9-S19. PMID: 21843103

33) Streb J, et al. Assessment of frequency and severity of hypomagnesemia in patients with metastatic colorectal cancer treated with cetuximab, with a review of the literature. Oncol Lett. 2015; 10: 3749-3755. PMID: 26788202

34) Fakih MG, et al. Cetuximab-induced hypomagnesemia in patients with colorectal cancer. Clin Colorectal Cancer. 2006; 6: 152-156. PMID: 16945172

35) Zhu X, et al. Risks of proteinuria and hypertension with bevacizumab, an antibody against vascular endothelial growth factor: systematic review and meta-analysis. Am J Kidney Dis. 2007; 49: 186-193. PMID: 17261421

36) Cappagli V, et al. Proteinuria is a late-onset adverse event in patients treated with cabozantinib. J Endocrinol Invest. 2021; 44: 95-103. PMID: 32363491

37) Cortazar FB, et al. Clinical Features and Outcomes of Immune Checkpoint Inhibitor-Associated AKI: A Multicenter Study. J Am Soc Nephrol. 2020; 31: 435-446. PMID: 31896554

38) Meraz-Muñoz A, et al. Acute kidney injury associated with immune checkpoint inhibitor therapy: incidence, risk factors and outcomes. J Immunother Cancer. 2020; 8: e000467. PMID: 32601079

39) Shimamura Y, et al. Incidence and risk factors of acute kidney injury, and its effect on mortality among Japanese patients receiving immune check point inhibitors: a single-center observational study. Clin Exp Nephrol. 2021; 25: 479-487. PMID: 33471239

40) García-Carro C, et al. Acute kidney injury as a risk factor for mortality in oncological patients receiving checkpoint inhibitors. Nephrol Dial Transplant. 2022; 37: 887-894. PMID: 33547795

41) Stein C, et al. Acute kidney injury in patients treated with anti-programmed death receptor-1 for advanced melanoma: a real-life study in a single-centre cohort. Nephrol Dial Transplant. 2021; 36: 1664-1674. PMID: 32941608

42) Seethapathy H, et al. The Incidence, Causes, and Risk

Factors of Acute Kidney Injury in Patients Receiving Immune Checkpoint Inhibitors. Clin J Am Soc Nephrol. 2019; 14: 1692-1700. PMID: 31672794

43) Cortazar FB, et al. Clinicopathological features of acute kidney injury associated with immune checkpoint inhibitors. Kidney Int. 2016; 90: 638-647. PMID: 27282937

44) Zheng K, et al. Clinical recommendations on diagnosis and treatment of immune checkpoint inhibitor-induced renal immune-related adverse events. Thorac Cancer. 2020; 11: 1746-1751. PMID: 32232975

45) Kitchlu A, et al. A Systematic Review of Immune Checkpoint Inhibitor-Associated Glomerular Disease. Kidney Int Rep. 2021; 6: 66-77. PMID: 33426386

CQ1　がん患者の腎機能（GFR）評価に推算式を使用することは推奨されるか？

がん薬物療法実施前と実施後の腎機能（GFR）評価には，その限界を理解したうえで，血清Cr 値に基づく GFR 推算式を用いることを推奨する。日本人に対しては日本腎臓学会が開発した GFR 推算式が有用である。ただし，筋肉量が標準から著しく逸脱している患者や，治療中に著しい体重減少がみられた患者などでは，GFR の実測も検討する。GFR の実測法として本邦ではイヌリンクリアランス測定が可能である。

推奨グレード	行うことを強く推奨する（合意率85.2%, 投票27名, 合意23名）

推奨に関連する価値観や好み
（検討した各アウトカム別に一連の価値観を想定する）

　本 CQ に対する推奨の作成にあたっては日常診療における腎機能評価の簡便性を重視した。正確な腎機能評価のためには，イヌリンクリアランスなどにより GFR を実測することが理想であるが，外来受診のつど迅速かつ経時的に測定することは難しい。そこで，eGFR 値を実測 GFR の代用として用いることができるかどうかを評価した。

　本 CQ のアウトカムは，測定値である eGFR 値と参照値である実測 GFR 値との近似の程度，すなわち精確さ（accuracy）であり，評価法として「eGFR 値が実測 GFR 値 ±30％ 以内である症例の割合（percentage of estimates within 30 % of the measured GFR）」と定義される P30 を用いた。P30 は糖尿病患者，腎移植患者，肥満患者を対象としたシステマティックレビューで GFR 推算式の評価法として用いられ，米国腎臓財団のガイドライン（KDOQI）や KDIGO ガイドラインでも推奨されている[1-5]。P30 の解釈として，KDOQI は P30 の適正値を 90％ 以上としつつ，75％ 以上ならば臨床的決定に十分であるとしている[1]。KDIGO ガイドラインも P30 の適正値を 90％ 以上としているが，この基準を満たす推算式はほとんどないのが現実である[2,6]。

CQ に対するエビデンスの総括
（重大なアウトカム全般に関する全体的なエビデンスの強さ）

[エビデンスの確実性：C（弱い）]

推奨の強さを決定するための評価項目

1. 推奨の強さの決定に影響する要因
アウトカム全般に関する全体的なエビデンスが強い
［判定：いいえ］
　P30 をアウトカムとして日本腎臓学会の推算式を評価した研究は Funakoshi らの論文のみであった[7]。そのため，CKD - EPI 式を用いた研究をメタ解析の対象としたが，この推算式は海外のものであり，日本人を対象としていない。また，アウトカム評価方法として採用した P30 は，KDOQI や KDIGO が推奨する 90％ に達していない。Funakoshi らが 50 例のがん患者を対象として実測 GFR 値と日本腎臓学会の推算式を用いた eGFR 値を比較した研究は，P30 が 92％ であることを示している。
益と害のバランスが確実
［判定：はい］
　腎機能評価にあたって毎回 GFR を実測することは，患者と医療者の負担を増す。実測 GFR 測定を原則にすると，その測定が困難なことにより，GFR 評価の回数が減少する可能性が高く，診療上の害が大きい。

2. 推奨の強さに考慮すべき要因
・患者の価値観や好み，負担の確実さ（あるいは相違）
・正味の利益がコストや資源に十分見合ったものかどうかなど
患者にとっては，イヌリンクリアランスなどを用

いた GFR 測定（実測 GFR 値）は時間的・物理的負担があるため，一度の採血で算出できる eGFR 値の使用が好まれると考えられる。また，医療費のうち自己負担分も，イヌリンクリアランス測定が血清 Cr 値測定より高額となるので，eGFR 値の使用が好まれると考えられる。

推奨解説

背景と目的

　CKD 患者の増加とともに，がん薬物療法の治療対象となる CKD 患者が増加している。また，がん薬物療法によって急性，慢性の腎障害が生じることもある。さらに，がん薬物療法の発展に伴い，進行がん患者の延命が得られるようになり，また分子標的治療薬や ICI などの登場により新たな腎機能障害も出現している。腎排泄性の薬物では用量設定に腎機能の評価が必要となる。そのため，治療前のリスク評価，薬物用量設定，薬物療法に伴う腎障害の早期診断と治療をすすめるうえで，腎機能の正確な評価が重要となる。

　腎機能は糸球体での血液濾過，尿細管での物質輸送，代謝・内分泌機能など多岐にわたるが，GFR は腎機能の定量的評価法として，AKI や CKD の診断と分類に用いられている。薬物投与量調整にあたっても，GFR または GFR を反映する CCr に基づいて行われることが多い。GFR を正確に評価するためには，イヌリンクリアランスや放射性同位元素を用いた核医学的評価が必要であるが，これらの方法は煩雑であるうえ高価であるため，ルーチン検査として実施することは難しい。これらに代わるものとして血清 Cr 値やシスタチン C 値に基づく GFR 推算式が開発され，CKD の診断や分類にあたって広く用いられている。しかし，一般的に用いられる GFR 推算式（CKD-EPI 式や日本腎臓学会による GFR 推算式など）は，がん患者を対象として作成されたものではないため，がん薬物療法対象患者に対する妥当性は未確定である。

対象と方法

　そこで，「がん患者の腎機能（GFR）評価に推算式を使用することは推奨されるか」という CQ に対し，実測 GFR 値を対照とし，eGFR 値の精確さ評価に関するシステマティックレビューを実施した。アウトカムは eGFR 値の精確さであり，評価法としては，「eGFR 値が実測 GFR 値±30％以内である症例の割合」と定義される P30 を用いた。P30 は糖尿病患者，腎移植患者，肝硬変患者の GFR 推算式のシステマティックレビューで評価法として用いられ，KDOQI や KDIGO ガイドラインでも GFR 推算式の評価法として推奨されている。

　医学図書館協会に依頼し，PubMed，Cochrane，医中誌のデータベースから P30 を用いて実測 GFR 値と eGFR 値を評価した対象論文を抽出した。日本人のがん患者や日本腎臓学会の GFR 推算式を対象とした論文は Funakoshi らの 2 件のみで[7,8]，GFR 推算式の多くは米国で開発された CKD-EPI 式，MDRD 式，Cockcroft-Gault 式などを対象としていた。そこで，現在国際的に最も普及している CKD-EPI 式の精確さの評価を行った 9 論文を対象にメタ解析を実施した[8-16]。統合推定値は 81％（95％ CI：71 ～ 91％）であった。P30 の解釈として，KDOQI は推奨目標を 90％以上としつつ，75％以上ならば臨床的決定に十分であると述べている。今回対象とした 9 論文のメタ解析の結果は 81％であったため，使用可能と判断した。一方，異質性を示す I^2 検定は 97.9％と高く，対象となった患者背景が人種，がん種，GFR 実測法など多様であった点に注意が必要である。これらのことから，エビデンスの強さは低いと判断した。

eGFR と GFR 実測値の比較

　日本人がん患者を対象とした eGFR の精確さに関する研究で，実測 GFR 値と比較したものは Funakoshi らの研究のみで[7,8]，他は 24 時間 CCr との比較である。Inoue らの研究は[17]，eGFR が実測 GFR より 30％以上過大評価した比率を検討しているが，対照が実測 GFR 値でなく CCr であり，また eGFR 値が実測 GFR 値より低いものを含めていないため，今回のメタ解析の対象には含めなかった。Funakoshi らは 50 例のがん患者を対象に，イヌリンクリアランスによる実測 GFR 値と CKD-EPI 式，日本腎臓学会の推算式，Cockcroft-Gault 式，24 時間蓄尿による CCr を比較し，P30 で評価した精確さは日本腎臓学会の式と CKD-EPI 式が 92％であっ

た。なお，Funakoshi らは 2 つの論文を発表しているが，両者ともに同じ患者群を対象とし，1 つはシスプラチン投与前後のデータを検討したものなので，メタ解析には 1 論文のデータを使用した。

GFR 測定法と eGFR の評価

　イヌリンクリアランスの測定は保険収載されており，試薬も市販されている。測定にあたっては，イヌリン試薬の経静脈投与と時間蓄尿が必要なので，日常臨床のルーチン検査として実施することは難しいが，イヌリンを溶解する装置以外の特殊な機器は不要であり，特殊施設でなくとも実施可能である。今後，日本人がん患者を対象とした腎機能評価法の

研究では，対照としてイヌリンクリアランスまたは核医学的検査で GFR を実測し，GFR 推算式の評価法として P30 を用いることを提案したい。

結論と課題

　以上から，通常の診療の中で，薬物療法前や治療経過中の腎機能評価にあたっては，簡便かつ迅速な測定が可能な血清 Cr 値に基づく eGFR 値を用いることを推奨する。使用にあたっては，eGFR 値の限界を認識し，るい痩などで標準的体格から大きく離れている患者では解釈に注意し，必要に応じて GFR 実測や他の推算式による eGFR 値を併せて検討することが望ましい。

【文　献】

1) National Kidney Foundation. K/DOQI clinical practice guidelines for chronic kidney disease: evaluation, classification, and stratification. Am J Kidney Dis. 2002; 39 Suppl: S1-S266. PMID: 11904577

2) Kidney Disease Improving Global Outcomes (KDIGO). KDIGO 2012 Clinical Practice Guideline for the Evaluation and Management of Chronic Kidney Disease. Kidney Int Suppl. 2013; 3: 1-150.

3) Lingli X, et al. Diagnostic value of the Modification of Diet in Renal Disease and Chronic Kidney Disease Epidemiology Collaboration equations in diabetic patients: a systematic review and meta-analysis. J Int Med Res. 2020; 48: 1-15. PMID: 32589856

4) Harman G, et al. Accuracy of cystatin C-based estimates of glomerular filtration rate in kidney transplant recipients: a systematic review. Nephrol Dial Transplant. 2013; 28: 741-757. PMID: 23275574

5) Sriperumbuduri S, et al. Accurate GFR in obesity—protocol for a systematic review. Syst Rev. 2019; 8: 147. PMID: 31228953

6) Lamb EJ, et al. Estimating and measuring glomerular filtration rate: methods of measurement and markers for estimation. Curr Opin Nephrol Hypertens. 2014; 23: 258-266. PMID: 24670402

7) Funakoshi Y, et al. Prediction of glomerular filtration rate in cancer patients by an equation for Japanese estimated glomerular filtration rate. Jpn J Clin Oncol. 2013; 43: 271-277. PMID: 23329851

8) Funakoshi Y, et al. Validity of new methods to evaluate renal function in cancer patients treated with cisplatin. Cancer Chemother Pharmacol. 2016; 77: 281-288. PMID: 26791871

9) Chancharoenthana W, et al. Agreement and Precision Analyses of Various Estimated Glomerular Filtration Rate Formulae in Cancer Patients. Sci Rep. 2019; 9: 19356. PMID: 31852941

10) Tong Y, et al. Evaluation of Serological Indicators and Glomerular Filtration Rate Equations in Chinese Cancer Patients. Med Sci Monit. 2017; 23: 2949-2960. PMID: 28623247

11) Shepherd ST, et al. Performance of formulae based estimates of glomerular filtration rate for carboplatin dosing in stage 1 seminoma. Eur J Cancer. 2014; 50: 944-952. PMID: 24445148

12) Lauritsen J, et al. Reliability of estimated glomerular filtration rate in patients treated with platinum containing therapy. Int J Cancer. 2014; 135: 1733-1739. PMID: 24585507

13) Chew-Harris JS, et al. Comparative performances of the new chronic kidney disease epidemiology equations incorporating cystatin C for use in cancer patients. Asia Pac J Clin Oncol. 2015; 11: 142-151. PMID: 25471594

14) Garner AE, et al. Comparing glomerular filtration rate equations and the impact of different creatinine assays on the assessment of renal function in cancer patients. Ann Clin Biochem. 2019; 56: 266-274. PMID: 30791693

15) Giglio D. A new equation for estimating glomerular filtration rate in cancer patients. Chemotherapy. 2014; 60: 63-72. PMID: 25428614

16) Redal-Baigorri B, et al. Estimation of kidney function in cancer patients. Dan Med Bull. 2011; 58: A4236. PMID: 21299923

17) Inoue N, et al. Are the equations for the creatinine-based estimated glomerular filtration rate applicable to the evaluation of renal function in Japanese children and adult patients receiving chemotherapy? Clin Exp Nephrol. 2015; 19: 298-308. PMID: 24792810

CQ 2　シスプラチンなどの抗がん薬による AKI の早期診断に新規 AKI バイオマーカーによる評価は推奨されるか？

シスプラチン投与後 3 日目ころに診断される AKI 発症に関して，尿中 NGAL（好中球ゼラチナーゼ結合性リポカリン）などの新規 AKI バイオマーカー測定により，その発症を 1 日以上前に予測できるとする報告が複数ある。一方，AKI の早期診断による注意喚起は可能だが，腎予後や生命予後を改善できるとの報告はなく，新規 AKI バイオマーカー測定の益は限定的である。分子標的治療薬による AKI の早期診断を試みた報告は乏しい。

推奨グレード　行うことを弱く推奨する（提案する）（合意率100%, 投票27名, 合意27名）

推奨に関連する価値観や好み
（検討した各アウトカム別に一連の価値観を想定する）

新規 AKI バイオマーカー測定がシスプラチンによる AKI 発症を血清 Cr 値による診断よりも 1 日以上前に予測できるとする報告が複数あり，早期診断のエビデンスはあると考えられる。これらのバイオマーカーのうち，尿中 L-FABP（L 型脂肪酸結合蛋白）と尿中 NGAL は AKI 疑い例での測定が国内保険収載されているが，KIM-1（腎傷害分子-1），NephroCheck®（尿中 TIMP-2〔組織メタロプロテイナーゼ阻害因子 2〕と IGFBP7〔インスリン様成長因子結合蛋白 7〕の濃度の積）の測定は保険適用外である。なお測定法やカットオフ値は報告によりまちまちであり，運用や測定値の解釈は各施設に任されることとなる。

バイオマーカーのリアルタイム測定によってシスプラチンによる AKI を早期診断することが腎予後や生命予後の改善につながるかどうかは検討されておらず，バイオマーカー測定の臨床上の益が大きいとは断定できない。ただし，AKI の早期診断により注意喚起ができるとの解釈は合理的であろう。

CQ に対するエビデンスの総括
（重大なアウトカム全般に関する全体的なエビデンスの強さ）

［エビデンスの確実性：C（弱い）］

推奨の強さを決定するための評価項目

1. 推奨の強さの決定に影響する要因
アウトカム全般に関する全体的なエビデンスが強い
［判定：はい］
複数のバイオマーカーにおいて，AKI の早期診断ができることについてはエビデンスが示されており，全体的なエビデンスは強いといえる。
益と害のバランスが確実
［判定：いいえ］
早期診断により得られる益は大きいとはいえない。

2. 推奨の強さに考慮すべき要因
・患者の価値観や好み，負担の確実さ（あるいは相違）
・正味の利益がコストや資源に十分見合ったものかどうかなど
シスプラチンによる AKI の早期診断については，シスプラチン投与前後の新規 AKI バイオマーカーによる評価が有用ではあるが，シスプラチン投与前の時点で十分な腎機能予測を想定することはきわめて難しい。

推奨解説

背景と目的
シスプラチンは汎用される抗がん薬であるが，副

作用として AKI，低 Mg 血症，低 K 血症などをきたしやすい点に特段の注意を要する[1,2]。新規 AKI バイオマーカーとして尿中 L-FABP と尿中 NGAL が心血管術後や ICU における AKI の早期診断に有用であることが示唆されている[3,4]。シスプラチン，ICI，その他の分子標的治療薬などの抗がん薬による DIN または AKI の早期診断に，新規 AKI バイオマーカーが有用であるかどうかは重要な臨床課題である。

シスプラチン投与後の AKI は 3 割程度の症例で起こり，血清 Cr 値は投与 3 日後ころから上昇し，6 ～ 10 日後にピークとなる[1,2,5,6]。より軽症の腎障害ではピークはそれよりも前に来ると推定される。シスプラチン投与時には大量補液が併用されることが多く，乏尿をきたすことや[7]，急性血液浄化が必要となることは少ない[2,8-10]。実際の AKI 診断基準としては，シスプラチン投与前から投与 3 日後または 4 日後の血清 Cr 値の 50％以上上昇がしばしば用いられている[8,11-14]。

対　象

本 CQ のシステマティックレビューでは「新規」AKI バイオマーカーとして，2000 年以降に国内保険収載された尿中 L-FABP と NGAL，さらに本ガイドライン 2016 年版で紹介され，世界的にも広く臨床研究・診療応用が進んでいる尿中 KIM-1，IL（インターロイキン）-18，NephroCheck も含め，合計 5 つを扱い[15]，尿中アルブミンや尿中 N アセチルグルコサミニダーゼは扱わなかった。

シスプラチン投与後のAKI予測

PubMed，Cochrane，医中誌のデータベースにおいて，2021 年 3 月までに出版された文献を AKI，biomarker（上記 5 種類），cisplatin のキーワードでスクリーニングした。さらに新規 AKI バイオマーカー測定により，シスプラチン投与後の AKI 発症を血清 Cr 値上昇の 1 日以上前に予測できるかどうかを精査した結果，感度・特異度に基づいて，質的に診断精度を評価できるとした文献が 5 報みつかり，3 報で尿中 NGAL[11,12,16]，3 報で KIM-1[11,12,17]，1 報で NephroCheck[8] により早期診断可能との結果であった（重複文献あり，ウェブよりダウンロード可能な補足資料「CQ 2_SR テンプレート」内の「SR-10 テンプレート」にフォレストプロットを掲載）。また早期診断可能だが質的評価はできないとするもの[5,7,18]，あるいは早期診断は不可能とするものもあった[6,9,19,20]。尿中 L-FABP については，早期診断可能との学会報告抄録があった[18]。

バイオマーカーの経時的変化

バイオマーカーの経時的変化については，AKI 発症例では尿中 NGAL または NGAL/Cr が，シスプラチン投与 12 時間後から 3 日後に投与前よりも有意に上昇していた[5,16]。尿中 KIM-1 も AKI 発症例ではシスプラチン投与 1 日後から 3 日後に上昇していた[11,17]。NephroCheck については AKI 発症例ではシスプラチン投与終了後 12 時間以内に採取した尿で上昇を認めた[8]。421 例を扱う 7 つの解析を統合してバイオマーカーの有用性を検討すると，CUI（臨床的有用性指数）陽性は 0.782 で good（0.64 以上 0.81 未満），CUI 陰性は 0.915 で excellent（0.81 以上）との結果であり，高い評価となった[21]。

ただしバイオマーカーの測定タイミング，測定法，カットオフ値には一貫性がない。またバイオマーカー増加の評価法についても，絶対値[8,11,17]，尿中 Cr 補正値[7,16]，前値からの変化率[5,12] などさまざまなものが用いられている点に注意が必要である。尿中 NGAL は尿路感染で高値を示すことから，AKI との鑑別のためには同時に尿沈渣にて白血球数や細菌の有無を確認することが有用と報告されている[22]。またシスプラチン投与では大量補液が行われるので，投与前と比較するためには尿中バイオマーカーの絶対値よりも Cr 補正値を用いるほうがよいかもしれない。なお，尿中 NGAL による AKI が疑われる場合には，診断時においては 1 回，その後は AKI に対する一連の治療につき 3 回を限度として算定する。医学的な必要性からそれ以上算定する場合には，その詳細な理由を診療報酬明細書の摘要欄に記載する。

シスプラチン以外の薬物

シスプラチン以外の薬物に関しては十分な報告がなかった。カルボプラチンによる AKI の発症率は低く，白金製剤使用中の AKI 発症率を薬物ごとに算出した研究によると，シスプラチン投与で 31％（22/71 例），カルボプラチン投与で 20％（1/5 例）

との報告[11]，シスプラチン投与で17％（4/24例），カルボプラチン投与で0％（0/8例）との報告がある[8]。ICIやその他の分子標的治療薬によるDINは，投与を繰り返してから数週間，または数ヵ月を経て発症するので，その予測のために新規AKIバイオマーカーの測定を繰り返すという研究デザインは成立しにくいと予想された。実際に文献検索を施行したが，これらの抗がん薬によるAKIの早期診断を検討した文献はみつからなかった。

結論と課題

新規バイオマーカーによるAKIの早期診断が臨床的に有用であるためには，厳密には新規バイオマーカーを測定した群と測定しなかった群で腎予後や生命予後に差があることを示す必要があるが，その

ような研究はAKI研究全般を見渡しても，まだ十分には行われていないため，本CQでは血清Cr値によるAKI診断よりも早期に，AKIを予測できるかどうかを重要アウトカムとみなした。

シスプラチンによるAKIも含めて，腎実質性AKIの治療薬として確立されたものはないが[3, 4]，AKIが早期診断されれば，慎重・頻回に観察し，血行動態のモニタリングを行うことで体液量や腎血流を確保しつつ，腎毒性薬物の投与を回避するなどの対策を講じることができる[14]。

抗がん薬で軽度のAKIが起こった場合に，抗がん薬を減量して投与を繰り返すのか，別の薬物に切り替えるのかに関して，新規AKIバイオマーカーの測定値がその判断材料を提供するかどうかは，今後の長期的な課題である。

【文　献】

1) Pabla N, et al. Cisplatin nephrotoxicity: Mechanisms and renoprotective strategies. Kidney Int. 2008; 73: 994-1007. PMID: 18272962

2) dos Santos NA, et al. Cisplatin-induced nephrotoxicity and targets of nephroprotection: an update. Arch Toxicol. 2012; 86: 1233-1250. PMID: 22382776

3) CQ5-1. AKIの早期診断として尿中バイオマーカーを用いるべきか? AKI（急性腎障害）診療ガイドライン作成委員会. AKI（急性腎障害）診療ガイドライン2016. 東京医学社；2016. p.28-31.

4) Doi K, et al. The Japanese Clinical Practice Guideline for acute kidney injury 2016. J Intensive Care. 2018; 6: 48. PMID: 30123509

5) Gaspari F, et al. Predicting cisplatin-induced acute kidney injury by urinary neutrophil gelatinase-associated lipocalin excretion: A pilot prospective case-control study. Nephron Clin Pract. 2010; 115: c154-c160. PMID: 20407275

6) Hosohata K, et al. Early prediction of cisplatin-induced nephrotoxicity by urinary vanin-1 in patients with urothelial carcinoma. Toxicology. 2016; 359-360: 71-75. PMID: 27317936

7) Shahbazi F, et al. Effect of Silymarin Administration on Cisplatin Nephrotoxicity: Report from A Pilot, Randomized, Double-Blinded, Placebo-Controlled Clinical Trial. Phytother Res. 2015; 29: 1046-1053. PMID: 25857366

8) Schanz M, et al. Urinary TIMP2・IGFBP7 for the prediction of platinum-induced acute renal injury. Int J Nephrol Renovasc Dis. 2017; 10: 175-181. PMID: 28721084

9) Sterling M, et al. Urine biomarkers of acute kidney injury in noncritically ill, hospitalized children treated with chemotherapy. Pediatr Blood Cancer. 2017; 64: e26538. PMID: 28417544

10) Jelinek MJ, et al. Predicting Acute Renal Injury in Cancer Patients Receiving Cisplatin Using Urinary Neutrophil Gelatinase-Associated Lipocalin and Cystatin C. Clin Transl Sci. 2018; 11: 420-427. PMID: 29691991

11) Abdelsalam M, et al. Urinary biomarkers for early detection of platinum based drugs induced nephrotoxicity. BMC Nephrol. 2018; 19: 219. PMID: 30180818

12) Ghadrdan E, et al. Evaluation of urinary neutrophil gelatinase-associated lipocalin and urinary kidney injury molecule-1 as biomarkers of renal function in cancer patients treated with cisplatin. J Oncol Pharm Pract. 2020; 26: 1643-1649. PMID: 32046578

13) Mehta RL, et al. Acute Kidney Injury Network: report of an initiative to improve outcomes in acute kidney injury. Crit Care. 2007; 11: R31. PMID: 17331245

14) Kidney Disease Improving Global Outcomes (KDIGO). KDIGO Clinical Practice Guideline for Acute Kidney Injury. Kidney Int Suppl. 2012; 2: 1-138. https://www.sciencedirect.com/journal/kidney-international-supplements/vol/2/issue/1

15) Mori K, et al. Diagnosis of AKI: Clinical Assessment, Novel Biomarkers, History, and Perspectives In: Terada Y, et al. Acute Kidney Injury and Regenerative Medicine. Springer; 2020. p.47-58.

16) Lin HY, et al. Urinary neutrophil gelatinase-associated lipocalin levels predict cisplatin-induced acute kidney injury better than albuminuria or urinary cystatin C levels. Kaohsiung J Med Sci. 2013; 29: 304-311. PMID: 23684135

17) Tekce BK, et al. Does the kidney injury molecule-1 predict cisplatin-induced kidney injury in early stage? Ann Clin Biochem. 2015; 52: 88-94. PMID: 24670880

18) 矢西正明ほか. 尿中L-FABPはシスプラチンによる薬剤性AKIの早期診断マーカーになりうるか. 泌尿器科紀要. 2019；65：252.

19) Toprak Z, et al. Cisplatin nephrotoxicity is not detected by urinary cell-cycle arrest biomarkers in lung cancer patients. Int Urol Nephrol. 2017; 49: 1041-1047. PMID: 28255639

20) Peres LA, et al. Evaluation of the cisplatin nephrotoxicity using the urinary neutrophil gelatinase-associated lipocalin (NGAL) in patients with head and neck cancer. J Bras Nefrol.

; 36: 280-288. PMID: 25317609

21) Mitchell AJ. Sensitivity × PPV is a recognized test called the clinical utility index (CUI+). Eur J Epidemiol. 2011; 26: 251-252. PMID: 21442261

22) Paragas N, et al. αIntercalated cells defend the urinary system from bacterial infection. J Clin Invest. 2014; 124: 2963-2976. PMID: 24937428

CQ 3　がん薬物療法前に水腎症を認めた場合，尿管ステント留置または腎瘻造設を行うことは推奨されるか？

がんによる腎後性腎機能低下を認めた場合，腎機能改善を目的とした尿管ステント留置または腎瘻造設は，QOL の低下を伴うことを考慮したうえで，行うことが強く推奨される。

ただし，腎機能低下が軽度の場合，がん薬物療法時の腎機能改善を目的とした尿管ステント留置または腎瘻造設には，生存期間延長の明確なエビデンスがないため，がん種ごとに個々の患者で期待される生存期間や QOL の低下の可能性を考慮して，適応を決定すべきである。

推奨グレード　行うことを強く推奨する（合意率100%, 投票28名, 合意28名）

推奨に関連する価値観や好み
（検討した各アウトカム別に一連の価値観を想定する）

全生存期間（OS）や無増悪生存期間（PFS）の延長に関しては，非施行群との比較において確実性の弱いエビデンスを評価できる論文が子宮頸がん領域に2報あるのみで，この結果を他のがん種に外挿できるかどうかは不明である。

これらの研究ではがんに伴う尿管閉塞が両側か片側かの区別がされていない。両側尿管閉塞の場合は，尿管ステント留置または腎瘻造設による急性腎後性腎不全の救済が，OS に対して「介入による大きな効果（large effect）」として期待できると考えられ，エビデンスの確実性の判断において考慮できる。

片側尿管閉塞で，抗がん薬が腎毒性を有し，投与量減量が腎機能に基づいて必要で，薬物療法前の腎機能が eGFR $<$ 60 mL/分/1.73 m^2（シスプラチン不適合）の場合，尿管ステント留置または腎瘻造設により eGFR $\geqq$ 60 mL/分/1.73 m^2（シスプラチン適合）に改善されるか否かについては，非施行群と比較した研究は存在しないが，経時的な観察研究が存在する（推奨解説で詳述）。しかし，あらゆるがん種において OS や PFS の延長につながるかどうかについては，エビデンスを評価できる論文がなく不明である。

QOL 改善に関しては，非施行群との比較において害になるという確実性の弱いエビデンスが，子宮頸がん領域に1報あるのみである。子宮がんは病変が膀胱に近いために原発巣の直接の影響が強く出る可能性もあり，この結果を他のがん種に外挿でき

るかどうかは不明である。しかし，どのがん種においても予後と QOL とのバランスを考慮して腎機能救済を行うべきかどうかを判断することが重要である。

本 CQ は日常診療の問題でありながら，エビデンスとしてはまだまだ未熟である。全体としては現在の臨床現場の状況に即して，「強く推奨する」としたが，水腎症が片側か両側か，長期予後が見込めるか，腎機能障害を起こしうる薬物を使用予定か，eGFR $\geqq$ 60 mL/分/1.73 m^2 か eGFR $<$ 60 mL/分/1.73 m^2 か，現在は腎機能が正常でも今後 eGFR が低下することが予想され，継続的ながん薬物療法を行いたいか，QOL はどうかなど，個別の対応が強く薦められる。

CQ に対するエビデンスの総括
（重大なアウトカム全般に関する全体的なエビデンスの強さ）

［エビデンスの確実性：C（弱い）］

推奨の強さを決定するための評価項目

1. 推奨の強さの決定に影響する要因
アウトカム全般に関する全体的なエビデンスが強い

［判定：いいえ］

エビデンスの確実性は C（弱い）

益と害のバランスが確実

［判定：いいえ］

OS や PFS は益の方向の弱いエビデンスを評価で

きる論文があり，QOL 改善に関しては害の方向の弱いエビデンスを評価できる論文がある。がんに伴う両側尿管閉塞の場合は，患者にとっても尿管ステント留置または腎瘻造設による急性腎後性腎不全の救済の「介入による大きな効果（large effect）」が，OS に対して期待できると考えられ，エビデンスの確実性において大きく考慮されうる。

2. 推奨の強さに考慮すべき要因

- 患者の価値観や好み，負担の確実さ（あるいは相違）
- 正味の利益がコストや資源に十分見合ったものかどうかなど

　片側閉塞で腎機能低下が軽度の場合，抗がん薬が腎毒性を有するなら，腎機能に基づいて投与量減量が必要である。しかし，がん薬物療法前の腎機能が eGFR ＜ 60 mL/分/1.73 m² の場合に，QOL を低下させる尿管ステント留置または腎瘻造設が生存期間を改善するというエビデンスはなく，また「介入による大きな効果（large effect）」があるとも断定できない。本治療に対する患者（家族）の意向は，尿管ステントの場合と腎瘻造設の場合とで QOL に関して大きな相違があることも考えられる。尿管ステントの場合は，費用や QOL に関する患者負担は比較的低く，治療が受容されやすいと考えられるが，それでも非施行群との比較において害の方向の弱いエビデンスを評価できる論文が 1 報，子宮頸がん領域に存在する。腎瘻造設の場合は，治療時の入院の必要性，治療後介護の必要性に伴う QOL に関する患者負担や，訪問看護などの社会資源消費の負担はさらに大きい可能性があり，患者からは受容されにくい可能性がある。

推奨解説

尿管ステントや腎瘻増設の目的アウトカム

　がん薬物療法前の画像診断でリンパ節転移や腹膜播種による片側または両側の水腎症を認め，腎機能がすでに低下しているか，あるいは低下が予測され，目指す薬物療法の遂行が危惧されることがある。これらの患者に対して，がん薬物療法前に片側または両側の尿管ステント留置または腎瘻造設により腎後性腎障害を救済するか否かは，重要な臨床的判断を要求される事項である。

　これらの腎機能救済処置の目的となるアウトカムは，短期的にはシスプラチンなどの腎毒性を有する抗がん薬の継続投与が可能となること，抗がん薬減量が不要になること，長期的にはがん薬物療法の奏効率の向上，PFS の延長，OS の延長，QOL の改善が考えられる。

システマティックレビューの結果

　尿管ステント留置または腎瘻造設による腎後性腎障害の救済処置の施行例と非施行例で上記アウトカムを比較した前向き RCT は，システマティックレビューの結果，現在までどのがん領域にも存在しなかった。子宮頸がん領域にエビデンスの確実性が弱い後ろ向きコホート研究が，OS や PFS に関して 2 報，QOL に関して 1 報あり，以下に紹介する。しかし，これらの結果が他がん種に対し外挿できるか否かは，がんの発生部位や性質が異なるため，慎重な解釈を要する。シスプラチン不適合症例において eGFR が尿管ステント留置または腎瘻造設により，シスプラチン適合に経時的に改善されるか，また生存期間が延長されるかどうかについては，非施行群との比較研究は存在しないが，経時的な腎機能の推移を報告した観察研究が存在し，参考になる[1,2]。

生存期間延長のエビデンス

　OS や PFS に関しては，尿管閉塞がある子宮頸がん患者 230 例を対象とし，救済処置不要（血清 Cr 値 ≦ 150 μmol/L〔1.7 mg/dL〕で正常範囲内）群 49 例，救済処置施行群 93 例，救済処置が必要だが非施行群 56 例の OS を比較した前向きコホート研究がある[3]。結果は救済処置不要群，救済処置施行群，救済処置が必要だが非施行群，の順で OS が長く，3 群には log-rank 法で有意差を認めた[3]。この研究では，救済処置が必要だが非施行群に比較して救済処置施行群で，施行前の水腎症が著明で両側水腎症の比率が高く，血清 Cr 値が高かったが，それにもかかわらず予後が改善されたことは特筆に値する。

　また米国 Gynecologic Oncology Group で行われた 4 つの前向きランダム化試験を統合して，水腎症救済の有無による OS および PFS の違いを後ろ向きに調べたコホート研究がある[4]。この 4 つの試験で

は血清 Cr 値 $\leqq 2.0$ mg/dL の子宮頸がん患者 539 例を，水腎症なし群 301 例，水腎症救済群 209 例，水腎症非救済群 29 例の 3 群に分けて解析している[4]。結果は水腎症なし群，水腎症救済群，水腎症非救済群の順で OS と PFS が長く，3 群には log-rank 法でそれぞれに有意差を認めている。この研究では 3 群間で患者背景に有意差はなく，また全患者にプロトコールに則った化学療法と放射線療法が施行されていることは特筆に値する[4]。

　しかし，これら 2 論文は後ろ向きコホート研究であり，結論はいずれも救済処置不要群や水腎症なし群を含む 3 群比較での有意差である。したがって，OS や PFS に関しては，エビデンスの確実性が C で，弱く推奨できる。

QOL 改善のエビデンス

　QOL に関してはシステマティックレビューの結果，米国 SEER-Medicare データベースの転移のない子宮頸がん患者 1808 例と対照群 5424 例を対象とし，腫瘍あり尿管ステントあり群 202 例，腫瘍あり尿管ステントなし群 1606 例，腫瘍なし尿管ステントあり群 79 例，腫瘍なし尿管ステントなし群 5345 例で，尿路有害事象の発生率を比較した後ろ向き症例対照研究がある[5]。腫瘍あり尿管ステントなし群に比較して腫瘍あり尿管ステントあり群で，尿路有害事象の発生率が下部尿路症状 2.79 倍，肉眼的血尿 2.76 倍，尿失禁 2.58 倍，尿閉 11.21 倍，腎疝痛 9.53 倍，尿路結石 28.76 倍，腎盂腎炎を含む尿路感染症 3.35 倍と増加し，尿路有害事象の合計では統計学的に有意な増加であった。この研究では水腎症の有無は検討していないが，腫瘍なし尿管ステントあり群に比較して腫瘍あり尿管ステントあり群での尿路有害事象の発生率は，各項目で 0.51 ～ 4.26 倍と比較的低かった[5]。また，尿管ステントと腎瘻造設では QOL に関して相違が考えられるが，これまでに明確なエビデンスはない。腎瘻造設の場合，入院や介護の必要性に伴う患者負担や訪問看護などの社会資源負担は比較的大きい可能性がある。以上より，QOL アウトカムに関しては，エビデンスの確実性が C で，行わないことを弱く推奨する。

腎機能改善のエビデンス

　尿管ステント留置または腎瘻造設により，eGFR

がシスプラチン不適合から適合に経時的に改善されるかどうかについては，2 つの単群の観察研究が参考となる。2002 ～ 2010 年の片側水腎症のある精巣腫瘍患者 12 例に対して，化学療法目的に片側尿管ステント留置（1 例は両側）を施行した観察研究によると，平均 eGFR は 68.3 mL/分/1.73m^2 から 82.5 mL/分/1.73m^2 に改善され，3 例において eGFR $<$ 60 mL/分/1.73m^2 であった腎機能が eGFR $\geqq$ 60 mL/分/1.73m^2 に改善され，減量なく化学療法施行が可能になったと報告されている[1]。また，あらゆる悪性腫瘍による両側尿管閉塞に対し両側尿管ステント留置を施行した 87 例（14 例は非悪性腫瘍）を後ろ向きに観察し，ステント留置前に 80.5% であった CKD ステージ 3 以上（eGFR $<$ 60 mL/分/1.73m^2）の患者の割合が，ステント留置後 6 ヵ月で 54.1% に減少したとの報告がある[2]。

各エビデンスの確実性は弱いが，強く推奨とした根拠と結論

　先に紹介した OS や PFS の比較研究では，がんに伴う尿管閉塞が両側か片側かの区別がされていない。両側尿管閉塞の場合は，尿管ステント留置または腎瘻造設による急性腎後性腎不全の救済によって OS が延長することが，「介入による大きな効果（large effect）」として強く期待できると考えられ，エビデンスの確実性において考慮され，尿管ステント留置または腎瘻造設は強く推奨しうる。

　一方，「片側尿管閉塞のため，薬物療法前の腎機能が eGFR $<$ 60 mL/分/1.73m^2 であるか，または今後 eGFR $<$ 60 mL/分/1.73m^2 に低下することが予測されることから，腎毒性のある抗がん薬の投与量減量が必要となる場合」については，観察研究において益の方向の確実性の弱いエビデンスを評価できる論文がある。しかしながら，あらゆるがん種において，腎機能改善によってがん薬物療法が可能となり，抗がん薬減量が不要になり，さらにがん薬物療法の奏効率の向上，OS や PFS の延長につながるか否かについては，確実なエビデンスはない。以上により，弱い推奨となる。

　全体の推奨度として，子宮頸がんに関して，尿管ステント留置または腎瘻造設は非施行群との比較において，OS や PFS に関しては益の方向の弱いエビデンスを評価できる論文があるが，QOL 改善に関

しては害の方向の弱いエビデンスを評価できる論文がある。一方，他がん種に関しては，非施行群との比較において OS や PFS のエビデンスを評価できる論文はない。しかし，相反する弱いエビデンスがあるものの，特にがんに伴う両側尿管閉塞の場合に，尿管ステント留置または腎瘻造設という「介入による大きな効果（large effect）」を否定するエビデンスは存在しない。したがって全体として，現在の臨床現場の状況に即して，「強く推奨する」とした。

今後の課題

　本 CQ は日常診療の問題でありながら，エビデンスとしてはまだまだ未熟な領域であることが明らかになった。今後，片側尿管閉塞の即時救済が，がん薬物療法が遂行可能になることや抗がん薬減量が不要になること，がん薬物療法の奏効率の向上，ひいては OS や PFS の延長につながるか否かを明らかにするために，遅延救済との比較研究が必要であろう。また，各がん種別における腎機能救済と生存期間や QOL の低下との関係に関する比較研究，尿管ステントと腎瘻の QOL 低下に関する比較研究，また両側尿管閉塞による腎後性腎不全の場合に片側救済のみで十分か，などの比較研究も重要であろう。

【文　献】

1) Ikeda A, et al. Management of ureteral obstruction in advanced testicular tumor with lymph node metastasis. Jpn J Clin Oncol. 2012; 42: 748-752. PMID: 22782964

2) Song SH, et al. Outcomes of stent-change therapy for bilateral malignancy-related ureteral obstruction. Int Urol Nephrol. 2015; 47: 19-24. PMID: 25315466

3) Lapitan MC, et al. Impact of palliative urinary diversion by percutaneous nephrostomy drainage and ureteral stenting among patients with advanced cervical cancer and obstructive uropathy: A prospective cohort. J Obstet Gynaecol Res. 2011; 37: 1061-1070. PMID: 21481096

4) Rose PG, et al. Impact of hydronephrosis on outcome of stage IIIB cervical cancer patients with disease limited to the pelvis, treated with radiation and concurrent chemotherapy: A Gynecologic Oncology Group study. Gynecol Oncol. 2010; 117: 270-275. PMID: 20181381

5) Goldfarb RA, et al. The burden of chronic ureteral stenting in cervical cancer survivors. Int Braz J Urol. 2017; 43: 104-111. PMID: 27649113

第2章

腎機能障害患者に対する
がん薬物療法の適応と投与方法

総説 6　CKD患者に用いる際に用量設定が必要な薬物

1　薬物動態と投与量調整

CKD 患者は日本国内に 1330 万人いるとされ，新たな国民病といわれている。CKD 患者に薬物を投与すると，投与薬物とその代謝物の排泄が遅延して体内に蓄積することにより，副作用が生じる可能性がある[1,2]。また，CKD 患者では蛋白結合率，分布容積などの薬物動態特性についても腎機能正常患者とは異なっているため，十分な注意が必要である。

CKD 患者のがん有病率は一般人口と比較して高いことが示されているが[3]，CKD 患者に対するがん薬物療法に関するエビデンスを評価できる文献は乏しいのが現状である。そのため，CKD 患者に対する抗がん薬の投与量や投与間隔については，入手可能なエビデンスを評価できる文献を参照しつつ，薬物動態理論も活用して設定する必要がある。本項では CKD 患者に対する投与量調整の基本的な考え方と，各抗がん薬の具体的な用量設定について概説する。なお，透析症例については総説 7 にて詳細を示す。

1. 投与量調整の考え方

CKD 患者に薬物を投与する際には，腎毒性を有する薬物を可能なかぎり避ける必要がある。また適切な投与量調整を行うことで，投与薬物とその代謝物の蓄積により発現する副作用を回避することが重要となる。一般に，消失経路が主に腎排泄に依存している薬物，すなわち腎排泄型薬物では腎機能に応じて投与量を調整する必要がある。

CKD 患者において薬物の投与量を調整する際には，腎機能低下の程度を正確に評価することに加え，投与薬物の体内からの消失における腎臓の寄与率（腎排泄寄与率：RR）を把握する必要がある。一般に，RR が大きい薬物ほど，腎機能低下による消失遅延の程度は大きくなり，体内に蓄積して副作用を生じるリスクが高くなる。RR と患者の腎機能に基づいて薬物の投与量・投与間隔を設定する手法として Giusti-Hayton 法[4]がよく知られている。表 11[4]の式-1 に示すように，Giusti-Hayton 法では RR と患者の CCr（または GFR）に基づいて補正係数 G を算出するが，具体的に投与量を調整するうえでは，投与間隔を変えずに 1 回投与量を調整する方法（式-3）と，逆に 1 回投与量は変えずに投与間隔を調整する方法（式-4）がある。

Giusti-Hayton 法を利用する際には，RR は薬物の全身循環から尿中への排泄率，すなわち静脈投与した（または全身循環へ移行した）薬物量に対する尿中排泄量の割合であることに注意が必要である。したがって内服薬の場合，RR を算出する際に経口投与後に腸管から全身循環血中へ移行した割合，すなわち生物学的利用率（BA）を考慮する必要がある（式-2）。理論的には補正係数 G を用いて 1 回投与量を減量，または投与間隔を延長することで，腎機能低下患者においても腎機能正常患者と同じ AUC を達成できる。

一般に，多くの薬物は AUC と効果・副作用の関連性が高いと考えられており，腎機能正常患者と同じ AUC を保つことで有効性・安全性も担保されるとされている。しかし，補正係数 G に基づいて投与量を調整した場合，AUC は維持できるものの，血中濃度の推移パターンは全く同じにはならない。例えば，投与間隔を変更せず 1 回投与量を減量する場合には，腎機能正常患者と比較してピーク濃度は低下し，トラフ濃度は上昇する。このような血中濃度推移パターンの変化が抗がん薬の有効性・安全性に及ぼす影響については報告がほとんどない。

一方で，Giusti-Hayton 法に基づいて算出される補正係数 G は RR が小さい薬物では 1 に近い値をとる。補正係数 G が 1 に近ければ近いほど，腎機能低下患者に対する投与量と腎機能正常患者の投与量は近くなる（式 3，4）。したがって，RR の低い薬物（肝代謝型薬物など）では腎機能低下患者に対す

表 11　腎排泄寄与率と腎機能に基づく薬物投与量調整法（Giusti-Hayton 法）

$$補正係数(G) = 1 - RR \times \left(1 - \frac{腎機能低下患者のCCr}{腎機能正常者のCCr} \right) \quad\cdots\cdots\cdots\cdots 式-1$$

注：CCr（クレアチニンクリアランス）の代わりに GFR を用いてもよい。

$$腎排泄寄与率(RR) = \frac{薬物の静脈内投与時の腎クリアランス}{薬物の静脈内投与時の全身クリアランス}$$

$$= \frac{投与量に対する薬物の尿中未変化体排泄率}{当該投与ルートで\quad\quad の生物学的利用率} \quad\cdots\cdots\cdots\cdots 式-2$$

$$\quad\quad の 1 回投与量 \times G \quad\cdots\cdots\cdots\cdots 式-3$$

$$\quad\quad 与間隔 \times \frac{1}{G} \quad\cdots\cdots\cdots\cdots 式-4$$

謝物が毒性発現リスクを高めることが判明している薬物は除く。

2. 抗がん薬投与量調整の実際

　腎機能低下患者における腎機能に応じた薬物動態は健常人でのプロファイルと異なることにより，薬物への曝露量が増加または減少し，投与量の調整が必要になることがある。このような薬物動態学的変化が特定の抗がん薬の体内動態に及ぼす影響を理解することは，適切な開始用量を選択して最大の効果を目指し，不必要な毒性を回避するために，きわめて重要である。しかし，がん患者における腎機能低下患者の割合が高いにもかかわらず，腎機能低下患者における抗がん薬の薬物動態に関するデータが乏しいのが現状である。これらの薬物の投与量の推奨は，エビデンスを評価できる文献，添付文書から得られる情報，および薬物動態学的特性に基づく外挿値に依拠している。

　薬物の腎クリアランスは糸球体濾過，尿細管分泌，尿細管再吸収という 3 つの異なるプロセスの合計によって決定される。しかし，これらの過程については ほとんどの薬物で臨床データがない。そのため，投与量の目安となる腎機能の指標として eGFR が用いられている。また，米 FDA [5] や欧州医薬品庁（EMA）[6] が添付文書にて腎機能低下患者での投与方法を提示しており，日本腎臓病薬物療法学会 [7]

…ても抗がん薬の減量方法を記載したものを公…ている。実臨床においては，これらの指標をも…機能に基づいて抗がん薬を減量して投与している。腎機能の低下した患者において，有害事象のリスクが高まる腎排泄型薬物では減量投与を行うことが推奨されるが，治癒を目標とする場合には益と害のバランスを考慮して最終的に投与量を決定する必要がある。次項では RR が高く腎機能に応じた投与量調整の必要性が高い薬物について詳細に解説する。

　また，肝消失型の抗がん薬でも，腎機能が低下して尿毒素濃度が上昇することにより，肝の薬物代謝酵素やトランスポーターが阻害され，肝消失クリアランスが低下することがある [8,9]。したがって，肝消失型の抗がん薬を腎機能低下患者に投与する際にも有害事象の発生には注意する必要がある。

2 抗がん薬

　腎機能の低下した患者において有害事象のリスクが高まる薬物では減量投与を行うことを推奨する。本章では腎機能に応じた投与量調整の必要性が高い薬物について示す。〔腎機能低下時の投与法〕についてはガイドラインや学術論文から得られた情報を元に記載しており，あくまで参考データとして参照いただきたい。また臨床試験実施時に腎機能別の投与量の規定がある場合，原則それに準拠する必要がある。

1. 白金製剤

　白金製剤は白金を含む金属錯体であり，DNA の構成塩基と共有結合して架橋を形成することで抗腫瘍効果を発揮する。第 2 世代のカルボプラチン，ネダプラチン，第 3 世代のオキサリプラチンはシスプラチンの誘導体として開発され，いずれもシスプラチンと比較して腎毒性や悪心などの副作用が軽減されている。これらの薬物はいずれも RR が高い腎排泄型薬物であり，腎機能低下患者において投与量調整が必要となる。実際，カルボプラチンについては患者の GFR に基づく投与量調整式である Calvert 式 [10] が考案され，臨床において頻用されている（GPS 1 を参照）。一方で，シスプラチン，オキサリプラチン，ネダプラチンには Calvert 式のような厳密な投与量調整式は知られておらず，実臨床では患者の腎機能に応じて段階的に減量する方法が用いられている。

1) シスプラチン

〔作用機序〕

　DNA の構成塩基と共有結合する。DNA 鎖内・鎖間には架橋が形成され，抗腫瘍効果を示す。

〔代謝・排泄〕

　代謝：肝臓で代謝されず，非酵素的な経路を経て不活性体へ変換される。

　排泄：尿中未変化体排泄率 45 ～ 75 %

〔腎機能低下時の投与法〕

　CCr 30 ～ 49 mL/分，75 % に減量して投与；CCr 10 ～ 29 mL/分，投与が必要な場合は 75 % に減量して投与；CCr < 10 mL/分，投与が必要な場合は 50 % に減量して投与 [7]。なお，「CCr 46 ～ 60 mL/分，75 % に減量して投与；CCr 31 ～ 45 mL/分，50 % に減量して投与；CCr ≦ 30 mL/分，投与を推奨しない」とする報告もある [11]。また，添付文書では重篤な腎障害のある患者では禁忌となっている。

　注意点として，腎毒性を軽減するために適切な輸液を行い，尿量確保に注意し，必要に応じてマンニトールやフロセミドなどの利尿薬を投与することとしている [7]。また，Mg を投与することにより，シスプラチンによる低 Mg 血症や腎障害を予防することができる。（詳細は総説 9 を参照）

2) カルボプラチン

〔作用機序〕

　シスプラチンの〔作用機序〕を参照。

CCr を用いるとカルボプラチンの過量投与を引き起こし，副作用を生じる可能性がある。（詳細は GPS 1 を参照）

3) オキサリプラチン

〔作用機序〕

　シスプラチンの〔作用機序〕を参照。

〔代謝・排泄〕

　代謝：肝臓で代謝されず，非酵素的な物理化学的過程を経て活性体に変換される。

　排泄：尿中未変化体排泄率 53.8 %（白金として，投与後 120 時間まで）

〔腎機能低下時の投与法〕

　CCr < 30 mL/分，初期投与量が 85 mg/m² の場合は 65 mg/m² で投与 [7, 11]。また，「CCr ≧ 20 mL/分，減量の必要はない」との報告もある [12, 13]。

　注意点として，アレルギー性の副作用はもちろんのこと，中毒性の副作用も引き起こす可能性があるため，経過観察を十分に行い，副作用が発現した場合には適切な処置を行う必要がある [7]。

4) ネダプラチン

〔作用機序〕

　シスプラチンの〔作用機序〕を参照。

〔代謝・排泄〕

　代謝：ほとんど代謝されない（ラット，イヌ）。

　排泄：尿中未変化体排泄率 40 ～ 69 %（白金として，投与後 24 時間まで）

〔腎機能低下時の投与法〕

　CCr 30 ～ 59 mL/分，1 日 1 回 80 mg/m²；CCr < 30 mL/分，禁忌 [7]。また，添付文書では重篤な腎障害のある患者は禁忌となっている。

2. フッ化ピリミジン系代謝拮抗薬

　フッ化ピリミジン系代謝拮抗薬は，DNA 複製に必要なピリミジン骨格を有するウラシル・チミンに類似した構造を有し，腫瘍細胞内に取り込まれた後に活性体へ代謝，活性化され，DNA または RNA の合成を阻害する。代表的薬物としてフルオロウラシル（5-FU），5-FU をプロドラッグ化し腫瘍選択性を高めたカペシタビンが挙げられる。また，5-FU のプロドラッグであるテガフールに，5-FU の不活性化を阻害し血中濃度を高めるギメラシルと消化管への副作用を軽減するオテラシルカリウムを加えて合剤化したテガフール・ギメラシル・オテラシルカリウムなどがある。カペシタビンやテガフール・ギメラシル・オテラシルカリウムは 5-FU と異なる薬物動態特性をもつため，CKD 患者に対する投与量調整の際は注意が必要である。

1) フルオロウラシル

〔作用機序〕

　5-FU は活性体である 5-フルオロデオキシウリジン一リン酸（FdUMP）に代謝される。FdUMP は還元型葉酸の存在下にチミジル酸合成酵素と共有結合三重複合体を形成し，チミジル酸合成酵素活性を阻害することで，チミン合成を阻害し，最終的に DNA 合成を阻害する。また FdUMP からフルオロウリジン二リン酸（FUDP），フルオロウリジン三リン酸（FUTP）となり，RNA の合成を阻害する。

〔代謝・排泄〕

　代謝：投与量の 80 ～ 90 ％が肝臓に局在するジヒドロピリミジン脱水素酵素によって異化代謝される。

　排泄：尿中未変化体排泄率 0 ～ 20 ％。主な排泄経路は呼気（60 ～ 80 ％）で，CO_2 として排泄される。

〔腎機能低下時の投与法〕

　減量の必要なし。ただし，末期腎不全患者では代謝物の蓄積により高アンモニア血症が惹起される可能性が報告されている[14]。

2) カペシタビン

〔作用機序〕

　肝臓内のカルボキシエステラーゼにより 5′-DFCR（5′-デオキシ-5-フルオロシチジン）に代謝され，続いて肝臓や腫瘍組織においてシチジンデアミナーゼにより 5′-DFUR（5′-デオキシ-5-フルオロウリジン）に代謝される。5′-DFUR は腫瘍組織

においてチミジンホスホリラーゼにより 5-FU に代謝され，抗腫瘍効果を発揮する。フルオロウラシルの〔作用機序〕を参照。

〔代謝・排泄・BA〕

　代謝：カペシタビンは 5-FU のプロドラッグであり，体内で複数の代謝過程を経て 5-FU に代謝され，抗腫瘍効果を示す。その後，5-FU と同様に代謝される。フルオロウラシルの〔代謝〕を参照。

　排泄：尿中未変化体排泄率 3 ％

　BA（内服時）：96 ％

〔腎機能低下時の投与法〕

　CCr 30 ～ 50 mL/分，75 ％に減量[5, 7, 11]；CCr < 30 mL/分，投与禁忌[5, 7, 11]（添付文書では，重篤な腎機能低下例では副作用が重症化または発現率が上昇する恐れがあると記載）。

3) テガフール・ギメラシル・オテラシルカリウム配合剤

　5-FU のプロドラッグであるテガフールにギメラシル，オテラシルカリウムを 1：0.4：1 で配合した薬剤である（商品名ティーエスワン，通称 S-1）。

〔作用機序〕

　テガフール（FT）：肝臓の CYP2A6 により 5-FU に代謝され，抗腫瘍効果を示す。

　ギメラシル（CDHP）：5-FU の不活性化に関与するジヒドロピリミジン脱水素酵素を阻害することにより，5-FU の濃度を維持する。

　オテラシルカリウム（Oxo）：経口投与後，主に消化管に分布してオロト酸ホスホリボシルトランスフェラーゼを選択的に拮抗阻害することで，消化管における 5-FU から 5-フルオロウリジン一リン酸（FUMP）への代謝を阻害し，下痢などの粘膜障害を軽減する。

〔代謝・排泄・BA〕

　代謝：FT は主に肝臓の CYP2A6 により 5-FU に代謝され，その後 5-FU と同経路で代謝される。

　排泄：尿中未変化体排泄率 FT 7.8 ％，CDHP 52.8 ％，Oxo 2.2 ％，Oxo の代謝物 11.4 ％。

　BA（内服時）：FT 100 ％，CDHP 36 ～ 58 ％，Oxo 3 ～ 25 ％。

〔腎機能低下時の投与法〕

　CCr 30 ～ 50 mL/分，80 ％に減量；CCr < 30 mL/分，推奨しない[11]。添付文書では重篤な腎障害のある患者では禁忌となっている（5-FU の異化代

表 13　テガフール・ギメラシル・オテラシルカリウムのクレアチニン
クリアランス（CCr）に基づく投与量算出法

D = 1447.8×（14.5＋0.301×CCr＋8.23×SEX）×BSA

D：1日投与量（mg），SEX：男性＝1／女性＝0，BSA：体表面積（m²）

Takeuchi M, et al. Cancer Sci. 2021; 112: 751-9 [16) より作表

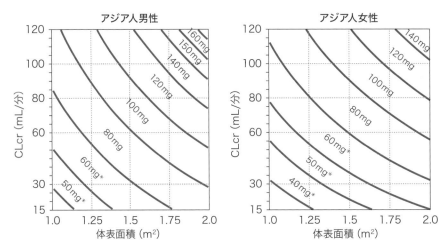

図 1　テガフール・ギメラシル・オテラシルカリウム（S-1）の投与量算出式から得られた
ノモグラム

S-1（商品名ティーエスワンの通称）のテガフールとしての推奨1日投与量を示す。
CLcr：Cockcroft-Gault式で推定したクレアチニンクリアランス
＊：承認された用量での1日1回投与

Takeuchi M, et al. Cancer Sci. 2021; 112: 751-9 [16) より

© 2020 The Authors. Cancer Science published by John Wiley & Sons Australia, Ltd on behalf of Japanese Cancer Association.

酵素阻害薬ギメラシルの腎排泄が著しく低下し，血中 5-FU 濃度が上昇し，骨髄抑制などの副作用が強く現れるおそれがあるため）。

薬剤の「適正使用ガイド」には，「CCr ≧ 80 mL/分，初回基準量；80 ＞ CCr ≧ 60 mL/分，初回基準量（必要に応じて 1 段階減量）；60 ＞ CCr ≧ 30 mL/分では原則として 1 段階減量（30 〜 40 mL/分未満は 2 段階減量が望ましい）」と記載されている [15)]。

また，患者の CCr に基づいて投与量を算出する式とノモグラムも開発されている（表13，図1）[16)]。

本剤の腎機能低下時の投与法については 1 つではなく多くの情報がある。その中で臨床現場の患者に適した方法を選択する。

3. 葉酸代謝拮抗薬

葉酸代謝拮抗薬にはメトトレキサートやペメトレキセドがあり，主に葉酸を核酸合成に必須な活性型葉酸に還元する酵素を阻害することで DNA 合成を阻害する。メトトレキサートは，その毒性が一定以上の血中濃度が維持された時間と相関するため [17)]，

投与後に経時的に血中濃度を確認する必要がある。一方，ペメトレキセドは AUC が毒性と相関することが報告されている [18)]。メトトレキサート，ペメトレキセドはいずれも尿中未変化体排泄率が高い薬物（腎排泄型薬物）であるため，腎機能に応じた適切な投与量調整が不可欠である。

1) メトトレキサート
〔作用機序〕

葉酸を活性型葉酸に変換するジヒドロ葉酸還元酵素を阻害することで核酸合成を阻害し，細胞増殖を抑制する。

〔代謝・排泄・BA〕

代謝：一部が肝臓で 7-ヒドロキシメトトレキサートに代謝される。

排泄：尿中未変化体排泄率 80 〜 95%

BA（内服時）：60%

〔腎機能低下時の投与法〕

CCr 10 〜 50 mL/分，50% に減量して投与；CCr ＜ 10 mL/分，禁忌 [7)]。また，CCr 20 〜 50 mL/分，50% に減量して投与；CCr ＜ 20 mL/分，投与を推

奨しない，とする報告もある[11]。添付文書では腎障害のある患者は禁忌となっている（排泄遅延により副作用が強く現れるおそれがあるため）。

　腎機能障害などの重篤な副作用が起こることがあるので，頻回に腎機能検査・尿検査などを行うなど患者の状態を十分観察し，異常が認められた場合には減量・休薬などの適切な処置を行う[7]。

　ホリナート救援療法ではメトトレキサート大量療法の患者を対象として血中濃度のモニタリングを行い，ホリナートの増量や投与間隔延長を行う。また腎障害予防として尿のアルカリ化と十分量の輸液投与による尿量確保が推奨される。（詳細は総説9を参照）

2) ペメトレキセド
〔作用機序〕

　プリンおよびピリミジン・ヌクレオチドの合成に関与する酵素であるチミジル酸合成酵素，ジヒドロ葉酸還元酵素，およびグリシンアミドリボヌクレオチド・ホルミル基転移酵素を阻害することで，DNAおよびRNAの合成を阻害し，細胞増殖を抑制する。

〔代謝・排泄〕

　代謝：代謝はほとんど受けない。

　排泄：尿中未変化体排泄率：75.2%（投与後72時間まで）

〔腎機能低下時の投与法〕

　CCr < 45 mL/分，警告（添付文書には「重度の腎機能障害患者で本剤に起因したと考えられる死亡が報告されているので，重度の腎機能障害患者には投与しないことが望ましい」と記載されている）[7]。また，海外の文献では「CCr < 45 mL/分では投与を推奨しない」とされている[5,11]。

4. 分子標的治療薬：BCR-ABL1チロシンキナーゼ阻害薬

　慢性骨髄性白血病は，9番染色体と22番染色体の相互転座によって生じるフィラデルフィア（Ph）染色体が造血幹細胞内に形成され，そのPh染色体から形成された BCR-ABL 融合遺伝子によりBCR-ABLキメラ蛋白が発現し，それが恒常的にチロシンキナーゼを活性化して細胞増殖することによって発症する。

　2001年にイマチニブが登場し，2009年には第2世代であるニロチニブ，ダサチニブ，2014年にボスチニブが上市された。また，2016年には第3世代であるポナチニブも発売されている。いずれの薬物も尿中未変化体排泄率は低く，理論的には腎機能低下患者に対する投与量調整の必要性は高くはないと考えられるが，イマチニブとボスチニブについては腎機能に応じた投与量が設定されているため，投与量の確認が必要である。

1) イマチニブ
〔作用機序〕

　Bcr-Abl, v-Abl, c-Abl チロシンキナーゼ活性を阻害することで抗腫瘍効果を示す。さらに，血小板由来増殖因子（PDGF）受容体と幹細胞因子（SCF）の受容体である KIT のチロシンキナーゼ活性も阻害する。

〔代謝・排泄・BA〕

　代謝：主として肝臓で代謝される。主代謝経路はN-脱メチル化であり，主代謝物であるN-脱メチル体の AUC_{0-24} は未変化体の15〜23%であった。

　排泄：尿中未変化体排泄率5.4%

　BA（内服時）：98.3%

〔腎機能低下時の投与法〕

　CCr 40〜59 mL/分，最大1日1回600 mg；CCr 20〜39 mL/分，開始量を50%に減量して投与するが，増量可能（最大1日1回400 mg）；CCr < 20 mL/分，1日1回100 mg[5,7,11]。ただし，イマチニブは適応疾患によって用量が異なるため，添付文書の記載用量を超えないように注意する。

　なお，イマチニブは特定薬剤治療管理料1の算定対象であるため，必要に応じて血中濃度を測定し，測定結果に基づいて投与量を調整する。

2) ボスチニブ
〔作用機序〕

　Abl, Src チロシンキナーゼ活性を阻害することにより，BCR-ABL 融合遺伝子陽性の腫瘍の増殖を抑制する。

〔代謝・排泄・BA〕

　代謝：主に肝臓で代謝される。主代謝経路は酸化的脱クロル化，およびN-脱メチル化である。血漿中に存在する主要代謝物は酸化的脱クロル体（M2）およびN-脱メチル体（M5）であり，N-オキサイド体（M6）はわずかであった。なお，代謝に関与する主な薬物代謝酵素はCYP3A4である。

排泄：尿中未変化体排泄率1%

BA（内服時）：34%

〔腎機能低下時の投与法〕

　CCr 30 ～ 50 mL/分，1日1回400 mg（初発の慢性骨髄性白血病の慢性期には1回300 mg）；CCr < 30 mL/分，1日1回300 mg（初発の慢性骨髄性白血病の慢性期には1回200 mg）[5, 7, 11]

5. 分子標的治療薬：上皮成長因子受容体（EGFR）チロシンキナーゼ阻害薬

　EGFR-TKI（抗体薬を除く）にはゲフィチニブ，エルロチニブ，アファチニブ，オシメルチニブ，ダコミチニブがあり，EGFRチロシンキナーゼ活性を選択的に阻害することで抗腫瘍効果を示す。これらの薬物は尿中未変化体排泄率の低い肝代謝型薬物であるため，腎機能低下患者に対する投与量調整は原則として不要である。ただし，臨床試験の対象者には重度腎機能低下患者が含まれていないことが多く，情報が少ないため，慎重なモニタリングが必要である。なお，アファチニブについては，重度腎機能低下患者に対する用量が提案されている。

アファチニブ

〔作用機序〕

　EGFRはErbB受容体ファミリーの一つである。ErbB受容体ファミリーに対して不可逆的な阻害作用を選択的に示し，がん細胞の異常増殖やがんの進展を抑制する。

〔代謝・排泄・BA〕

　代謝：CYPによる酸化的代謝をほとんど受けない。主に非酵素的なマイケル付加反応により代謝される。

　排泄：尿中未変化体排泄率1.8%

　BA（内服時）：ヒトでのデータなし（ラット44.5%；ミニブタ11.2%）

〔腎機能低下時の投与法〕

　CCr 15 ～ 29 mL/分，1日1回30 mg[5, 7, 11]。ただし，CCr 15 ～ 29 mL/分において必ず1日1回30 mgで投与しなければならないというものではなく，忍容性に問題なければ増量も可能である。

　米国の添付文書では，eGFRが15 mL/分/1.73 m²未満の患者については臨床試験が行われていないとの記載がある。ただし，中等度から重度の腎機能低下はアファチニブの薬物動態にわずかな影響を及ぼ

したが，観察された個人間変動の範囲内であり，アファチニブで治療することが可能である，との報告がある[19]。

6. 分子標的治療薬：抗体薬

　抗体薬の多くは免疫グロブリンの構造を基本としたものが多く，一般的に緩徐なクリアランス，長い半減期，限定的な組織移行性といった内在性IgGと類似の薬物動態を示す。血液中での可溶性や安定性はきわめて高いものの，分布や排泄は線形性を示さないことが多い。抗体薬を投与することで，抗原として作用しその抗体薬を標的として誘導される抗体，すなわち抗薬物抗体が産生されることがある。抗薬物抗体が産生されると，抗体薬の薬物動態だけでなく効果や毒性にも影響を及ぼす可能性があるので，注意を要する。

　分布は基本的には血管，間質空間に限局するとされ，血液から組織への移行率は典型的には5～15%ほどとされている。代謝はアミノ酸への蛋白質分解による異化代謝であり，高分子であることから基本的には腎排泄を受けず，腎機能は抗体薬の体内動態に影響しない[20]。ただし，ブレンツキシマブ・ベドチン，エンホルツマブ・ベドチン，ポラツズマブ・ベドチンのような抗体薬物複合体（ADC）は，抗体薬の薬物動態と細胞障害活性を有するモノメチルアウリスタチンE（MMAE）の薬物動態が異なるため，注意が必要である。その中でも添付文書上，重度の腎機能障害患者に対して注意喚起しているブレンツキシマブ・ベドチンについて，下記に詳細を示す。

ブレンツキシマブ・ベドチン

〔作用機序〕

　細胞障害活性を有するMMAEと抗CD30 IgG1型キメラ抗体を，プロテアーゼで切断されるリンカーを介して結合させたADCである。腫瘍増殖抑制作用は，まずCD30発現細胞にADCが結合し，ADC-CD30複合体として細胞内に取り込まれた後，蛋白質分解反応によりMMAEが遊離することによって発現する。遊離したMMAEがチューブリンに結合することにより，微小管形成が阻害され，細胞周期の停止とアポトーシスが誘導される。

〔代謝・排泄〕

　代謝：MMAEは主にCYP3A4で代謝される。

排泄：尿中未変化体排泄率 6.7％

〔腎機能低下時の投与法〕

　CD30 陽性の血液悪性腫瘍患者にブレンツキシマブ・ベドチンを投与し，腎機能障害を有する 10 例と腎機能障害のない 8 例を比較した研究では，軽度（CCr 51 ～ 80 mL/分，4 例）と中等度（CCr 30 ～ 50 mL/分，3 例）の腎障害では，ADC と MMAE の曝露量に明らかな変化は認められなかったが，重度の腎障害（CCr 30 mL/分未満，3 例）では ADC の曝露量が減少（0.71 倍）し，MMAE の曝露量が増加（1.90 倍）した[21]。よって，重度の腎機能障害患者に対して減量を考慮するとともに，患者の状態をより慎重に観察し，有害事象の発現に十分注意する必要がある。

3　補助療法

1. 骨修飾薬

　骨修飾薬は破骨細胞の分化・活性化を阻害するとともにアポトーシスを誘導することで骨吸収を抑制する薬物である。がんの骨転移に伴う疼痛や骨折などの骨関連イベントのリスク軽減に有用であり，骨転移を認める各種がん患者において，骨関連イベントの発生率を有意に低下させるとともに，発生までの時間を有意に延長することが知られている。現在，骨修飾薬としてはビスホスホネート製剤と抗 RANKL 抗体薬の 2 種類が使用可能である。

1）ゾレドロン酸（ビスホスホネート製剤）

〔効能・効果〕

　適応 1：悪性腫瘍による高 Ca 血症

　適応 2：多発性骨髄腫による骨病変および固形がん骨転移による骨病変

〔用法・用量〕

　ゾレドロン酸 4 mg を生理食塩液またはブドウ糖注射液（5％）100 mL で希釈し，15 分以上かけて点滴静脈内投与する。

　適応 1：再投与が必要な場合には，上記用量を 1 週間の投与間隔を置いて点滴静脈内投与する。

　適応 2：上記用量を 3 ～ 4 週間間隔で点滴静脈内投与する。

〔腎機能低下時の投与法〕

　CCr 50 ～ 60 mL/分，3.5 mg；CCr 40 ～ 49 mL/分，3.3 mg；CCr 30 ～ 39 mL/分，3.0 mg

　添付文書により腎機能低下時には上記の方法で減量するが，ただし適応 1（高 Ca 血症）に対する使用の場合は腎機能に応じた投与量調整は原則として不要である。ASCO のガイドラインにおいても血清 Cr 値＜ 3 mg/dL の患者に対してゾレドロン酸の減量は推奨されていない[22]。ただし，臨床試験[23]では血清 Cr 値＞ 4.5 mg/dL の症例は除外されているため，血清 Cr 値＞ 4.5 mg/dL の腎機能低下症例では減量を検討する必要がある。

2）パミドロン酸（ビスホスホネート製剤）

〔効能・効果〕

　適応 1：悪性腫瘍による高 Ca 血症

　適応 2：乳がんの溶骨性骨転移

　適応 3：骨形成不全症

〔用法・用量〕

　適応 1：パミドロン酸 30 ～ 45 mg を 4 時間以上かけて，単回点滴静脈内投与する。再投与が必要な場合には，1 週間の投与間隔を置く。

　適応 2：パミドロン酸 90 mg を 4 時間以上かけて，4 週間間隔で点滴静脈内投与する。

　適応 3：パミドロン酸として下記の用量を 1 日 1 回 4 時間以上かけて 3 日間連続点滴静脈内投与し，下記の投与間隔にて投与を繰り返す。ただし，1 日の用量は 60 mg を超えないこと。2 歳未満：1 回投与量 0.5 mg/kg，投与間隔 2 ヵ月，2 歳以上 3 歳未満：1 回投与量 0.75 mg/kg，投与間隔 3 ヵ月，3 歳以上：1 回投与量 1.0 mg/kg，投与間隔 4 ヵ月。

〔腎機能低下時の投与法〕

　CCr 30 ～ 60 mL/分，2 時間以上かけて投与するのであれば減量は不要；CCr ＜ 30 mL/分，投与時間をさらに延長（4 ～ 6 時間）する，または減量を考慮する[24]。

3）デノスマブ（抗 RANKL 抗体薬）

〔効能・効果〕

　適応 1：多発性骨髄腫による骨病変および固形がん骨転移による骨病変

　適応 2：骨巨細胞腫

〔用法・用量〕

　適応 1：デノスマブ 120 mg を 4 週間に 1 回皮下投与する。

　適応 2：デノスマブ 120 mg を第 1 日，第 8 日，第 15 日，第 29 日，その後は 4 週間に 1 回皮下投与する。

〔腎機能低下時の投与法〕

腎機能に応じた減量は不要[25]。ただし，CKD 患者では低 Ca 血症の発現率が高く，特に CKD ステージ G4，G5 では低 Ca 血症の発現リスクが 4.7 倍に上昇することが報告されているため[26-28]，十分な注意が必要である。

4) 骨修飾薬の選択

ビスホスホネート製剤を使用する場合，ゾレドロン酸はパミドロン酸と比較して適応を取得している腫瘍の種類が多く，点滴時間が短いというメリットがある。また，乳がん，前立腺がん，多発性骨髄腫の骨転移患者を対象とした臨床試験において，ゾレドロン酸を 12 週間ごとに投与した場合でも，標準的な投与間隔（4 週間）で投与した場合と比較して骨関連イベントのリスクは増加しないことが示された[29]。固形腫瘍と多発性骨髄腫の骨転移患者を対象とした臨床研究において，デノスマブはゾレドロン酸と比較して骨関連事象のリスク低減効果は有意に優れる一方で，顎骨壊死および低 Ca 血症の発生率が上昇する可能性が示された[30]。

腎機能低下患者への投与という側面からは，ビスホスホネート製剤は腎機能に応じた減量が推奨されているが，抗 RANKL 抗体薬では腎機能に応じた投与量調整は不要である。

以上より，ゾレドロン酸は点滴時間も短く，12 週間ごとの投与でも十分な有効性が期待できることから，患者の負担は軽く，医療費抑制の観点からも有利であると考えられる。また副作用に関しては発熱，骨痛などの急性期反応に注意が必要である。一方，デノスマブは腎機能に応じた投与量調整が不要であり，骨関連事象の発生抑制効果も高い点で有利である。ただし，使用にあたっては顎骨壊死と低 Ca 血症に十分な注意が必要である。両薬物の特徴を踏まえて，患者の状況に応じてより適した薬物を使用していく。

2. 降圧薬

高血圧は悪性腫瘍に合併する疾患の中で最も多いものの一つである。もともと高血圧を有している症例の他，ある種の化学療法に伴い発症する高血圧も多い。後者については，特に血管新生阻害作用をもつ VEGF 経路阻害薬や TKI などが高血圧を高率に引き起こす抗がん薬として知られている。具体的な薬物として，VEGF 経路阻害薬のベバシズマブ，ラムシルマブ，アフリベルセプトベータ，VEGFR を標的とする TKI のパゾパニブ，ポナチニブ，ソラフェニブ，スニチニブ，アキシチニブ，カボザンチニブ，レゴラフェニブ，バンデタニブなどがある[31]。

1) 高血圧の発症機序

器質的な異常として，血管内皮機能の低下や毛細血管密度の減少（慢性的なリモデリング）が高血圧の原因となる。また，血管拡張作用物質である一酸化窒素（NO）やプロスタグランジン（PG）I_2 産生の減少が血管抵抗を上昇させる原因として考えられる[32]。さらには強力な血管収縮作用を有するエンドセリン（ET-1）の産生促進も高血圧の発生要因となっている[33]。他に RAS の活性化，酸化的ストレス，Na 利尿なども関与している。

2) 降圧薬の選択

血管新生阻害薬を原因とする高血圧は海外のポジションペーパーや本邦の高血圧治療ガイドラインに準じて治療されている。欧州心臓病学会のポジションペーパーでは，ACE 阻害薬または ARB，β 遮断薬，ジヒドロピリジン系 Ca 拮抗薬が望ましい降圧薬とされており[34]，本邦の「高血圧治療ガイドライン2019」では，当該薬の減量や休薬を考慮するとともに通常の降圧薬を用いた治療を行うが，状況によって RAS 阻害薬または Ca 拮抗薬を推奨する報告がある旨[35] を記載している。

RAS 経路を標的にすべきとの報告があるが，ACE 阻害薬と ARB の間での有効性の優劣については示されていない。ただし ACE 阻害薬または ARB のいずれかを投与された患者で良好な転帰を示したとの報告がある。ACE 阻害薬または ARB にて効果が不十分な場合，ジヒドロピリジン系 Ca 拮抗薬が好ましい可能性がある。NO 産生の減少を有益に打ち消す可能性があることも示唆されており，これにより血管拡張作用がさらに強化されることが期待される。ジルチアゼムやベラパミルなどの非ジヒドロピリジン系 Ca 拮抗薬は，シトクロム P450 の CYP3A4 を阻害することにより，CYP3A4 で代謝される VEGF 経路阻害薬や VEGFR を標的とする TKI の血中濃度を上昇させる可能性があるため，使用すべきではない。アムロジピンやニフェジピンなどのジヒドロピリジン系 Ca 拮抗薬を使用すべきである[36]。

これらのことを踏まえて，ACE 阻害薬や ARB は

VEGF 阻害作用によって生じる蛋白尿（CTCAE の定義）を予防できる可能性もあり [37]，重篤な高血圧でない場合については良い適応である。また Ca 拮抗薬は降圧効果が比較的強いことや，VEGF 経路阻害薬や VEGFR を標的とする TKI により誘導される NO シグナル伝達の障害によって生じる血管平滑筋細胞収縮を減少させる作用機序から考えて，選択肢となりえる。

【文　献】

1) Olyaei AJ, et al. A quantitative approach to drug dosing in chronic kidney disease. Blood Purif. 2011; 31: 138-145. PMID: 21228582

2) Velenosi TJ, et al. Pharmacokinetic considerations in chronic kidney disease and patients requiring dialysis. Expert Opin Drug Metab Toxicol. 2014; 10: 1131-1143. PMID: 24961255

3) Porta C, et al. KDIGO Controversies Conference on onco-nephrology: understanding kidney impairment and solid-organ malignancies, and managing kidney cancer. Kidney Int. 2020; 98: 1108-1119. PMID: 33126977

4) Giusti DL, et al. Dosage Regimen Adjustments in Renal Impairment. Drug Intell Clin Pharm. 1973; 7: 382-387.

5) U.S. Food and Drug Administration Publication. Pharmacokinetics in Patients with Impaired Renal Function−Study Design, Data Analysis, and Impact on Dosing and Labeling. 2020. http://https://www.fda.gov/regulatory-information/search-fda-guidance-documents/pharmacokinetics-patients-impaired-renal-function-study-design-data-analysis-and-impact-dosing-and

6) European Medicines Agency. Evaluation of the pharmacokinetics of medicinal products in patients with decreased renal function. 2016. https://www.ema.europa.eu/en/evaluation-pharmacokinetics-medicinal-products-patients-decreased-renal-function

7) 日本腎臓病薬物療法学会. 腎機能別薬剤投与方法一覧. 日本腎臓病薬物療法学会誌. 2021; 10: 216-303.

8) Nolin TD, et al. Emerging evidence of the impact of kidney disease on drug metabolism and transport. Clin Pharmacol Ther. 2008; 83: 898-903. PMID: 18388866

9) Fujita K, et al. Decreased Disposition of Anticancer Drugs Predominantly Eliminated via the Liver in Patients with Renal Failure. Curr Drug Metab. 2019; 20: 361-376. PMID: 30947665

10) Calvert AH, et al. Carboplatin dosage: prospective evaluation of a simple formula based on renal function. J Clin Oncol. 1989; 7: 1748-1756. PMID: 2681557

11) Krens SD, et al. Dose recommendations for anticancer drugs in patients with renal or hepatic impairment. Lancet Oncol. 2019; 20: e200-e207. PMID: 30942181

12) Takimoto CH, et al. Dose-escalating and pharmacological study of oxaliplatin in adult cancer patients with impaired renal function: A National Cancer Institute Organ Dysfunction Working Group Study. J Clin Oncol. 2003; 21: 2664-2672. PMID: 12860942

13) Takimoto CH, et al. Oxaliplatin pharmacokinetics and pharmacodynamics in adult cancer patients with impaired renal function. Clin Cancer Res. 2007; 13: 4832-4839. PMID: 17699862

14) Nishikawa Y, et al. Accumulation of alpha-fluoro-beta-alanine and fluoro mono acetate in a patient with 5-fluorouracil-associated hyperammonemia. Cancer Chemother Pharmacol. 2017; 79: 629-633. PMID: 28204913

15) 大鵬薬品工業株式会社. ティーエスワン®適正使用ガイド. https://www.taiho.co.jp/medical/brand/ts-1/guide/gu_04-3.html [2022年8月15日参照]

16) Takeuchi M, et al. Prospective evaluation and refinement of an S-1 dosage formula based on renal function for clinical application. Cancer Sci. 2021; 112: 751-759. PMID: 33277781

17) Chabner BA, et al. Threshold methotrexate concentration for in vivo inhibition of DNA synthesis in normal and tumorous target tissues. J Clin Invest. 1973; 52: 1804-1811. PMID: 4719662

18) Rinaldi DA, et al. A phase I evaluation of multitargeted antifolate (MTA, LY231514), administered every 21 days, utilizing the modified continual reassessment method for dose escalation. Cancer Chemother Pharmacol. 1999; 44: 372-380. PMID: 10501910

19) Wiebe S, et al. Influence of Renal Impairment on the Pharmacokinetics of Afatinib: An Open-Label, Single-Dose Study. Eur J Drug Metab Pharmacokinet. 2017; 42: 461-469. PMID: 27436099

20) Kamath AV. Translational pharmacokinetics and pharmacodynamics of monoclonal antibodies. Drug Discov Today Technol. 2016; 21-22: 75-83. PMID: 27978991

21) Zhao B, et al. Brentuximab vedotin, an antibody-drug conjugate, in patients with CD30-positive haematologic malignancies and hepatic or renal impairment. Br J Clin Pharmacol. 2016; 82: 696-705. PMID: 27115790

22) Hillner BE, et al. American Society of Clinical Oncology 2003 update on the role of bisphosphonates and bone health issues in women with breast cancer. J Clin Oncol. 2003; 21: 4042-4057. PMID: 12963702

23) Major P, et al. Zoledronic acid is superior to pamidronate in the treatment of hypercalcemia of malignancy: a pooled analysis of two randomized, controlled clinical trials. J Clin Oncol. 2001; 19: 558-567. PMID: 11208851

24) Anderson K, et al. Role of Bone-Modifying Agents in Multiple Myeloma: American Society of Clinical Oncology Clinical Practice Guideline Update. J Clin Oncol. 2018; 36: 812-818. PMID: 29341831

25) Jamal SA, et al. Effects of denosumab on fracture and bone mineral density by level of kidney function. J Bone Miner Res. 2011; 26: 1829-1835. PMID: 21491487

26) Block GA, et al. A single-dose study of denosumab in patients with various degrees of renal impairment. J Bone Miner Res. 2012; 27: 1471-1479. PMID: 22461041

27) Dave V, et al. Hypocalcemia post denosumab in patients with chronic kidney disease stage 4-5. Am J Nephrol. 2015; 41: 129-137. PMID: 25790847

28) Monge Rafael P, et al. Severe hypocalcemia following denosumab injection in patient with chronic kidney disease. Nefrologia. 2016; 36: 446-448. PMID: 27012438

29) Himelstein AL, et al. Effect of longer-interval vs standard dosing of zoledronic acid on skeletal events in patients with bone metastases: A randomized clinical trial. JAMA. 2017; 317: 48-58. PMID: 28030702

30) Chen J, et al. Meta-analysis of clinical trials to assess denosumab over zoledronic acid in bone metastasis. Int J Clin Pharm. 2021; 43: 2-10. PMID: 32964403

31) Chang HM, et al. Cardiovascular Complications of Cancer Therapy: Best Practices in Diagnosis, Prevention, and Management: Part 2. J Am Coll Cardiol. 2017; 70: 2552-2565. PMID: 29145955

32) Agarwal M, et al. Tyrosine Kinase Inhibitor-Induced Hypertension. Curr Oncol Rep. 2018; 20: 65. PMID: 29931399

33) Saleh L, et al. Role of endothelin in preeclampsia and hypertension following antiangiogenesis treatment. Curr Opin Nephrol Hypertens. 2016; 25: 94-99. PMID: 26717314

34) Zamorano JL, et al. 2016 ESC Position Paper on cancer treatments and cardiovascular toxicity developed under the auspices of the ESC Committee for Practice Guidelines: The Task Force for cancer treatments and cardiovascular toxicity of the European Society of Cardiology (ESC). Eur Heart J. 2016; 37: 2768-2801. PMID: 27567406

35) 日本高血圧学会高血圧治療ガイドライン作成委員会. 日本高血圧治療ガイドライン2019. ライフサイエンス出版；2019.

36) Wasserstrum Y, et al. Hypertension in cancer patients treated with anti-angiogenic based regimens. Cardiooncology. 2015; 1: 6. PMID: 33530150

37) 祖父江伸匡ほか. ベバシズマブによる蛋白尿発現のリスク因子とレニン-アンジオテンシン系抑制薬の影響についての検討. 医療薬学. 2016; 42: 381-386.

総説 7　透析患者に対するがん薬物療法

1　透析とがん薬物療法

1. 血液透析, 腹膜透析の現状

　透析治療の普及やがん治療の進歩により，透析治療とがん薬物療法を並行して受ける患者が増加している。多くの抗がん薬は腎排泄型であるため，腎機能低下・透析患者において抗がん薬の影響には留意が必要である。また，透析により除去される薬物の場合は，基本的には透析後の投与が望ましいので，薬物の透析性の有無の理解が重要である。

　2020 年日本透析医学会統計調査報告によれば，2020 年末における本邦の透析患者は，血液透析が約 34 万人，腹膜透析が約 1 万人いると推定され，毎年増加の一途をたどっており，当面は増加傾向が続くと考えられる。現在，透析患者に対するがん薬物療法についてのエビデンスは限られているものの，今後より適切ながん薬物療法を行うため，現状のエビデンスの確認とともに，今後のエビデンスの蓄積が求められる。

2. がん薬物療法時の透析の選択肢

　がん薬物療法が必要な患者が透析を受けている場合，透析方法の選択について考える必要がある。血液透析と腹膜透析の患者数の違いを反映して，血液透析患者におけるがん薬物療法の施行が多いため，血液透析時のがん薬物療法の方が，これまでのデータの蓄積がある。また，腹膜透析患者においてがん薬物療法が必要になった場合，血液透析へ移行することが多いのが実情である。

　しかしながら，腹膜透析患者におけるがん薬物療法の総説論文においても，これまでの報告の多くが症例報告であるため，十分なエビデンスがないとされてはいるものの，腹膜透析のままがん薬物療法を施行している報告も多い。腹膜透析患者においてがん薬物療法を行う場合は，有害事象のモニタリングや腎排泄型薬物の減量などに注意する必要があると

されている[1]。

2　透析中の薬物動態と用量設定の必要性

　がんを発症した慢性透析患者を対象とした CANDY（CANcer and DialYsis）研究では，治療を受けた患者の 72％は少なくとも 1 つは投与量調整の検討が必要な抗がん薬を投与され，82％は透析後の投与が必要な抗がん薬を投与されていたと報告されている。また，患者の 44％に医原性の薬物毒性が確認され，そのうちの 34％は投与量の調整が必要な薬物によるものであり，17％が透析患者に対する管理推奨事項の存在しない薬物によるものであったと報告されている[2]。現実に，透析患者における薬物動態や用量設定などはまさに重要な点となる。

　薬物は基本的には生体にとって異物であり，代謝および排泄により体外へと処理される。脂溶性の高い薬物は腎臓のみでは排泄が難しく，肝臓で代謝を受け，代謝物や抱合体となって初めて腎臓から排泄される。肝臓から胆汁排泄される一部の薬物を除き，ほとんどの薬物は最終的には腎臓を介して尿中に排泄されているため，透析患者では減量や投与間隔の延長などが必要になる。透析時の薬物動態を考えるうえでは，代謝物の影響も考慮する必要がある。抗がん薬の代謝物の蓄積により発生する予想外の有害事象に注意が必要である。

3　投与量設定, 有害事象への留意

　透析患者における各種抗がん薬の投与についての知見は主に症例ベースの知見に限られていることに留意が必要であるが，以下の有害事象の出現などに注意を払いつつ慎重に投与することが望まれる（各薬剤の詳細については，総説 6 を参照）。

1. 白金製剤

シスプラチンはがん薬物療法のキードラッグの一つで，透析患者はすでに腎機能が廃絶しているため，シスプラチンの腎毒性の重要性は相対的に小さいが，他の有害事象（消化器毒性，骨髄毒性，神経毒性など）への留意が必要である。シスプラチンは投与後，血中で血漿蛋白に結合する結合型と遊離型に分かれ，このうち遊離型シスプラチンが抗腫瘍効果を発揮するとされている。遊離型シスプラチンは透析により除去されるが，組織や蛋白に結合している結合型シスプラチンの大部分は透析を行っても体内に残り，透析後にリバウンドによる再上昇が認められる。したがって，維持透析患者に対してシスプラチン投与後に，タイミングにかかわらず薬物除去目的の透析療法を行うことは推奨されない（詳細はGPS 2を参照）。

カルボプラチンはシスプラチンの抗腫瘍効果を弱めることなく有害事象を軽減することを目的として開発され，シスプラチンに並ぶがん薬物療法のキードラッグである。シスプラチンに比較して安定性があり，血中の蛋白結合率は低く，ほとんどがそのまま尿中に排泄される。そのためそのクリアランス（GFR＋25）にAUCを乗じるCalvert式（総説6の表12）により投与量の計算が広く行われている（GPS 1も参照）。透析患者における投与量設定などの知見は限られているが，GFRに0または5〜10を代入し，投与量を計算して設定し，骨髄抑制などの採血指標をもとに投与量を調整することが選択されうると考えられる。

2. フッ化ピリミジン系代謝拮抗薬

代謝拮抗薬は核酸合成を拮抗阻害することにより殺細胞効果を発揮する薬物で，5-FUやそのプロドラッグ配合剤であるS-1（一般名：テガフール・ギメラシル・オテラシルカリウム配合剤，商品名：ティーエスワン），ゲムシタビンなどがある。5-FUはDNA合成の阻害とRNA機能の阻害により抗腫瘍効果を発揮する薬物であるが，肝代謝を主とするため，透析患者においても減量などは必要なく，比較的安全に投与できると考えられている。ただし，薬物動態試験は行われておらず，エビデンスレベルは高くない。また，透析患者に5-FUを投与した際に高アンモニア血症を発症したという症例報告が複数ある。5-FUの代謝産物 α-フルオロ-β-アラニン（FBAL）は腎排泄であり，透析患者ではFBALが蓄積して高アンモニア血症をきたすことが指摘されているので，注意が必要である[3]。

S-1は5-FUのプロドラッグであるテガフールにギメラシル，オテラシルカリウムを配合した，経口フッ化ピリミジン製剤である。テガフールは肝臓にて5-FUに代謝されて効果を発揮し，ギメラシルは5-FUの異化代謝を阻害し，オテラシルカリウムは5-FUのリン酸化を阻害することで消化管の有害事象を軽減するため，その効果の増強に寄与する。S-1の成分のうち，ギメラシルは腎排泄であり，腎機能低下時は蓄積により5-FUの血中濃度が上昇する可能性がある。原則として，GFR＜30 mL/分ではS-1の投与は避けるべきとされるが，GFR＜30 mL/分の患者においても，体表面積とCCrからS-1投与量を算出する計算式が提唱されている[4]。しかし透析患者での投与について確立されたものはない。

ゲムシタビンはプロドラッグであり，細胞に取り込まれて代謝された後に，DNA合成を阻害することにより効果を発揮する。その多くは，体内で自然に活性をもたない形に代謝されるため，腎機能低下・透析時の減量は不要とされている。ただし，ゲムシタビンの代謝産物であるウラシル体（2′,2′-ジフルオロデオキシウリジン：dFdU）は，腎機能低下時に蓄積しやすく，皮膚障害などの有害事象の増大の可能性があるので，注意が必要である[5]。dFdUは透析で除去可能であるため，透析患者へのゲムシタビン投与も可能とされる。

3. 葉酸代謝拮抗薬

メトトレキサートは葉酸代謝拮抗薬であり，DNA合成の阻害により抗腫瘍効果を発揮する。その多くは未変化体のまま尿中排泄されるため，腎機能低下例ではCCrに基づいた減量を要するが，透析患者においては投与禁忌である。

4. 微小管阻害薬

タキサン系のドセタキセルやパクリタキセルなどは，微小管の重合や形成を阻害する薬物で，主に肝代謝を受ける。そのため，腎障害例，透析時でも減量せずに投与が可能であるとされる。

5. 分子標的治療薬

　がん治療の進歩発展とともに多数の分子標的治療薬が開発され，多くのがん治療において選択されている。透析患者における分子標的治療薬使用に関する大規模な研究の報告はなく，多くは使用経験としての症例報告レベルに留まる。基本的な考えとして，多くの分子標的治療薬は高分子化合物であり，腎臓による排泄を受けず，腎機能によって体内動態が影響を受けないため，透析患者においても減量や投与タイミングなどを考慮することなく使用可能と考えられている。とはいうものの，データの少ない新規薬物なども多いので，通常投与量の半量から開始し，忍容性などをみながら増量するなどの方法も現実的な選択肢となる。

4　補助療法

　がん治療において，直接的な抗がん薬以外にも，その有害事象対策などで使用される薬物は多く，また抗がん薬には分類されないがん治療薬などもある。透析時におけるこれら薬物の使用上の注意点も，実臨床において重要な要素となる。

1. 免疫調節薬

　免疫調節薬にはサリドマイドやレナリドミドがあり，主に多発性骨髄腫の治療などに用いられる。サリドマイドは肝代謝を経て，尿中への排泄ではほとんど代謝物の状態となる。そのため，腎機能低下例はもとより，透析例においても一般に蓄積性はなく，内服後の血中濃度に明らかな差はないとの報告がある[6]。一方，サリドマイドと構造が類似しているレナリドミドは，多くが未変化体として尿中に排泄されるため，腎機能に応じた投与量や投与間隔の調整の必要性があるとされ，透析例では1/5程度の減量投与とし，透析後の投与が望ましいとの報告がある[7]。

2. ビスホスホネート製剤，抗RANKL抗体薬

　がん治療において，骨転移巣の管理のためビスホスホネート製剤や抗RANKL抗体薬が必要な例は多い。また，透析患者においては骨粗鬆症のリスクや血中Ca濃度の管理のため，これらの薬物の使用についての理解は重要である。しかしながら，透析患者（の骨粗鬆症）におけるビスホスホネート製剤，抗RANKL抗体の使用について，十分なデータはないとされていた[8]。その中で透析患者における抗RANKL抗体薬であるデノスマブの使用については，低Ca血症に注意しつつ活性型ビタミンD_3製剤やCa製剤を適宜使用すれば，使用可能で十分に有効であるとの報告がある[9]。ただしこの研究は，悪性腫瘍の既往がない透析患者における，骨粗鬆症の治療目的での60 mg/6ヵ月のデノスマブ投与の検討であり，がんの骨転移に対する使用ではない。今後，透析患者におけるがんの骨転移の治療を目的とする同薬物の使用について，検討が必要である。

3. その他の支持療法薬

　がん薬物療法において，抗がん薬はもちろん重要ではあるが，その有害事象対策としての各種支持療法薬に関しても，腎機能に応じた適切な対応が必要になる。

　急性・遅発性悪心嘔吐に対する予防的制吐療法は抗がん薬治療の継続の観点からきわめて重要である。予防的制吐療法に用いられる基本的な薬物には，副腎皮質ステロイド薬，5-ヒドロキシトリプタミン3（5-HT3）受容体拮抗薬，ニューロキニン1（NK1）受容体拮抗薬などがある。これらの薬物に関しては，透析症例において特に減量は不要であると考えられている。ただし，一般的に広く使用されているメトクロプラミドに関しては，腎機能に応じた投与量設定が必要と考えられており，透析症例においては通常量の半量程度での投与が薦められる。

【文　献】

1) Labaki C, et al. Anti-neoplastic agents for patients on peritoneal dialysis: A systematic review. Crit Rev Oncol Hematol. 2020; 150: 102947. PMID: 32294609

2) Janus N, et al. Management of anticancer treatment in patients under chronic dialysis: results of the multicentric CANDY (CANcer and DialYsis) study. Ann Oncol. 2013; 24: 501-507. PMID: 23038759

3) Nishikawa Y, et al. Accumulation of alpha-fluoro-beta-alanine and fluoro mono acetate in a patient with 5-fluorouracil-associated hyperammonemia. Cancer Chemother Pharma-

col. 2017; 79: 629-633. PMID: 28204913

4) Booka E, et al. Development of an S-1 dosage formula based on renal function by a prospective pharmacokinetic study. Gastric Cancer. 2016; 19: 876-886. PMID: 26304171

5) Venook AP, et al. Phase I and pharmacokinetic trial of gemcitabine in patients with hepatic or renal dysfunction: Cancer and Leukemia Group B 9565. J Clin Oncol. 2000; 18: 2780-2787. PMID: 10894879

6) Eriksson T, et al. Pharmacokinetics of thalidomide in patients with impaired renal function and while on and off dialysis. J Pharm Pharmacol. 2003; 55: 1701-1706. PMID: 14738599

7) Dimopoulos MA, et al. International Myeloma Working Group Recommendations for the Diagnosis and Management of Myeloma-Related Renal Impairment. J Clin Oncol. 2016; 34: 1544-1557. PMID: 26976420

8) Wilson LM, et al. Benefits and Harms of Osteoporosis Medications in Patients With Chronic Kidney Disease: A Systematic Review and Meta-analysis. Ann Intern Med. 2017; 166: 649-658. PMID: 28395318

9) Kunizawa K, et al. Denosumab for dialysis patients with osteoporosis: A cohort study. Sci Rep. 2020; 10: 2496. PMID: 32051451

総説 8　腎移植患者に対するがん薬物療法

1 腎移植患者における　がん治療戦略

腎移植を受けた患者（以下，腎移植レシピエント）において悪性腫瘍が診断された場合，免疫抑制薬の減量や，免疫抑制作用と抗腫瘍作用とを併せ持つ mTOR 阻害薬への変更が，悪性腫瘍の重要な治療戦略として考慮される[1]。しかし，減量する免疫抑制薬の種類や用量は，悪性腫瘍の原発巣，組織型，病期，根治手術や抗がん薬の適応，転移の有無，使用する抗がん薬の種類など，個々の患者の悪性腫瘍の状況により適宜調節する必要がある。

2 免疫抑制薬の減量

免疫抑制薬を減量すれば抗腫瘍効果が期待される一方，移植腎拒絶による腎機能低下が懸念される。移植後リンパ増殖性疾患に対して免疫抑制薬減量を行った 42 例の報告では，減量前後の免疫抑制薬投与量の中央値がシクロスポリン（CyA）450 → 125 mg/日，タクロリムス（TAC）9 → 0 mg/日，アザチオプリン（Aza）100 → 0 mg/日，ミコフェノール酸モフェチル（MMF）2000 → 0 mg/日，プレドニゾロン（PSL）15 → 5 mg/日で，免疫抑制薬減量のみで治療した 30 例では 3.6 週時点で 63％の症例で腫瘍縮小が観察され，39％の症例で拒絶反応を起こしたが，腎機能廃絶に至った症例は 3％であった[2]。

また，腎移植後に血液悪性腫瘍や固形がんと診断された腎移植レシピエント，それぞれ 30 例と 57 例に対して免疫抑制薬の減量を行った 36 例の報告では，減量前後の免疫抑制薬投与量の中央値が CyA 188 → 0 mg/日，TAC 3 → 1.5 mg/日，Aza 100 → 0 mg/日，MMF 1000 → 1000 mg/日，PSL 5 → 10 mg/日で，3.5 年の経過観察中に 6％の症例で拒絶反応を認めたが，ステロイド薬パルス療法で全例回復可能であった[3]。しかし，本研究では多様な抗腫瘍療法と併用された可能性があるため，解釈には注意を要する。抗がん薬が併用される場合，抗がん薬自体が免疫抑制作用をもつことも多いため，免疫抑制薬減量による移植腎拒絶反応の発生率については各患者背景の総合的な判断が必要となる。

皮膚がんにおいては，がんリスクに応じた免疫抑制薬減量法と減量に伴う移植臓器拒絶のリスクに関する分類も提唱されている[4]。

3 mTOR 阻害薬への変更

臓器移植後の免疫抑制薬を mTOR 阻害薬へ変更することにより得られる抗腫瘍効果に関しては複数の臓器での報告があるが[5]，肝移植においては，悪性腫瘍をもつアルコール性肝障害に対する肝移植レシピエントを対象に，エベロリムス非投与群と比較して投与群で OS が有意に延長されたとする，2 つの後ろ向き比較研究がある[6,7]。

しかし，腎移植においては後ろ向き観察研究や症例報告に限られており，mTOR 阻害薬投与群と非投与群との比較による抗腫瘍効果を示した報告はない。悪性腫瘍と診断された腎移植レシピエントのカルシニューリン阻害薬をエベロリムスに変更した，2 つの後ろ向き観察研究（21 例を 108 ヵ月観察，および 25 例を 18 ヵ月観察）では，いずれも全例で拒絶やがん死はなかったと報告されている[8,9]。

4 薬物相互作用による代謝拮抗

抗がん薬の投与時には，免疫抑制薬と抗がん薬の薬物相互作用により，代謝が拮抗して両薬物の血中濃度が変化し，免疫抑制効果や抗腫瘍効果の減弱，移植腎機能低下，抗がん薬による有害事象の増強が懸念されるが，エビデンスを評価できる報告はない。肝代謝酵素の一つである CYP3A4 で代謝されるタキサン系，ビンカアルカロイド系，アビラテロン，

BRAF 阻害薬，アロマターゼ阻害薬，VEGF 阻害薬などが，CYP3A4 を共有する免疫抑制薬のシクロスポリン，タクロリムス，シロリムス，エベロリムスと理論上は代謝拮抗し，両者の血中濃度が不安定になる可能性がある[1,10]。また，シクロスポリンは P 糖蛋白や乳がん抵抗性蛋白質（BCRP）などの ATP 結合カセット（ABC）トランスポーターの阻害薬であり，多くの抗がん薬はこれらの基質となるため，抗がん薬の血中濃度が不安定になる可能性がある[11]。

5 抗がん薬の移植腎機能への影響

　抗がん薬そのものの移植腎機能への影響を考慮することも重要である。腎移植レシピエントの移植腎機能は eGFR が 30 ～ 40 mL/分/1.73 m^2 程度で蛋白尿を伴うことが多く，CKD の範疇に入るため，シスプラチンなどの使用時には通常の CKD 患者と同様，減量や薬物変更を考慮する必要がある。また，VEGF シグナルの阻害薬は，内皮細胞障害による TMA をきたすこと，糸球体係蹄壁の糸球体上皮細胞（podocyte）を傷害し蛋白尿をきたすことが知られているが，移植腎はより影響を受けやすいという懸念がある。腎移植レシピエントにベバシズマブを投与し，著明な蛋白尿から移植腎機能低下をきたした症例が複数報告されており[10,12,13]，症例の集積が待たれる。また，ICI の使用では，免疫賦活作用により投与後 21 日程度で高率に移植腎拒絶反応が惹起され移植腎廃絶が発生しうることが報告されている（詳細は CQ 5 を参照）[14]。

【文　献】

1) Krisl JC, et al. Chemotherapy and Transplantation: The Role of Immunosuppression in Malignancy and a Review of Antineoplastic Agents in Solid Organ Transplant Recipients. Am J Transplant. 2017; 17: 1974-1991. PMID: 28394486

2) Tsai DE, et al. Reduction in immunosuppression as initial therapy for posttransplant lymphoproliferative disorder: analysis of prognostic variables and long-term follow-up of 42 adult patients. Transplantation. 2001; 71: 1076-1088. PMID: 11374406

3) Hope CM, et al. Reductions in immunosuppression after haematological or solid organ cancer diagnosis in kidney transplant recipients. Transpl Int. 2015; 28: 1332-1335. PMID: 26174703

4) Otley CC, et al. Reduction of immunosuppression for transplant-associated skin cancer: expert consensus survey. Br J Dermatol. 2006; 154: 395-400. PMID: 16445766

5) Holdaas H, et al. Everolimus and Malignancy after Solid Organ Transplantation: A Clinical Update. J Transplant. 2016; 2016: 4369574. PMID: 27807479

6) Gomez-Camarero J, et al. Use of everolimus as a rescue immunosuppressive therapy in liver transplant patients with neoplasms. Transplantation. 2007; 84: 786-791. PMID: 17893613

7) Thimonier E, et al. Conversion to everolimus dramatically improves the prognosis of de novo malignancies after liver transplantation for alcoholic liver disease. Clin Transplant. 2014; 28: 1339-1348. PMID: 25081431

8) Chiurchiu C, et al. Results of the conversion to everolimus in renal transplant recipients with posttransplantation malignancies. Transplant Proc. 2010; 42: 277-279. PMID: 20172329

9) González E, et al. Everolimus represents an advance in immunosuppression for patients who have developed cancer after renal transplantation. Transplant Proc. 2009; 41: 2332-2333. PMID: 19715911

10) Kasherman L, et al. Angiogenesis Inhibitors as Anti-Cancer Therapy Following Renal Transplantation: A Case Report and Review of the Literature. Curr Oncol. 2021; 28: 661-670. PMID: 33499164

11) Sparreboom A, et al. Pharmacogenomics of ABC transporters and its role in cancer chemotherapy. Drug Resist Updat. 2003; 6: 71-84. PMID: 12729805

12) Cheungpasitporn W, et al. Intravitreal Antivascular Endothelial Growth Factor Therapy May Induce Proteinuria and Antibody Mediated Injury in Renal Allografts. Transplantation. 2015; 99: 2382-2386. PMID: 25905984

13) Müsri FY, et al. Experience of bevacizumab in a patient with colorectal cancer after renal transplantation. J Cancer Res Ther. 2015; 11: 1018-1020. PMID: 26881574

14) Nguyen LS, et al. Transplant rejections associated with immune checkpoint inhibitors: A pharmacovigilance study and systematic literature review. Eur J Cancer. 2021; 148: 36-47. PMID: 33721705

GPS 1　腎機能に基づくカルボプラチン投与量設定を行うか?

成人がん患者へのカルボプラチン投与においては，目標とするAUCを設定したうえで，腎機能に基づいて投与量を決定する。この腎機能に基づく投与量設定法が，体表面積に基づく一般的な方法と比較して，治療効果を高めかつ副作用を軽減するというエビデンスを評価できる論文はないものの，この方法は合理的であり，臨床試験や日常臨床では広く普及している。(合意率100%，投票27名，合意27名)

背景と目的

　カルボプラチンの消失クリアランスはGFRと強く相関している[1]。また，遊離型カルボプラチンのAUCと投与量との間には線形性が認められている[2]。体内薬物曝露量の指標であるAUCと血液毒性および抗腫瘍効果とはよく相関しており，目標とするAUCを設定したうえでGFRに基づいて投与量を決定する方法が広く普及している。Calvert式においてGFR値はCCr値で代用することが多い。本項では，日常臨床で用いられている，腎機能に基づくカルボプラチンの投与量設定の妥当性について検討した。

解　説

Calvert式による投与設計

　カルボプラチンは肺がんや婦人科がんなどの標準治療として用いられる白金製剤である。カルボプラチンの消失クリアランスはGFRと強く相関している[1]。また，遊離型カルボプラチンのAUCと投与量との間に線形性が認められている[2]。Calvertらは，このような薬物動態的な特徴に基づいて，患者の実測GFRと目標のAUCからカルボプラチンの投与量を算出する式(**表14**)を作成した[3]。

　体表面積に基づく投与量でカルボプラチンが投与された卵巣がん患者を対象とし，Calvert式で逆算して求めたAUCを解析した研究によると，カルボプラチンの抗腫瘍効果はAUC値5～7mg・分/

表14　カルボプラチンの投与量調整法(Calvert式)

$$D = 目標AUC \times (GFR + 25)$$

D：投与量(mg)，AUC：血中濃度曲線下面積(mg/mL×分)

Calvert AH, et al. J Clin Oncol 1989; 7: 1748-56[3] より作表

mLでほぼ頭打ちとなったが，血小板減少など血液毒性はAUC値17mg・分/mLまでの範囲でシグモイド状に増加が示された[4]。そのため多くの固形がんの標準治療におけるカルボプラチンの投与量は目標AUC値が5～7mg・分/mLで設定されることが多く，その用量算出においてCalvert式が広く用いられている。そのほか，Egorinら[5,6]，Chatelutら[7]も同様に腎機能に基づくカルボプラチンの投与量計算式を作成しているが，計算が複雑であることからあまり用いられていない。いずれにせよ，目標AUCを設定しGFRに基づいて投与量を決定する方法は合理的であるが，体表面積に基づいて投与量を決定する方法と比較した前向き臨床試験は存在せず，エビデンスを評価できる論文は十分でない。

GFR値のCCr値による代用

　また，Calvert式の作成過程ではCr(クロム)の放射性同位元素[51]Crで標識したEDTA(エチレンジアミン四酢酸)のクリアランス測定による実測GFRが用いられた。本邦ではGFRのゴールドスタンダードであるイヌリンクリアランスが保険診療で測定できるが，その手順が煩雑で患者と医療従事者の負担が大きいと考えられていることから，実臨床においてはCalvert式のGFR値をCCr値で代用してカルボプラチンの投与量を算出することが多い。

　本邦では1990年代半ば以降，ほとんどの医療施設において酵素法が使用されている。よってCalvert式のGFR値を酵素法で求めたCCr値で代用するとカルボプラチンが過量投与となる危険がある。そのため，血清Cr値に0.2を加えて，Jaffe法による血清Cr値へ補正して求めたCCr値を使用することが提唱されている[8]。一方，2008年に日本腎臓学会より「日本人のGFR推算式」が発表され

て以降[9]，本推算式から得られる eGFR を Calvert 式に用いることも可能になった。しかし，本推算式で得られる eGFR 値は標準体表面積 1.73 m² あたりの値（mL/分/1.73 m²）であるため，Calvert 式に用いる際には患者の体表面積（BSA）値を用いて BSA/1.73 を乗じ，個々の患者の GFR 値（mL/分/body）を求めなければならない。

CCr の測定法

米国においてこれまで血清 Cr 値は Jaffe 法にて測定されていたが，2010 年末までに血清 Cr 値測定法は同位体希釈質量分析法（IDMS 法）に準じた測定法に移行することとなり，真の血清 Cr 値が臨床で用いられるようになった。これにより血清 Cr 値が約 0.2 mg/dL 低下したことから，これまでどおり Calvert 式の GFR 値に CCr 値を代用するとカルボプラチンの投与量は過剰に見積もられた。それに伴って，米 FDA はカルボプラチンの過量投与を回避するために，Calvert 式に用いる GFR の上限値（125 mL/分）を設定し，AUC が 4，5，6 mg・分/mL でのカルボプラチン投与量上限値をそれぞれ 600，750，900 mg として使用するよう通知した。また過量投与を防ぐために血清 Cr 値に下限値を設けることも行われることがある。

最近の臨床試験では Calvert 式に GFR 値を用いないものがある。例えば，非小細胞肺がんを対象とした KEYNOTE-189 試験（カルボプラチン・ペメトレキセド・ペムブロリズマブ療法）[10] や KEYNOTE-407 試験（カルボプラチン・パクリタキセル・ペムブロリズマブ療法）[11] である。これらの試験では Calvert 式に酵素法で求めた CCr 値を用いて投与量を算出している。これまでの考えでは Calvert 式の GFR 値を酵素法で求めた CCr 値で代用するとき，血清 Cr 値に 0.2 を加えて Jaffe 法による血清 Cr 値へ補正すべきであった。しかし KEYNOTE-189 試験や KEYNOTE-407 試験のように，臨床試験において Calvert 式に CCr 値を用いて投与している場合は，その試験の方法に準じてカルボプラチンの投与量を決定する必要がある。

体格，腎機能とクリアランス

Calvert 式の「GFR + 25」はカルボプラチンの総クリアランスに相当しており，そのうち「GFR」は腎クリアランス，定数「25」は非腎クリアランスに相当する。非腎クリアランスは主に体格の大きさに依存する。Calvert 式は英国で作成されており，白人と比較して平均的な体格が小さい日本人に対して Calvert 式を用いる場合は，非腎クリアランスは定数 25 よりも小さくなり，「15」という報告がある[12]。

Calvert 式は GFR が 33 ～ 135 mL/分の患者を対象としているが，実際には大半の患者が 60 ～ 100 mL/分の範囲に分布している集団での研究結果から導かれたものである。したがって，GFR がこの範囲から外れる例では算出される投与量の精度が落ちることが予測される。また，重症の腎不全患者において本式が使用できるかどうかは不明である。さらに非腎クリアランスは定数 25 よりも小さくなるとされている[13]。よって重度の腎機能低下例では GFR と比較して相対的に非腎クリアランスの割合が高くなるため，カルボプラチンが過量投与になる可能性があるので，注意しなければならない。

カルボプラチン投与設計時の問題点

CCr の推算式には Cockcroft-Gault 式の他にも Jelliffe 式が，GFR の推算式には欧米の MDRD 式，CKD-EPI 式，Wright 式，本邦の GFR 推算式（eGFR）がある。これらの推算式を用いる場合には人種差や病態など患者背景，血清 Cr 値測定法の違いに注意しなければならない。また，推算式の使用は血清 Cr 値が安定していることが前提であり，腎不全の急性期など腎機能の変動が大きいときや，サルコペニアや低栄養状態など極端に筋肉量が減った状態では，腎機能が過大評価される。

また，カルボプラチンの臨床試験を解釈する際に，Calvert 式の GFR に代用した値は，どの方法で血清 Cr 値が測定され，どの計算式が使用されたのか，GFR 値の上限値設定の有無や血清 Cr 値の下限値設定の有無などについて留意する必要がある。各計算方法で推算値は大きく異なることもあり，用いる計算式の種類によって実際の臨床効果にどの程度の影響を与えるのかは不明である。

【文　献】

1) Harland SJ, et al. Pharmacokinetics of cis-diammine-1,1-cyclobutane dicarboxylate platinum(II) in patients with normal and impaired renal function. Cancer Res. 1984; 44: 1693-1697. PMID: 6367971

2) Calvert AH, et al. Phase I studies with carboplatin at the Royal Marsden Hospital. Cancer Treat Rev. 1985; 12 Suppl: 51-57. PMID: 3910222

3) Calvert AH, et al. Carboplatin dosage: prospective evaluation of a simple formula based on renal function. J Clin Oncol. 1989; 7: 1748-1756. PMID: 2681557

4) Jodrell DI, et al. Relationships between carboplatin exposure and tumor response and toxicity in patients with ovarian cancer. J Clin Oncol. 1992; 10: 520-528. PMID: 1548516

5) Egorin MJ, et al. Pharmacokinetics and dosage reduction of cis-diammine(1,1-cyclobutanedicarboxylato)platinum in patients with impaired renal function. Cancer Res. 1984; 44: 5432-5438. PMID: 6386150

6) Egorin MJ, et al. Prospective validation of a pharmacologically based dosing scheme for the cis-diamminedichloroplatinum(II) analogue diamminecyclobut anedicarboxylatoplatinum. Cancer Res. 1985; 45: 6502-6506. PMID: 3904984

7) Chatelut E, et al. Prediction of carboplatin clearance from standard morphological and biological patient characteristics.

J Natl Cancer Inst. 1995; 87: 573-580. PMID: 7752255

8) Ando Y, et al. Adjustment of creatinine clearance improves accuracy of Calvert's formula for carboplatin dosing. Br J Cancer. 1997; 76: 1067-1071. PMID: 9376268

9) Matsuo S, et al.; Collaborators developing the Japanese equation for estimated GFR. Revised equations for estimated GFR from serum creatinine in Japan. Am J Kidney Dis. 2009; 53: 982-992. PMID: 19339088

10) Gandhi L, et al.; for the KEYNOTE-189 Investigators. Pembrolizumab plus Chemotherapy in Metastatic Non-Small-Cell Lung Cancer. N Engl J Med. 2018; 378: 2078-2092. PMID: 29658856

11) Paz-Ares L, et al.; for the KEYNOTE-407 Investigators. Pembrolizumab plus Chemotherapy for Squamous Non-Small-Cell Lung Cancer. N Engl J Med. 2018; 379: 2040-2051. PMID: 30280635

12) Shimokata T, et al. Prospective evaluation of pharmacokinetically guided dosing of carboplatin in Japanese patients with cancer. Cancer Sci. 2010; 101: 2601-2605. PMID: 20860621

13) Oguri T, et al. Extension of the Calvert formula to patients with severe renal insufficiency. Cancer Chemother Pharmacol. 2015; 76: 53-59. PMID: 25957958

GPS 2　維持透析患者へのシスプラチン投与後の薬物除去目的の透析を行うか？

組織や蛋白に結合しているシスプラチンの大部分は透析を行っても体内に残り，透析後にリバウンドによる血中濃度の再上昇が認められる。そのため，維持透析患者に対してシスプラチン投与後に薬物除去目的の透析療法は行わない。（合意率 100%，投票 27 名，合意 27 名）

背景と目的

維持透析患者ではシスプラチン投与後に薬物が体内に蓄積し，副作用を発生させる可能性があり，その副作用を回避することを目的に透析が行われることがある。本項では，シスプラチンの投与後に薬物除去目的で透析療法を行うことの有効性について評価した。

解　説

シスプラチンの薬物動態

シスプラチンは DNA の鎖内や鎖間で架橋をつくり，DNA の複製や転写を阻害することで抗腫瘍効果を発揮する注射抗がん薬である。投与後，約 4 時間で 90 ％以上が血漿蛋白と不可逆的に共有結合する。シスプラチンによる抗腫瘍活性と毒性は血漿蛋白非結合型，すなわち遊離型シスプラチンによるものである。シスプラチンは腎臓，肝臓，腸管，精巣に高濃度に移行するが，脳への移行は不良である。胆汁中への排泄や腸管からの分泌はほとんどなく腎排泄型であるが，単回投与では尿中累積回収率は投与終了 5 日目でも 30 ％程度であり，体内に残存することが判明している。シスプラチンの副作用である腎機能低下については，すでに腎機能が廃絶している透析患者の場合，問題とならない。一方，骨髄毒性，消化器毒性，神経毒性などには注意が必要である。

投与後の透析による遊離型の除去

血漿蛋白に結合せず主に血管内に分布する（蛋白結合率が低い）薬物は透析で除去されやすい。さらに分子量が小さい薬物ほど透析での除去を期待できる。透析患者に対するシスプラチン投与については，投与後 30 ～ 60 分経過してから透析を行い，良好な治療成績を得た症例報告がある[1-3]。シスプラチン投与後に透析を行うことにより抗腫瘍効果のある遊離型シスプラチンが除去されると，効果が減弱する恐れがある。しかし，シスプラチンは細胞周期非特異的に作用し，そのため高濃度シスプラチンを持続投与しなくとも効果は発現すると考えられる。したがって，シスプラチンの投与後 30 ～ 60 分経過してから透析を行うことは，有効性・安全性の観点から合理的と思われるが，そのエビデンスを評価できる論文はない。イタリア腫瘍学会およびイタリア腎臓学会の推奨文書には，シスプラチンを含む多剤併用療法を透析患者に対して実施する場合，「シスプラチン投与後 60 分経過してから透析を行うこと」との記載がある[4]。しかし一方で，透析により遊離型シスプラチンが急激に除去された場合でも，蛋白結合したシスプラチンが解離してその減少分を埋め合わせることはないことから，「透析後に 25 ～ 50 ％に減量して投与すること」とも記載されている[4]。いずれにしてもイタリア腫瘍学会およびイタリア腎臓学会の推奨において，シスプラチン投与後に薬物除去目的の透析を行うことの是非については明確に記載されていない。

透析患者にシスプラチンを投与して薬物動態を系統的に調べた研究は，症例報告以外にはほとんどない。宮川らは維持透析中に胃がんを発症した 5 例にシスプラチンを投与し，薬物動態を調べた結果を報告している。透析開始と同時投与した場合，遊離型シスプラチンの血中濃度は急速に低下し，ダイアライザー通過後の血中濃度は測定感度以下となる。結合型シスプラチンの血中濃度は初期に比較的急峻な変化を示した後，ゆるやかに下降した。投与後 1 時間経過してから透析開始した場合でも，遊離型・結合型シスプラチンの血中濃度は基本的に上記と同様の動きを示した。しかし，5 例のうちどの症例で透

析開始と同時に投与し，どの症例で投与後1時間経過して透析開始したかは明記されていない[5]。また，宮川らは同年に維持透析患者の胃がん症例2例におけるシスプラチンの薬物動態の報告を行っているが，上記の5例の報告と同一症例かどうかは不明である[6]。

リバウンドによる濃度再上昇

遊離型シスプラチンについては透析により除去可能であるが，結合型は除去が難しく毒性につながることから，透析患者においては50〜75%程度まで減量して実施しているとの報告がある[7]。シスプラチン投与後，薬物除去目的に約3.5〜4時間の透析を行った場合も，除去されるのは主に遊離型であり，投与されたシスプラチン全体の10%前後しか除去されない[8]。そのため，シスプラチン投与後に透析を行った場合もシスプラチンの蓄積に注意が必要である。透析後はリバウンドにより遊離型シスプラチンの血中濃度は再上昇する[1]。また累積シスプラチン量が多くなると透析による除去率が低下するとされている[7,9]。

このように，透析により遊離型シスプラチンは除去されても，組織や蛋白に結合しているシスプラチンの大部分は体内に残り，透析後にリバウンドにより血中濃度が再上昇すると考えられる。したがって，前回のガイドラインの見解と相違はなく，本GPS 2

において，「維持透析患者に対してシスプラチン投与後に薬物除去目的の透析療法は行わない」とする。

今後の課題

シスプラチンの血中濃度を測定することが困難なため，その代替手段として原子吸光法によってプラチナ濃度を測定しているケースが多い。すなわち，蛋白結合しているプラチナを結合型シスプラチン，結合していないプラチナを遊離型シスプラチンとして代替している。しかし，結合型・遊離型ともにシスプラチンの構造を保っているか，分解されているかは不明であるため，プラチナとしての濃度推移としては正しいが，結合型シスプラチン・遊離型シスプラチンの濃度として正しい数値を示しているかどうかは，わからないのが現状である。今後，シスプラチンとしての血中濃度測定およびシスプラチン分解物の活性の有無を測定することで，さらなる知見を得ることができる。

また，透析患者でのシスプラチン投与は50〜75%程度まで減量して実施している報告があるが[7]，シスプラチンを全量で投与している報告もある[10]。dose-intensityを落とさないためにシスプラチンを全量投与し，副作用を最小限に抑えるために投与直後に透析を行うことの有益性についても，今後の検討課題である。

【文　献】

1) 新井陽子ほか. 血液透析中の慢性腎不全患者に合併した進行食道癌に対して5-Fluorouracil+cis-dichlorodiammineplatinum+放射線照射同時併用療法が有効であった1例. 日本消化器病学会雑誌. 2008；105：1482-1488.

2) 濱田毅ほか. 低用量FP（5-Fluorouracil+cis-dichlorodiammineplatinum）・放射線併用療法で完全奏功が得られた腎不全透析患者の食道癌の1例. Prog Dig Endosc. 2009；75：60-61.

3) 横山聡ほか. CPT-11＋CDDP療法により長期の無増悪生存期間が得られた血液透析中の進行胃癌の1例. 癌と化学療法. 2012；39：817-820.

4) Pedrazzoli P, et al. Management of patients with end-stage renal disease undergoing chemotherapy: recommendations of the Associazione Italiana di Oncologia Medica (AIOM) and the Società Italiana di Nefrologia (SIN). ESMO Open. 2017; 2: e000167. PMID: 29209521

5) 宮川正昭ほか. 慢性腎不全維持透析患者におけるcis-diamminedichloroplatinum（CDDP）の体内動態. 癌と化学

療法. 1987；14：2491-2495.

6) 宮川政昭ほか. 維持透析患者に合併した胃癌に対するCisplatinumを主体とした化学療法の検討. 腎と透析. 1987；23：179-182.

7) Janus N, et al. Proposal for dosage adjustment and timing of chemotherapy in hemodialyzed patients. Ann Oncol. 2010; 21: 1395-1403. PMID: 20118214

8) Gouyette A, et al. Kinetics of cisplatin in an anuric patient undergoing hemofiltration dialysis. Cancer Treat Rep. 1981; 65: 665-668. PMID: 7195773

9) Lichtman SM, et al. International Society of Geriatric Oncology (SIOG) recommendations for the adjustment of dosing in elderly cancer patients with renal insufficiency. Eur J Cancer. 2007; 43: 14-34. PMID: 17222747

10) Amagai H, et al. Pharmacokinetics of cisplatin in an esophageal cancer patient on hemodialysis who was treated with a full-dose cisplatin-fluorouracil regimen: A case report. J Oncol Pharm Pract. 2019; 25: 1767-1775. PMID: 30304984

CQ4 透析患者に対する免疫チェックポイント阻害薬の使用は推奨されるか？

透析患者に免疫チェックポイント阻害薬（ICI）を使用した症例報告の集積により，安全性に関する一定の情報が得られ，腎細胞がんにおいては分子標的治療薬よりも奏効率が高い可能性があることも示されたため，透析患者に対するICIの使用は推奨される。

推奨グレード 行うことを弱く推奨する(提案する)(合意率92.6%, 投票27名, 合意25名)

推奨に関連する価値観や好み
（検討した各アウトカム別に一連の価値観を想定する）

ICIが一般的にがん治療に用いられるようになってまだ日が浅く，透析患者におけるエビデンスを評価できる論文は乏しい。観察研究も報告がない本領域においては，症例報告の集積情報を参考にする必要があり，評価が可能なアウトカムは限定される。また，アウトカムを比較するためにはがん種を特定する必要があるため，本CQでは報告数が多い腎細胞がんに焦点を当てて検討を行った。

ICIを使用した場合のOSやPFSは，がん患者に関して最も重要視される益のアウトカムである。しかしながら，これらの情報は症例報告から収集できないケースが多かったため評価していない。

奏効率は症例報告からも収集可能な益のアウトカムである。一般的な重要度はOSより低いものの，ICIの奏効率が分子標的治療薬の奏効率よりも高いことは有益であると評価した。

irAEの発生率は，症例報告からも収集可能な害のアウトカムであるが，直接的な比較対象が存在しないことから評価が困難であった。分子標的治療薬によるグレード3以上の有害事象と比較した場合，ICIにおける有害事象の発生率が低い傾向を示したことは有益であると評価した。

透析患者におけるICIの奏効率やirAEの発生率について，腎代替療法を施行していない一般人口と比較して顕著な差がなかったことを確認し，透析患者におけるICIの治療が害ではないと評価した。

CQに対するエビデンスの総括
（重大なアウトカム全般に関する全体的なエビデンスの強さ）

［エビデンスの確実性：D（非常に弱い）］

推奨の強さを決定するための評価項目

1. 推奨の強さの決定に影響する要因
アウトカム全般に関する全体的なエビデンスが強い
［判定：いいえ］

エビデンスの確実性はD（症例報告の集積）である。また，OSは評価が困難であり，奏効率と有害事象の発生率のみで判断した。

益と害のバランスが確実
［判定：いいえ］

益のアウトカムである奏効率は腎細胞がんにおける他の治療成績と比較して高い傾向が認められる。また，害のアウトカムとしてirAEの発生率が報告されており，これには比較対象が存在しないが，非透析患者におけるirAEの発生率を参照するとほぼ同様の発生率であった。以上より，益が上回る可能性が高いと判断したものの，評価可能なアウトカムが限られている。

2. 推奨の強さに考慮すべき要因
・患者の価値観や好み，負担の確実さ（あるいは相違）
・正味の利益がコストや資源に十分見合ったものかどうかなど

ICIの選択により，殺細胞性抗がん薬や分子標的治療薬では生じることがないirAEのリスクが問題となる。irAEは注意が必要な有害事象であり，重

篤なものでは致命的な障害を受ける可能性もある。このリスクをどの程度に捉えるかは患者の価値観に大きく影響される。また，ICI は薬価が高額であり，薬剤費用に対して得られる生存期間が明確ではないという点を治療選択にどの程度考慮するかは，患者の価値観によって異なる。

推奨解説

背景と目的

　本邦の透析患者は特定のがんの発症率が一般人口と比較して高いことが知られている[1]。その要因としては，年齢などの一般的な危険因子に加え，透析導入後早期にがんが発見されることが多いことから，CKD に起因する危険因子が関連する可能性が示唆されている。透析患者では腎細胞がん，尿路上皮がんなどの泌尿器系がんの SIR が高く[2]，本邦のICI の適応の取得状況から考えても，透析施行中のがん患者に ICI を使用する可能性が十分にあり，透析人口と高齢化に伴うがん罹患者数の両方の増加が進む本邦においても重要な課題となる。

対　象

　本 CQ では，透析患者の抗がん薬選択に活用されることを想定し，透析患者を対象として ICI の有用性を ICI 以外の治療を行った患者と比較するためのシステマティックレビューを行った。その結果，観察研究は検出されず，症例報告が 24 報，症例報告に基づくレビューが 3 報検出された。本 CQ 検討グループではこれらの症例報告の集積情報に基づき推奨を検討した。

生存期間

　ICI による治療を受ける際に期待する最大のアウトカムは OS の延長である。次いで，PFS の延長も推奨につながる重要度の高い情報である。われわれが行ったシステマティックレビューでは観察研究が検出されず，症例報告のみであったため，OS やPFS に関する記述がある文献はわずかであった。本CQ におけるこれらのアウトカムは評価することができなかったため，今後の研究が必要である。

抗がん薬としての奏効率

　多くの症例報告で収集可能な益のアウトカムとして奏効率に着目した。システマティックレビューで検出された症例報告 24 報 67 症例（腎細胞がん 26例，メラノーマ 9 例，肺がん 8 例，泌尿器・生殖器がん 7 例，尿路上皮がん 4 例，その他 13 例）に基づく本 CQ 検討グループの集計では，最も報告数の多い腎細胞がんの症例において，ICI による奏効率が 46.2％であった。比較対象として，ICI と同様に腎細胞がんの一次治療に用いられる各種分子標的治療薬による治療を受けた透析患者の情報を参照すると，スニチニブによる奏効率は 33.3％，mTOR 阻害薬による奏効率は 4.4％，アキシチニブによる奏効率は 15.4％であることが，症例報告の集積により報告されている[3]。症例報告の集積による比較であるため確実性は低いものの，いずれの分子標的治療薬の奏効率と比較しても ICI による奏効率が高い傾向がある。また，一般人口の腎細胞がん患者におけるICI の奏効率は，ニボルマブ単剤治療で 25.1％[4]，ニボルマブ＋イピリムマブ併用療法で 41.3％[5] であることを考慮すると，透析患者は ICI の奏効率が低い集団ではないことが示唆される。

免疫関連有害事象

　ICI において irAE の発現率は注目すべき害のアウトカムである。システマティックレビューで検出された症例報告 24 報 67 症例に基づく本 CQ 検討グループの集計では，70.1％の症例に何らかの irAEの発現が報告されており，17.9％の症例にグレード3 以上の重篤な irAE が報告された。irAE は ICI 固有の有害事象であり，ICI 以外の治療と比較することができない。参考となる情報として，分子標的治療薬による治療を透析患者に施行した場合の有害事象の発生率と，ICI による治療を非透析患者に施行した場合の irAE の発生率を示す。評価可能な文献のみの集計ではあるが，分子標的治療薬による治療を透析患者に施行した場合のグレード 3 以上の有害事象は，スニチニブでは 26.8％，エベロリムスでは 23.5％，テムシロリムスでは 23.5％，アキシチニブでは 15.4％の患者に認められた[3]。非透析患者の irAE の発生率は，前述の一般人口の腎細胞がん患者に対するニボルマブ単剤治療の試験において79％の患者に治療関連有害事象が認められ，19％の

患者にグレード 3 以上の重篤な有害事象が生じたと報告されている[4]。同様にニボルマブ＋イピリムマブ併用療法の試験においても治療関連有害事象は94％，グレード 3 以上の重篤な有害事象は 47％の患者に認められた[5]。これらの発生率は直接比較できるものではなく，がん種や薬物によってもその発生率は異なるが，透析患者は irAE を含む治療関連有害事象の発生率が極度に高い集団ではない可能性がある。

　本 CQ では，QOL の改善に関わるアウトカムを調査することができなかった。QOL の改善は患者の治療選択に大きく影響を及ぼす因子であり，今後の研究が必要である。

結論と課題

　全体の推奨度として，エビデンスを評価できる論文は存在しないものの，症例報告の集積から一部のアウトカムについては低い確実性のもとで評価する

ことができた。透析患者に対する ICI の奏効率は，腎細胞がんの患者において ICI 以外の標準治療の奏効率よりも高い可能性がある。また，比較対象はないものの透析患者における irAE の発生率が明らかになり，安全性が明らかにされつつある。以上より，本 CQ 検討グループでは，ICI によって得られる効果を害のアウトカムが上回らないと考え，透析患者に対して ICI は推奨されると判断した。

　本 CQ にはエビデンスを評価できる論文がなく，症例報告のみでしか情報が得られていない。一定の確実性を得るためには，少なくとも患者背景の整合が得られた観察研究の実施が必要である。また，OS や PFS などのアウトカムの評価を ICI と ICI 以外の薬物で比較する試験も必要である。さらに，透析患者に好発する irAE を解析することで，安全性の向上のためにモニタリングする項目を特定するとともに，irAE に関連する診療科との緊密な連携体制を構築することができる。

【文　献】
1) 海津嘉蔵ほか. 血液透析患者とがんの関係. 診断と治療. 2013；101：1071-1076.
2) 海津嘉蔵ほか. 透析患者における悪性腫瘍の疫学. 秋澤忠男監修, 衣笠えり子ほか. 変革する透析医学. 医薬ジャーナル社；2012. p.333-340.
3) Klajer E, et al. Targeted and immune therapies among patients with metastatic renal carcinoma undergoing hemodialysis: A systemic review. Semin Oncol. 2020; 47: 103-116. PMID: 32522380

4) Motzer RJ, et al.; for the CheckMate 025 Investigators. Nivolumab versus Everolimus in Advanced Renal-Cell Carcinoma. N Engl J Med. 2015; 373: 1803-1813. PMID: 26406148
5) Motzer RJ, et al.; for the CheckMate 214 Investigators. Nivolumab plus Ipilimumab versus Sunitinib in Advanced Renal-Cell Carcinoma. N Engl J Med. 2018; 378: 1277-1290. PMID: 29562145

CQ 5　腎移植患者に対する免疫チェックポイント阻害薬の使用は推奨されるか？

腎移植後の皮膚扁平上皮がんにおいては，免疫チェックポイント阻害薬（ICI）が他の治療法よりも全生存期間をより延長させ，奏効率も顕著に高いことが示されているため，特に同がんに対しての ICI の使用は推奨される。一方，腎移植後の患者では ICI の使用により拒絶反応の発生率が顕著に高まることが知られているが，mTOR 阻害薬を含む免疫抑制薬の多剤併用を継続することで拒絶反応が抑制される可能性がある。

推奨グレード　行うことを弱く推奨する（提案する）（合意率100%, 投票27名, 合意27名）

推奨に関連する価値観や好み
（検討した各アウトカム別に一連の価値観を想定する）

　ICI が一般的にがん治療に用いられるようになってまだ日が浅く，本領域におけるエビデンスを評価できる論文は乏しい。観察研究についても報告が限定される本領域においては，症例報告の情報も可能なかぎり評価すべきであると考えた。また，アウトカムを比較するためにはがん種を特定する必要があるため，本 CQ では報告数が多いメラノーマと非メラノーマの皮膚扁平上皮がんに焦点を当てて検討を行った。

　ICI を使用した場合の OS や PFS の延長は，限定的な観察研究ではあるが報告されており，重要な益のアウトカムとして評価した。

　奏効率は一般的な重要度は OS より低いものの，症例報告からも収集可能な限られた益のアウトカムであるため，益のバランスのために考慮した。

　ICI を適用することにより貴重な移植腎を失うことやそれにつながる拒絶反応が発現することは，移植患者において重要な害のアウトカムであり，重点を置いて評価したが，具体的な回避策を見出せる場合にはアウトカムのバランスを考慮することとした。

　irAE の発生率は症例報告からも収集可能な害のアウトカムであるが，直接的な比較対象が存在しないことから評価が困難であった。腎移植患者と非移植患者の irAE の発生率を記述することで害のアウトカムの参考情報とした。

　腎移植患者における ICI の奏効率や irAE の発生率が，腎代替療法を施行していない一般人口と比較して顕著な差がなかったことを確認し，腎移植患者における ICI の治療が害ではないことを評価した。

CQ に対するエビデンスの総括
（重大なアウトカム全般に関する全体的なエビデンスの強さ）

［エビデンスの確実性：C（弱い）］

推奨の強さを決定するための評価項目

1. 推奨の強さの決定に影響する要因
アウトカム全般に関する全体的なエビデンスが強い
　［判定：いいえ］

　OS，奏効率および拒絶反応は観察研究 1 報と症例報告の集積から評価しており，確実性は低い。
益と害のバランスが確実
　［判定：いいえ］

　益のアウトカムとして OS は延長するものの，害のアウトカムとして拒絶反応および移植片喪失のリスクが高まることが報告されている。しかし，拒絶反応は mTOR 阻害薬を含む免疫抑制薬の多剤併用により抑制できる可能性があり，益が上回ると判断したものの確実性は低い。

2. 推奨の強さに考慮すべき要因
　・患者の価値観や好み，負担の確実さ（あるいは相違）
　・正味の利益がコストや資源に十分見合ったもの

かどうかなど

ICI の使用により，生存期間は延長する可能性があるが，拒絶反応や移植片喪失のリスクも高まる。拒絶反応により移植片喪失が生じた場合には，次なる腎代替療法として再移植または透析療法を導入することとなる。再移植に関しては担がん患者は適応外となるため，血液透析または腹膜透析の再導入の適応となる。透析療法の導入はがん治療の継続を可能にするが，腎移植生着時よりも身体的・精神的な負担が生じる可能性がある。透析再導入のリスクをどのように捉えるかは患者の価値観に大きく影響される。また，ICI の薬価は高額であり，薬剤費用に対して得られる生存期間をどのように捉えるかは，患者の価値観によって異なる。

推奨解説

背景と目的

腎代替療法の中で腎移植は，生命予後の改善，QOL の改善，医療経済的な観点からも最も優れた治療法である。しかし，非自己の移植腎が体内に入ることで生じる液性・細胞性免疫応答を介した拒絶反応を抑えるために，免疫抑制薬の内服が必須となる。

腎移植患者はある種の悪性腫瘍の発症率が，一般人口と比較すると高い。その理由としては，一般人口と同様の危険因子に加え，CKD 患者特有の危険因子，免疫抑制薬による危険因子が挙げられる（総説1の3-「2. 腎移植患者」(p. 6) を参照）。特に，免疫抑制薬によるがんウイルスの活性化やがん細胞への immune surveillance（免疫監視機構）の抑制が悪性腫瘍発生に大きく寄与している。がん種としては非メラノーマの皮膚がんやメラノーマ，移植後リンパ増殖性疾患，腎・尿路がん，消化器系がん，肺がんなどの SIR が高いことが報告されているが[1]，人種差が大きく，白人と比較してアジア人では皮膚がんは少ない。しかし，本邦からの報告では決して非メラノーマ皮膚がんが少なくないという報告[2]と，発症数自体はそれほど多くないがそもそもまれながん種であるために，一般人口と比較すると SIR が高いという報告[3]があり，本邦においても注意が必要ながん種であると考えられる。

このような状況の中で，腎移植患者においても ICI が適応となる皮膚がん（メラノーマ），肺がん，腎細胞がん，消化器系がん，尿路上皮がんに加え，現在治験が進行中である非メラノーマの皮膚がんを含めた他のがん種に対しても ICI を使用する機会が増えるため，本 CQ が臨床においてますます重要な課題となる。

対　象

本 CQ に対してシステマティックレビューを行った結果，観察研究は1報，腎移植患者に対して ICI 治療を行った症例報告が48報検出され，これらの症例報告に基づくレビューも13報検出された。

生存期間

ICI による治療を受けることで期待される最大のアウトカムは生存期間の延長である。腎移植患者における ICI 治療と他の治療の生命予後を比較する観察研究が1報のみ存在する[4]。この多施設共同の観察研究によれば，非メラノーマの皮膚扁平上皮がんにおいて，ICI による治療は ICI 以外の治療と比較して OS を有意に延長するが，メラノーマにおいては ICI の優越性を認めなかったことが報告されている[4]。さらに同研究では，拒絶反応の有無，血液透析への移行，早期拒絶反応の有無が OS に影響を及ぼさないことも示している。同研究における限界として，ICI 以外の治療を受けた患者の背景や治療内容が不均一であり，使用した薬物が特定されていないことが挙げられる。また，システマティックレビューで検索された症例報告では，生存期間に関する情報が得られるものが少なく，評価が不可能であった。

以上より，OS においては，確実性が低いものの，腎移植患者に多い非メラノーマの皮膚がんの治療に ICI を選択することの益があると考えられる。

抗がん薬としての奏効率

また，奏効率は重要な腫瘍関連のアウトカムである。前述の観察研究では，ICI による治療を受けた非メラノーマの皮膚扁平上皮がん患者の奏効率は33.3％であり，ICI 以外の治療を受けた患者の奏効率8.6％と比較して高い傾向を示し，メラノーマの患者でも同様の傾向を認めたことを報告している[4]。

また，システマティックレビューで検索された症例報告47報101症例（メラノーマ48例，非メラノーマの皮膚扁平上皮がん27例，肺がん8例，その他18例）に基づく本CQ検討グループの集計では，ICIによる治療を受けた患者の奏効率は非メラノーマの皮膚扁平上皮がんにおいて35.3％，メラノーマにおいて54.5％であり，前述の観察研究で示された奏効率と同様であった。生存期間と同様に確実性が低いものの，奏効率においてもメラノーマを含む皮膚がんにおいてICIによる治療を選択することの益があると考えられる。

拒絶反応のリスク

ICIはT細胞性免疫を活性化することにより抗腫瘍効果を発揮するが，移植患者においてはこの免疫活性化により拒絶反応を惹起する可能性がある。前述の観察研究では，ICIを使用した腎移植患者の拒絶反応の発生率は42％と報告されており，そのうち移植腎の喪失に至った患者は65.5％であった[4]。ICI以外の治療を受けた腎移植患者における拒絶反応の発生率は同研究では5.4％であり，ICI使用患者は拒絶反応の発生率が高い傾向を示した[4]。システマティックレビューで検索された症例報告101症例に基づく本CQ検討グループの集計でも，拒絶反応の発生率は45.5％で，観察研究で示された発生率と同様であった。この結果からICIを使用する腎移植患者においては，ICIを使用しない場合と比較して拒絶反応のリスクが高まると考えられるため，より慎重なモニタリングが必要となる。

他方，免疫抑制薬としてmTOR阻害薬を使用することで，ICI使用中の移植片生着期間を有意に延長させるとともに，mTOR阻害薬が拒絶反応のリスクを下げることが，前述の観察研究により示された[4]。mTOR阻害薬の移植腎保護作用については詳細な機序は明らかにされていないものの，腎移植患者における皮膚がんの二次予防への効果が明らかにされており[5]，拒絶反応を抑制するためにも重要な薬物であると考える。

また，ICIの抗腫瘍効果と拒絶反応のリスクはトレード・オフの関係にあると考えられ，拒絶反応はICIによる治療を行う時点の免疫抑制薬の剤数が少ない患者ほど発生率が高い傾向も知られている。前述の観察研究においても，ICI使用中に拒絶反応を

認めなかった患者では免疫抑制薬の0～1剤への減薬が20％であったが，拒絶反応を認めた患者では0～1剤への減薬が44.8％であり，有意差は認めなかったものの，拒絶反応を認めた患者においては免疫抑制薬の剤数が少ない傾向を報告している[4]。本CQ検討グループによる症例報告の集計においても，免疫抑制薬を3剤使用した患者の29.4％，2剤使用した患者の35.4％，1剤使用した患者の61.3％，使用しなかった患者では全例で拒絶反応が報告されており，拒絶反応の発生率は使用した免疫抑制薬の剤数が少ないほど高くなる傾向が確認された。

一方，がん患者の予後不良因子として免疫抑制薬の使用が知られており，移植患者ががんの診断を受けてから，増悪を回避する目的で免疫抑制薬を減薬することがある（総説1の3-「2. 腎移植患者」(p. 6）を参照）。ICIによる治療を開始する際は免疫抑制薬の3剤併用レジメンの適用を考慮する必要があるかもしれないが，エビデンスを評価できる論文は存在しない。

以上，システマティックレビューで検索された観察研究と症例報告の集積から，少なくともICIを使用する際，mTOR阻害薬を含む免疫抑制薬の多剤併用を継続することで拒絶反応のリスクが低くなる可能性が示唆されている。

移植腎喪失が生じた場合，再移植に関しては担がん患者が適応外となるため，血液透析または腹膜透析の導入の適応となる。透析療法の導入はがん治療を継続することを可能とするが，腎移植生着時よりも身体的・精神的な負担が生じる可能性がある。透析再導入のリスクをどのように捉えるかについては患者の価値観に大きく影響されるため，ICIによる治療に伴うリスクとして患者への十分な説明が必要である。

以上より，ICI治療により腎移植患者の拒絶反応のリスクは高まるが，mTOR阻害薬を含む多剤免疫抑制療法により拒絶反応を回避できる可能性があり，さらに腎代替療法により治療を継続するための方策が存在することを考慮すると，拒絶反応のリスクの高さはICIの使用による大きな益の効果を上回る害にはならないと判断した。

免疫関連有害事象

ICIによる治療においてirAEの発生率は注目す

べき害のアウトカムである。前述の観察研究では，腎外病変のみの評価であるが，少なくとも1つのirAEを認めた患者は24.6%であったと報告している[4]。irAEはICI固有の有害事象であり，ICI以外の治療と比較することができない。非移植患者のirAEの発生率を参考にすると，イピリムマブ単剤治療を受けたメラノーマ患者においては85%に何らかのirAEが発症したことが報告されており[6]，腎移植患者において報告されているirAEの発生率が極度に高いものではないと考えられる。

結論と課題

以上より，本CQでは害のアウトカムである拒絶反応のリスクが，益のアウトカムであるOSの延長や奏効率の高さに基づく効果を上回る可能性は低いと考え，腎移植患者に対するICIによる治療は推奨

されると判断した。

本CQのシステマティックレビューで検出された文献は，観察研究の1報を除き，全てが症例報告である。そのため，多くのバイアスが存在することに注意が必要である。今後，メラノーマを含む皮膚がん以外のがん種における生命予後をICIによる治療とICI以外の治療で比較する試験の進展が必要である。また，ICI使用中の腎移植患者における拒絶反応を抑制する免疫抑制薬のレジメンを検証する試験，mTOR阻害薬の移植片保護作用を検証する比較試験など，拒絶反応に関するエビデンスを集積することで，ICI使用中の拒絶反応に対する管理体制を構築することができる。さらに，移植患者に好発するirAEを解析することで，安全性の向上のためにモニタリングする項目の特定と，irAEに関連する診療科との緊密な連携体制の構築が可能になる。

【文　献】

1) Engels EA, et al. Spectrum of cancer risk among US solid organ transplant recipients. JAMA. 2011; 306: 1891-1901. PMID: 22045767

2) Imamura R, et al. Cumulative cancer incidence and mortality after kidney transplantation in Japan: A long-term multicenter cohort study. Cancer Med. 2021; 10: 2205-2215. PMID: 33314709

3) 岩藤和広ほか. 腎移植後の悪性腫瘍：その現状と要因と対策. 日本臨床腎移植学会雑誌. 2014；2：44-61.

4) Murakami N, et al. A multi-center study on safety and efficacy of immune checkpoint inhibitors in cancer patients with kidney transplant. Kidney Int. 2021; 100: 196-205. PMID: 33359528

5) Euvrard S, et al.; for the TUMORAPA Study Group. Sirolimus and secondary skin-cancer prevention in kidney transplantation. N Engl J Med. 2012; 367: 329-339. PMID: 22830463

6) Horvat TZ, et al. Immune-Related Adverse Events, Need for Systemic Immunosuppression, and Effects on Survival and Time to Treatment Failure in Patients With Melanoma Treated With Ipilimumab at Memorial Sloan Kettering Cancer Center. J Clin Oncol. 2015; 33: 3193-3198. PMID: 26282644

第3章
がん薬物療法による腎障害への対策

総説 9 殺細胞性抗がん薬による腎障害への対策

① シスプラチン

　シスプラチンによる腎毒性は開発初期より確認されており，腎障害の回避を目的とした 3 L/日以上の大量補液や利尿薬の投与，Mg 補充を併用することを条件に，その後の開発が進められた経緯がある。腎障害の回避策について，エビデンスを評価できる比較試験は乏しいものの，現在の日常臨床においてはすでに確立した支持療法として位置づけられることから，本改訂版ガイドラインでは総論として概説することとした。なお，シスプラチン投与時におけるショートハイドレーション法については，CQ 6 で取り上げた。

1. 腎毒性とその歴史的背景

　シスプラチンは 2 価の白金にクロル基とアンモニア基が cis 結合した，高い抗腫瘍効果を示す代表的な白金製剤であり，開発の歴史は 1970 年代にまで遡る。1972 年に米国にて初期臨床試験が開始されたものの，その強い腎毒性のために開発が一時中断された。その後の前臨床試験において，シスプラチン投与時の大量水分負荷（ハイドレーション）と利尿薬投与により，腎機能障害が回避可能であることが示されたことから，慎重な投薬管理を条件に臨床試験が再開され，有効性および安全性が示された。シスプラチンは 1978 年に欧米において，1983 年には本邦においても承認され，今や全世界で多くのがん種に対して使用されている。

　上記の歴史的な経緯により，シスプラチンは開発当初より一貫して腎障害の予防・軽減のために投与前後の大量補液が原則とされてきた。これに加え，必要に応じて利尿薬の併用，Mg 補充療法の併用などが一般に行われている。本邦のシスプラチンの添付文書では，投与時の補液法として投与前から投与終了後までに計 2500 ～ 5000 mL の補液を 10 時間以上かけて行い，「尿量確保に注意し，必要に応じて

マンニトール，フロセミドなどの利尿薬を投与すること」と注意喚起されている。一方で，長時間にわたる大量補液法では入院による投薬管理が必要であり，がん薬物療法中の患者の QOL 低下の要因となりうるため，外来管理が可能な投与法の確立が望まれるところであった。

　シスプラチンの投与法に関するエビデンスを評価できる質の高いランダム化比較試験は存在しないものの，CQ 6 で述べるシスプラチンによる腎障害の病因解明に関する研究成果に基づいた，少量かつ短時間の補液（ショートハイドレーション）法（表 15）[1,2] の有効性・安全性が国内外より前向き研究で示された。米 National Comprehensive Cancer Network（NCCN）による化学療法オーダーテンプレート，日本肺癌学会ほかによる「シスプラチン投与におけるショートハイドレーション法の手引き」（2015 年 8 月）[2] の公開によって本邦でも普及が進み，2018 年にはシスプラチン添付文書の用法・用量に関連する注意事項として「最新の『がん薬物療法時の腎障害診療ガイドライン』などを参考にし，ショートハイドレーション法が適用可能と考えられる患者にのみ実施すること」との記載が追記されるに至った。

　以下に，シスプラチンによる腎障害の発症機序，支持療法としての利尿薬や Mg 投与の有用性について解説する。

2. 腎障害の発症機序と対策

　シスプラチンによる腎障害の発症機序として，遊離型シスプラチンの関与が示されている。静脈投与されたシスプラチンは 90％以上が血液中のアルブミンと結合し，その他は非結合の遊離型シスプラチンとして存在する。シスプラチンは血漿中で，主にアルブミンやグロブリンとすみやかに結合して活性を失い毒性が低下すると考えられており，腎障害は主に上記の遊離型シスプラチンによって惹起され[3]，

表15　シスプラチン投与における大量補液法とショートハイドレーション法の比較

	大量補液法[1]	ショートハイドレーション法[2]
補液	・投与前, 1000 〜 2000 mL の輸液を 4 時間以上かけて投与 ・投与時, 投与量に応じて 500 〜 1000 mL の生理食塩液またはブドウ糖–食塩液に混和し, 2 時間以上かけて点滴静注 ※点滴時間が長時間に及ぶ場合には遮光して投与すること ・投与終了後, 1000 〜 2000 mL の輸液を 4 時間以上かけて投与	・生理食塩水を含めた補液として, 合計 1600 〜 2500 mL（4 時間〜4 時間 30 分）
経口補液	・記載なし	・当日シスプラチン投与終了までに 1000 mL 程度
Mg	・記載なし	・合計 8 mEq
利尿薬	・投与中の尿量確保に注意し, 必要に応じてマンニトールおよびフロセミドなどを投与	・20%マンニトール 150〜200 mL またはフロセミド 20 mg 静注

「ランダ注」添付文書（日本化薬）[1]より作表, 日本肺癌学会ガイドライン検討委員会ほか. シスプラチン投与におけるショートハイドレーション法の手引き[2]より引用

用量依存性であると考えられている。

蛋白結合型シスプラチンは糸球体で濾過されないが, 遊離型シスプラチンは糸球体で濾過される。しかし遊離型には, 糸球体で濾過されず尿細管分泌によって腎より排泄されるものも存在する。その過程で, 尿細管上皮細胞の側底膜側に存在する有機カチオントランスポーター（OCT2）を介して細胞内に取り込まれて蓄積し, DNA に直接結合して尿細管壊死を引き起こすとされており[4,5], 主には近位尿細管終末部（セグメント3）を傷害する。

シスプラチン投与後, 遊離型シスプラチンはわずか2時間程度で体内から排泄されることが示されており, さらに前臨床研究として行われた24時間持続点滴静注（80 mg/body）でも, 遊離型シスプラチンの濃度は投与終了時にピークに達し, 投与終了後約2時間で測定限界まで低下するとされている[6]。したがって, シスプラチンによる AKI を回避するためには, 高濃度の遊離型シスプラチンが長時間にわたり腎に停滞することを避け, 速やかな排泄を促すことが有用であり, シスプラチン投与開始時には患者を十分な利尿状態に管理することが重要である。

さらにシスプラチンは高度催吐性リスクを有する薬物に分類されており, 投与後の消化器毒性（悪心・嘔吐など）に伴う脱水などにより腎障害が増悪する可能性があることから, 特に経口補水液の摂取量が著しく低下した症例や, 循環血漿量の低下が懸念される症例では, 積極的な追加補液などの介入が必要である。

3. 分割投与

腎障害の予防や軽減を目的としたシスプラチンの分割投与に関する前向きランダム化比較試験は報告されておらず, 分割投与法を積極的に推奨する根拠には欠ける。このため, 腎機能正常者に対する分割投与に関しては, 有用性を示すエビデンスが乏しく推奨されない。ただし, 前臨床試験や一部の小児がん領域の検討にて, 短時間分割投与法と比較し持続投与法において腎障害の発現率が低かったことが報告されており[7], 今後の検討が待たれる。

4. 利尿薬, Mg 補充の併用

シスプラチンによる腎障害を回避することを目的とした浸透圧利尿薬マンニトールやループ利尿薬フロセミドの投与は, 大量補液とともに広く用いられているが, ランダム化臨床第Ⅱ相試験における有用性の評価は報告されているものの, 検証的試験によりその有効性と安全性は示されていない。しかしながら, 前述のとおり, 利尿薬の投与は開発早期から現在に至るまで広く用いられている方法であり, その有用性は確立していると考えられる。なお, 本剤の添付文書においても,「尿量確保に注意し, 必要に応じてマンニトール, フロセミドなどの利尿薬の投与を行う」旨の注意喚起がなされている。

また, シスプラチン投与による低 Mg 血症も腎障害悪化の原因となる。低 Mg 血症をきたす機序としては, シスプラチン投与による近位尿細管などにおける Mg の排泄亢進が報告されている[8]。これに加え, シスプラチン投与後の消化器毒性による Mg の摂取不足や吸収障害も, 低 Mg 血症を引き起こす一

因となりうる。低Mg血症は近位尿細管におけるシスプラチンの再吸収を促進することにより，腎障害の発現とさらなる増悪の原因となる可能性が示唆されており[9]，腎障害の予防を目的としたMgの補充が行われる。シスプラチン投与時のMgの補充については，比較試験における腎障害の軽減が報告されているものの[10]，ランダム化臨床第II相試験での報告であり，有効性と安全性は十分に検証されていない。しかしながら，高齢者などを除けば，Mg補充による有害事象は軽微であり害は少ないことを踏まえると，シスプラチン投与による腎障害の予防を目的としたMgの補充は推奨される。なお，シスプラチン投与時のMgの補充量については，明確な推奨量はないものの，臨床試験などにおいてはシスプラチン投与前に8 mEqを補充する方法や，シスプラチン投与前後にそれぞれ4 mEqを補充する方法が用いられている。

まとめ

腎機能正常者に対するシスプラチン投与時の腎障害を軽減するため，3000 mL/日以上の補液とともに，利尿薬投与やMg補充を行う。腎機能正常者に対する分割投与に関しては，有用性を示すエビデンスが乏しく推奨されない。

２ ペメトレキセド

メトトレキサートの構造的誘導体であるペメトレキセドは，葉酸代謝に関わるジヒドロ葉酸還元酵素（DHFR）など複数の酵素を阻害することによって，プリンおよびピリミジン・ヌクレオチド前駆体の合成を阻害し，それによりDNA・RNA合成を阻害する。主に腎排泄であり，近位尿細管で管腔側に存在する葉酸受容体や基底側の葉酸キャリアにより取り込まれ，細胞内ではグルタチオン化により細胞外への輸送が阻害されるため，細胞内濃度が上昇する。その結果，葉酸代謝が阻害され，腎細胞傷害を引き起こす。ペメトレキセドによる腎障害には急性尿細管壊死によるAKIの他，集合管傷害による腎性尿崩症や，尿細管性アシドーシスの発症も報告されている。

ペメトレキセドと腎機能低下の関連を検討した臨床第I相試験では，GFR 19 mL/分の患者で因果関係

が否定できない死亡が報告されたため，以降GFR 40 mL/分未満の症例の組み入れが中止された[11]。本邦ではCCr 45 mL/分未満の患者には慎重投与となっている。

ステージ IIIB/IV の非小細胞肺がんに対するペメトレキセド維持療法についての前向きコホート研究（44例）では，30%で急性腎臓病（AKD：3ヵ月以内に，①eGFR < 60 mL/分/1.73 m^{2}に進行，②eGFRが > 35%低下，③Cr > 50%の上昇のうち，いずれかを満たしたもの）を発症し，18%はCKD（3ヵ月以上 eGFR < 60 mL/分/1.73 m^{2}を満たしたもの）に進行して，治療が中断された。別のコホート研究（41例）でも49%でAKDを発症し，27%がCKDに進行し，15%で治療が中断された。CKD発症と治療中断の有意な危険因子は，ペメトレキセド導入療法開始時や維持療法開始時にeGFRが 90 mL/分/1.73 m^2 未満であることと，導入療法におけるベースラインから10%のeGFR低下であった[12]。

また，オランダにおけるペメトレキセドベースの治療施行患者を対象とした後ろ向きの解析（359例）では，21%の患者においてeGFRの25%以上の低下が認められ，有意な危険因子として10サイクル以上の投与が挙げられた[13]。

また，ペメトレキセド＋カルボプラチン併用療法施行患者42例（NSAID使用7例，非使用35例）に対する後ろ向き解析では，グレード3以上の重篤な血液学的有害事象の発現がNSAID使用群で有意に多く（p = 0.03），CCr低下群（45 mL/分未満）では差がなかったことが報告され[14]，ペメトレキセドの薬物動態がNSAID併用により影響を受ける可能性が示唆された。

以上より，ペメトレキセドによる治療を検討するにあたり，治療前のeGFRなどによる腎機能の評価が必要であり，導入療法中のeGFRの低下や10サイクル以上の投与はCKDの危険因子であること，NSAIDの併用は血液学的有害事象増強のリスクがあることを念頭に置く必要がある。

３ イホスファミド

イホスファミドは腎毒性が強いアルキル化剤で，尿細管障害による電解質異常や尿糖，蛋白尿，尿細管性アシドーシスをもたらし，近位尿細管でのアミ

ノ酸などの再吸収障害によるファンコニー症候群,
血清 Cr 値の上昇などの原因となる。in vitro の研究
では,代謝物であるクロロアセトアルデヒドが尿細
管細胞を傷害すると報告されている[15]。

　以前より,出血性膀胱炎などの泌尿器系障害の
予防のために,大量の水分補給による尿量の確保,
$NaHCO_3$ の投与による尿のアルカリ化,膀胱カテー
テルの留置などが行われてきたが,出血性膀胱炎に
対する予防効果は不十分であった。尿量確保のため
に投与する生理食塩水により腎性尿崩症が惹起され
ることがあるが,適切に利尿を行えば軽快する。出
血性膀胱炎の予防の目的で使用するメスナは組織移
行が少なく,腎を通して急速に排泄され,尿中にて
イホスファミドの代謝物であるアクロレインなどと
結合してこれを無害化することにより,出血性膀胱
炎を予防するとされている[16]。同様に,メスナに
よりクロロアセトアルデヒドやイホスファミドの他
の代謝物による尿細管障害を軽減することも期待さ
れるが,実際の予防効果は示されていない。

　上述の腎障害は白金製剤使用歴のある患者や腎機
能低下患者で発現しやすく[17],累積投与量が多い
ほど重症化しやすいと報告されており,危険因子を
有する患者に対して特に注意が必要である[18]。腎障
害の予防法として可能なことは累積投与量を制限す
ることである。小児の報告ではあるが,実測 GFR
値,尿細管の P 再吸収閾値,血中 HCO_3 値,早朝尿
浸透圧によって腎障害を評価した結果では,イホス
ファミドの累積投与量が 60 g/m² 以下の場合は尿細
管障害のリスクは低く,発生した場合にも軽度から
中等度であり,一過性である可能性が高いとされて
いる[16,19]。

4 その他

1. フェブキソスタットによる高尿酸血症の予防

　がん発症後に生じる高尿酸血症の原因には,腫瘍
細胞の急激な崩壊に起因する TLS が含まれる。TLS
による高尿酸血症の予防法として,アロプリノール,
フェブキソスタット,ラスブリカーゼの投与が行わ
れている。フェブキソスタットは非プリン型のキサ
ンチンオキシダーゼ阻害薬であり,肝で代謝された
代謝物は便中と尿中に排泄されるため,軽度から中
等度の腎機能低下患者でも減量せずに使用すること

が可能である。

1)高尿酸血症の予防

　TLS の中〜高リスクである悪性腫瘍[20]に罹患し
た化学療法予定患者における高尿酸血症予防効果に
関して,フェブキソスタットとアロプリノールを比
較したランダム化臨床第Ⅲ相試験が行われている。
フェブキソスタット 120 mg のアロプリノールに対
する優越性を示した海外の試験[21]や,フェブキソ
スタット 60 mg のアロプリノールに対する非劣性を
示した国内の試験[22]などがある。5 つの試験のメタ
解析ではフェブキソスタットとアロプリノールは有
効性に関して同等としているが,フェブキソスタッ
トの方が尿酸の AUC の低下が大きいことから,より
迅速な効果が得られる可能性が示唆されている[23]。
本邦ではがん化学療法後に生じる高尿酸血症の予防
として,アロプリノールは保険適用外で,フェブキ
ソスタット(60 mg)とラスブリカーゼは保険適用
である。

2)CKD 患者の腎機能悪化の抑制

　高尿酸血症は CKD の発症や進展に関係している
ことが,さまざまな観察研究や介入研究から示唆さ
れているが,CKD 患者における腎機能悪化のフェ
ブキソスタットによる抑制の効果については明確で
はない。Sircar らは無症候性の高尿酸血症を認める
ステージ 3,4 の CKD 患者 108 例を対象としたプ
ラセボ対照のランダム化比較試験にて,フェブキソ
スタット群が有意に CKD の進展(eGFR が基礎値
から 10%を超えて低下)を抑制したことを報告し
ている[24]。

まとめ

　したがって,フェブキソスタットは TLS による
高尿酸血症の予防効果に関してエビデンスが確立さ
れているが,高尿酸血症を生じた CKD の進展抑制
効果に関してはさらなる検討の余地が残されてい
る。

2. ラスブリカーゼによる腫瘍崩壊症候群の予防

　TLS の予防目的のラスブリカーゼ投与は,本ガイ
ドライン 2016 年版にて「行うことを強く推奨する」
とされており,日本臨床腫瘍学会による TLS 診療
ガイダンス第 2 版では,その適応についてリスク別
に述べられている[25]。高尿酸血症,高 K 血症,高

P 血症の有無により laboratory TLS であるかどうか
を判断し，laboratory TLS が存在すれば高リスクと
され，存在しなければ疾患，腫瘍量，腎機能障害な
どにより疾患によるリスク分類や腎機能による調整
を行い，高・中間・低リスクの 3 段階で評価される。
ラスブリカーゼは尿酸をアラントインに分解する酵
素であり，尿酸と比較してアラントインの尿中溶解
度はきわめて高いため，血中の尿酸濃度は急速に低
下する。高リスク例では予防投与が推奨されており，
0.2 mg/kg/回を 1 日 1 回，最大 7 日間まで繰り返
す。中間リスク例ではフェブキソスタットやアロプ
リノールによる予防にもかかわらず尿酸値が持続的
に上昇する場合や，診断時に高尿酸血症（基準範囲
上限を超える尿酸値を指す）が認められる場合には
投与を考慮するとされている。低リスク例では推奨
されていない。

　TLS 高リスク群を対象としたランダム化臨床第Ⅲ
相試験においてラスブリカーゼはアロプリノールと
比較して尿酸値のコントロールに有意に優れており
（87 vs 66％，p ＝ 0.001），laboratory TLS の発生率
も低下させる（23 vs 45％，p ＜ 0.05）と報告されて
いる[26]。また，酵素製剤であるため投与時の過敏反
応（発生率は国内添付文書では不明，海外添付文書
では 1％未満）に注意が必要である。さらに，投与
した患者の 10％に抗体産生の報告があり[27]，再投
与時に 6.2％の症例でアナフィラキシーが発症した
という報告もあるため[28]，原則として再投与は禁
止とされており，添付文書でもラスブリカーゼによ
る治療歴がないことを確認して使用することとなっ
ている。

3. 薬剤性 TMA に対する血漿交換

　TMA は血小板減少，溶血性貧血，臓器障害性の
血栓症を特徴とする疾患である。代表的なものは血
栓性血小板減少性紫斑病（TTP）と溶血性尿毒症症
候群（HUS）であり，2013 年の診断基準においては
「TTP と HUS 以外の TMA」が非典型 HUS（aHUS）
の定義とされていたが，「非典型溶血性尿毒症症候
群（aHUS）診療ガイド 2015」によると，補体制御
異常によるものを aHUS とし，薬剤性などの二次性
のものと区別するようになった[29]。

　TTP は先天性または後天性に ADAMTS13 活性が
低下しており，後天性では ADAMTS13 に対する自

己抗体が関与しているため，自己抗体の除去および
ADAMTS13 の補充目的に血漿交換が第一選択とさ
れる。HUS は主に出血性大腸菌が産生する志賀毒
素による糸球体の血管内皮障害により発症するが，
基本的に支持療法のみで寛解に至るため，血漿交換
は必要としないことが多い。aHUS においても異常
に活性化した補体を制御する目的で血漿交換が行わ
れるが，その他の TMA は病因が多彩であるため有
効性は確立していない。薬剤性 TMA においても，
シクロスポリンやタクロリムスなどのカルシニュー
リン阻害薬が原因の場合には，ADAMTS13 活性低
下が少なく血管内皮障害などが主体であるとされ，
血漿交換が有効でないことが多く，さらに薬剤性
TMA の多くが aHUS に類似した病態であると考え
られているが，機序などが不明なため確立された治
療法はない。

　本ガイドライン 2016 年版では抗がん薬による
TMA に対する血漿交換は「行わないことを弱く推
奨する」としたが，米国アフェレシス学会でもエ
ビデンス不足により推奨されていない[30]。薬剤性
TMA の原因となる抗がん薬として，マイトマイシ
ン C，ゲムシタビン，シスプラチン，オキサリプラチン，
ベバシズマブなどがあげられるが，それらについて
の症例報告などはある[31]ものの，血漿交換の有効
性を示すエビデンスを評価できる論文はない。

4. ホリナート救援療法時の尿アルカリ化

　メトトレキサートの 90％以上は腎から排泄され，
動物実験ではメトトレキサートまたはその代謝産物
である 7-ヒドロキシメトトレキサートなどが尿細
管に沈着することによって腎機能低下が惹起される
ことが示されている。メトトレキサートとその代謝
産物の溶解度は尿 pH が 6.0 から 7.0 に上昇すると 5
〜 8 倍高くなるとされている[32]。

　大量メトトレキサート療法に対するホリナート救
援療法が開発された 1970 年代には，メトトレキサー
トによる AKI がメトトレキサート自体の排泄遅延
をきたし，骨髄抑制その他の重篤な有害事象が増強
することなどにより，治療関連死が約 6％と高率で
あった。その後，尿のアルカリ化と十分な輸液によ
る利尿に加え，メトトレキサート血中濃度に応じて
ホリナートの増量や投与期間の延長を行う方法が普
及したことで，治療関連死が減少したため，エビデ

ンスを評価できる論文はないが，腎障害予防のための尿のアルカリ化と十分な輸液による尿量の確保が推奨されている。

　骨肉腫患者で 3 日間，尿の pH を測定した症例研究では，pH が 7.5 以上に保たれ，AKI を認めなかったと報告されている[33]。本ガイドライン 2016 年版においても，大量メトトレキサート療法に対するホリナート救援療法時の腎障害予防には尿のアルカリ化を行うことを「強く推奨する」としていたが，メトトレキサートの添付文書においても，「メトトレキサート・ロイコボリン〔注：ホリナートの商品名〕救援療法においては，尿が酸性側に傾くと，メトトレキサートの結晶が尿細管に沈着するおそれがあるので，尿のアルカリ化と同時に，十分な水分の補給を行い，メトトレキサートの尿への排泄を促すよう考慮すること」と記載されており，pH 7.0 以上を維持するように記載されている。利尿薬の選択では，

尿を酸性化する薬物（フロセミド，エタクリン酸，サイアザイド系利尿薬など）の使用を避ける必要がある。添付文書においても，利尿および尿のアルカリ化のためにアセタゾラミドの投与を行うこととされており，利尿薬の追加が必要な場合にもアセタゾラミドなどを使用する。

　なお，メトトレキサートによる AKI に関しては，2021 年 9 月に「メトトレキサート・ロイコボリン救援療法によるメトトレキサート排泄遅延時の解毒」の治療薬として，グルカルピダーゼ[34] が本邦でも承認され，メトトレキサート投与開始後の血中濃度と AKI の徴候の有無によって投与の適応が決定される。グルカルピダーゼはメトトレキサートのカルボキシ末端のグルタミン酸残基を加水分解することにより，血中のメトトレキサート濃度を低下させると考えられている[35]。

【文　献】
1) 日本化薬株式会社. ランダ®注 添付文書.
2) 日本肺癌学会ガイドライン検討委員会, 日本臨床腫瘍学会ガイドライン委員会. シスプラチン投与におけるショートハイドレーション法の手引き.（2015年8月3日）https://www.haigan.gr.jp/uploads/files/photos/1022.pdf
3) Sasaki Y, et al. Pharmacokinetics of (glycolate-0,0')-diammine platinum (II), a new platinum derivative, in comparison with cisplatin and carboplatin. Cancer Chemother Pharmacol. 1989; 23: 243-246. PMID: 2647312
4) Filipski KK, et al. Contribution of organic cation transporter 2 (OCT2) to cisplatin-induced nephrotoxicity. Clin Pharmacol Ther. 2009; 86: 396-402. PMID: 19625999
5) Miller RP, et al. Mechanisms of Cisplatin nephrotoxicity. Toxins (Basel). 2010; 2: 2490-2518. PMID: 22069563
6) 堀内正敏ほか. Cis-dichlorodiammineplatinum(II)の体内動態. 癌と化学療法. 1982；9：632-637.
7) Erdlenbruch B, et al. Cisplatin nephrotoxicity in children after continuous 72-h and 3x1-h infusions. Pediatr Nephrol. 2001; 16: 586-593. PMID: 11465809
8) Lajer H, et al. Cisplatin and hypomagnesemia. Cancer Treat Rev. 1999; 25: 47-58. PMID: 10212589
9) Yokoo K, et al. Enhanced renal accumulation of cisplatin via renal organic cation transporter deteriorates acute kidney injury in hypomagnesemic rats. Clin Exp Nephrol. 2009; 13: 578-584. PMID: 19629622
10) Bodnar L, et al. Renal protection with magnesium subcarbonate and magnesium sulphate in patients with epithelial ovarian cancer after cisplatin and paclitaxel chemotherapy: A randomised phase II study. Eur J Cancer. 2008; 44: 2608-2614. PMID: 18796350
11) Mita AC, et al. Phase I and pharmacokinetic study of pemetrexed administered every 3 weeks to advanced cancer patients with normal and impaired renal function. J Clin Oncol.

2006; 24: 552-562. PMID: 16391300
12) Visser S, et al. Renal impairment during pemetrexed maintenance in patients with advanced nonsmall cell lung cancer: a cohort study. Eur Respir J. 2018; 52: 1800884. PMID: 30139775
13) de Rouw N, et al. Cumulative pemetrexed dose increases the risk of nephrotoxicity. Lung Cancer. 2020; 146: 30-35. PMID: 32505078
14) Kawazoe H, et al. Non-steroidal anti-inflammatory drugs induce severe hematologic toxicities in lung cancer patients receiving pemetrexed plus carboplatin: A retrospective cohort study. PLoS One. 2017; 12: e0171066. PMID: 28158216
15) Nissim I, et al. Ifosfamide-induced nephrotoxicity: mechanism and prevention. Cancer Res. 2006; 66: 7824-7831. PMID: 16885387
16) 塩野義製薬株式会社. 医薬品インタビューフォーム 注射用イホマイド®.
17) Rossi R, et al. Unilateral nephrectomy and cisplatin as risk factors of ifosfamide-induced nephrotoxicity: analysis of 120 patients. J Clin Oncol. 1994; 12: 159-165. PMID: 8270973
18) Pratt CB, et al. Ifosfamide, Fanconi's syndrome, and rickets. J Clin Oncol. 1991; 9: 1495-1499. PMID: 1649270
19) Skinner R, et al.; on behalf of the Late Effects Group of the United Kingdom Children's Cancer Study Group (UKCCSG). Risk factors for nephrotoxicity after ifosfamide treatment in children: a UKCCSG Late Effects Group study. Br J Cancer. 2000; 82: 1636-1645. PMID: 10817497
20) Cairo MS, et al. Recommendations for the evaluation of risk and prophylaxis of tumour lysis syndrome (TLS) in adults and children with malignant diseases: an expert TLS panel consensus. Br J Haematol. 2010; 149: 578-586. PMID: 20331465
21) Spina M, et al.; on behalf of FLORENCE Study Group.

FLORENCE: a randomized, double-blind, phase III pivotal study of febuxostat versus allopurinol for the prevention of tumor lysis syndrome (TLS) in patients with hematologic malignancies at intermediate to high TLS risk. Ann Oncol. 2015; 26: 2155-2161. PMID: 26216382

22) Tamura K, et al. Efficacy and safety of febuxostat for prevention of tumor lysis syndrome in patients with malignant tumors receiving chemotherapy: a phase III, randomized, multi-center trial comparing febuxostat and allopurinol. Int J Clin Oncol. 2016; 21: 996-1003. PMID: 27017611

23) Bellos I, et al. Febuxostat administration for the prevention of tumour lysis syndrome: A meta-analysis. J Clin Pharm Ther. 2019; 44: 525-533. PMID: 30972811

24) Sircar D, et al. Efficacy of Febuxostat for Slowing the GFR Decline in Patients With CKD and Asymptomatic Hyperuricemia: A 6-Month, Double-Blind, Randomized, Placebo-Controlled Trial. Am J Kidney Dis. 2015; 66: 945-950. PMID: 26233732

25) 日本臨床腫瘍学会. 腫瘍崩壊症候群 (TLS) 診療ガイダンス 第2版. 金原出版；2021.

26) Cortes J, et al. Control of plasma uric acid in adults at risk for tumor Lysis syndrome: efficacy and safety of rasburicase alone and rasburicase followed by allopurinol compared with allopurinol alone—Results of a multicenter phase III study. J Clin Oncol. 2010; 28: 4207-4213. PMID: 20713865

27) Ishizawa K, et al. Safety and efficacy of rasburicase (SR29142) in a Japanese phase II study. Cancer Sci. 2009; 100: 357-362. PMID: 19076979

28) Allen KC, et al. Risk of anaphylaxis with repeated courses of rasburicase: a Research on Adverse Drug Events and Reports (RADAR) project. Drug Saf. 2015; 38: 183-187. PMID: 25566825

29) 香美祥二ほか, 非典型溶血性尿毒症症候群診断基準改訂委員会. 非典型溶血性尿毒症症候群(aHUS)診療ガイド2015. 日本腎臓学会誌. 2016；58：62-75.

30) Padmanabhan A, et al. Guidelines on the Use of Therapeutic Apheresis in Clinical Practice – Evidence-Based Approach from the Writing Committee of the American Society for Apheresis: The Eighth Special Issue. J Clin Apher. 2019; 34: 171-354. PMID: 31180581

31) Glezerman I, et al. Gemcitabine nephrotoxicity and hemolytic uremic syndrome: report of 29 cases from a single institution. Clin Nephrol. 2009; 71: 130-139. PMID: 19203505

32) Widemann BC, et al. Understanding and managing methotrexate nephrotoxicity. Oncologist. 2006; 11: 694-703. PMID: 16794248

33) Mir O, et al. Hyper-alkalinization without hyper-hydration for the prevention of high-dose methotrexate acute nephrotoxicity in patients with osteosarcoma. Cancer Chemother Pharmacol. 2010; 66: 1059-1063. PMID: 20155268

34) Ramsey LB, et al. Consensus Guideline for Use of Glucarpidase in Patients with High-Dose Methotrexate Induced Acute Kidney Injury and Delayed Methotrexate Clearance. Oncologist. 2018; 23: 52-61. PMID: 29079637

35) 大原薬品工業株式会社. 医薬品インタビューフォーム メグルダーゼ®静注用1000.

総説 10　血管新生阻害薬，マルチキナーゼ阻害薬による蛋白尿，腎機能障害，高血圧への対策

1　蛋白尿，腎機能障害

1. 休薬と減量

VEGF に作用する抗体や小分子化合物などの血管新生阻害薬，マルチキナーゼ阻害薬はさまざまながんの治療薬として臨床導入されているが，有害事象としての蛋白尿は高血圧に次いで発生率が高く，ときに血清 Cr 値上昇など腎機能低下が生じることも知られている[1]。適応となるがん種や治療ラインはさまざまで，単剤で投与されることもあれば多剤併用療法の一部として用いられることもあるため，蛋白尿，腎機能低下の出現率はこれらの薬物ごとに異なる（蛋白尿の出現率については総説 4 も参照）が[2,3]，その出現率や重症度（表 16）[4] は用量依存的または他の抗がん薬との併用にて増加する[5,6]。

血管新生阻害薬，マルチキナーゼ阻害薬による蛋白尿の正確な発生機序は明らかにされていないが，糸球体構造と濾過機能の破綻の関与が推測されている[7]。血清 Cr 値上昇の原因として，GFR の低下や共通のトランスポーターを介した尿細管における Cr 分泌阻害などが推測されている[1]。腎生検の報告は少ないが，組織学的所見として TMA，虚脱性糸球体症，クリオグロブリン血症，免疫複合体糸球体腎炎などが認められる[2,8-12]。

血管新生阻害薬，マルチキナーゼ阻害薬の投与開始後は蛋白尿と血清 Cr 値をモニタリングする。蛋白尿のスクリーニング評価には一般に試験紙法による定性検査が用いられ，2＋以上の蛋白尿が認められた場合は 24 時間の蓄尿にて 1 日尿蛋白量を評価する。しかし，実地臨床において 24 時間蓄尿の実施は困難なことが多い。随時尿での尿蛋白評価は蛋白/Cr 比（g/gCr）で行う。尿中 Cr 排泄量は約 1 g/日であるため，蛋白/Cr 比は 24 時間蓄尿の尿蛋白（g/日）に近似するが，尿中 Cr 排泄量は筋肉量の影響を強く受けるため，筋肉量の少ない女性や高齢者では蛋白/Cr 比が高く算出される。また，随時尿検査は運動など尿採取時の条件にも影響を受ける。

抗体薬など注射薬では投与日に合わせて 3〜8 週ごと，小分子化合物など内服薬では 4〜8 週ごとのモニタリングが，各適正使用ガイドなどで推奨されている。蛋白尿の多くは無症候性で検査所見にて発見されるが，まれにネフローゼ症候群（＞3.5 g/24時間）に進展することもあるため，適切な管理が求められる[8,13-15]。抗 VEGF 抗体薬であるベバシズマブによる蛋白尿の発生率は 10.5％に対して，ネフローゼ症候群は 0.1％未満と報告されている[16]。

血管新生阻害薬，マルチキナーゼ阻害薬使用時の蛋白尿発現に対しては，CTCAE v5.0 におけるグレードに基づいた休薬や減量の対応が考慮される[4]。国内製薬企業による適正使用ガイドは臨床試験実施時の規定に準拠しているため，実際には個別の患者の臨床経過や他の有害事象の発生状況を考慮しながら対応する。臨床試験においては，蛋白尿は尿定性検査で評価され，2＋以上の蛋白尿が認められた場合は 24 時間の蓄尿にて 1 日尿蛋白量が評価された。1 日尿蛋白量が 2 g 以上の場合は 2 g 未満に低下するまで休薬して減量再開，1 日尿蛋白量が 3 g 以上またはネフローゼ症候群を併発した場合には投与中止，などの対応が行われていた[17-19]。

蛋白尿は血管新生阻害薬，マルチキナーゼ阻害薬の投与中止により軽快するが，長期間持続することもある[20]。予後の限られた進行がん患者に対する治療中に蛋白尿が発現した場合には，血管新生阻害薬，マルチキナーゼ阻害薬使用の益と害を検討し，患者の希望も考慮して shared decision making を行う必要がある。

表 16　がん治療の有害事象としての腎および尿路障害の重症度分類（CTCAE v5.0）

	蛋白尿	慢性腎臓病
グレード 1	・蛋白尿 1+ ・尿蛋白≧ULN ～<1.0 g/24 時間	・GFR 推定値または CCr が <LLN ～ 60 mL/分/1.73 m² または蛋白尿が 2+ ・尿蛋白 / クレアチニン比 >0.5
グレード 2	成人 ・蛋白尿 2+ ～ 3+ ・尿蛋白 1.0 ～<3.5 g/24 時間 小児 ・尿蛋白 / クレアチニン比 0.5 ～ 1.9	・GFR 推定値または CCr が 59 ～ 30 mL/分/1.73 m²
グレード 3	成人 ・尿蛋白≧3.5 g/24 時間 ・蛋白尿 4+ 小児 ・尿蛋白 / クレアチニン比 >1.9	・GFR 推定値または CCr が<30 ～ 15 mL/分/1.73 m²
グレード 4	—	・GFR 推定値または CCr が<15 mL/分/1.73 m² ・人工透析 / 腎移植を要する
グレード 5	—	・死亡
備考	尿蛋白 1 日量の ULN：120 mg/24 時間	LLN：70 mL/分/1.73 m²

CCr：クレアチニンクリアランス, ULN：基準範囲上限, LLN：基準範囲下限
日本臨床腫瘍研究グループ. 有害事象共通用語規準 v5.0 日本語訳 JCOG 版[4]より抜粋改変

2. 腎臓内科への紹介

　血管新生阻害薬，マルチキナーゼ阻害薬による蛋白尿は一般には無症候性であり，これらの休薬により改善が期待できる。しかし，悪性腫瘍に随伴して蛋白尿やネフローゼ症候群をきたすことがある（総説 1 の「2　がん患者における蛋白尿の定義，疫学，病態」も参照）。そのため血管新生阻害薬，マルチキナーゼ阻害薬によらない腎疾患の合併が疑われる場合には腎臓内科への紹介を考慮する。

　ネフローゼ症候群を呈する悪性腫瘍としては，上皮性悪性腫瘍では肺がん，腎がん，胃がん，前立腺がん，大腸がん，絨毛性疾患などによる膜性腎症や膜性増殖性腎炎の報告が多く，また非上皮性悪性腫瘍では悪性リンパ腫による微小変化型ネフローゼ症候群が知られている。また肝がんでは，肝炎ウイルスにより膜性腎症や膜性増殖性糸球体腎炎，クリオグロブリン血症などを合併することがある。膜性腎症における悪性腫瘍の発生を分析したシステマティックレビューでは，膜性腎症患者における悪性腫瘍の発生率は 10.0%（95% CI 6.1 ～ 14.6%）であり，肺がんが最多で，次いで前立腺がん，血液系腫瘍，大腸がん，乳がん，胃がん / 食道がんの順であったと報告された[21]。

　悪性腫瘍に随伴する腎疾患を疑う身体所見や検査値異常として特異的なものは存在しないが，①血管新生阻害薬・マルチキナーゼ阻害薬の投与前より蛋白尿を認める，②蛋白尿に加えて血尿を認める，③蛋白尿が急速に増悪する，④血管新生阻害薬・マルチキナーゼ阻害薬を休薬しても蛋白尿が増悪する，などが参考となる。

　血管新生阻害薬，マルチキナーゼ阻害薬に伴う蛋白尿や腎機能障害では，検査結果に基づいて腎臓内科への紹介を考慮する明確な基準は存在しない。しかし，CTCAE v5.0 におけるグレード 3 では，薬物の中止・休薬を含む緊急対策を要するため，腎臓内科への紹介を考慮する。ただし，グレード 2 までの蛋白尿や腎機能障害であっても腎臓内科への紹介を考慮すべき場合も存在するため，検査値異常のレベルにかかわらず腎臓内科への紹介を考慮して良い。とくに血管新生阻害薬，マルチキナーゼ阻害薬で治療中の進行がん患者では，休薬・中止により予後が悪化するという重大な懸念がある。そのため腎臓内科医も参画したチーム医療と shared decision making により，ARB などによる腎保護治療を行いながら血管新生阻害薬，マルチキナーゼ阻害薬による治療を継続することを含めて，個々の患者にとって最適な治療法を選択できるように努力することが重要である。

表 17　がん治療の有害事象としての高血圧(成人)の重症度分類（CTCAE v5.0）

	高血圧(成人)
グレード 1	・収縮期血圧 120 ～ 139 mmHg または拡張期血圧 80 ～ 89 mmHg
グレード 2	・ベースラインが正常範囲の場合は収縮期血圧 140 ～ 159 mmHg または拡張期血圧 90 ～ 99 mmHg ・ベースラインで行っていた内科的治療の変更を要する ・再発性または持続性(≧24 時間) ・症状を伴う >20 mmHg(拡張期血圧)の上昇または以前正常であった場合は >140/90 mmHg への上昇 ・単剤の薬物治療を要する
グレード 3	・収縮期血圧 ≧160 mmHg または拡張期血圧 ≧100 mmHg ・内科的治療を要する ・2 種類以上の薬物治療または以前よりも強い治療を要する
グレード 4	・生命を脅かす(例：悪性高血圧, 一過性または恒久的な神経障害, 高血圧クリーゼ) ・緊急処置を要する
グレード 5	・死亡

日本臨床腫瘍研究グループ. 有害事象共通用語規準 v5.0 日本語訳 JCOG 版[4]より抜粋

2 高血圧

1. 血圧管理目標

　近年に開発された分子標的治療薬には高率に高血圧を誘発するものが多い。ベバシズマブ投与患者における高血圧の発症率は 23 ～ 34％と高値であり, メタ解析では全体の 8.2％（95％ CI 7.0 ～ 9.8％）に重度高血圧（下記の CTCAE v5.0 グレード 3 と 4 に相当）を認め, 重度高血圧を発症するリスク比は 5.173（95％ CI 4.188 ～ 6.390）と高く, 用量依存性に重度高血圧を発症することが報告されている[22]。また, その後に登場したマルチキナーゼ阻害薬であるスニチニブでは 51％, ソラフェニブで 27.5％, VEGFR-TKI であるアキシチニブでは 75.7％と高率に高血圧を発症し, 分子標的治療薬の用量規定因子となっている[23, 24]。

　分子標的治療薬による高血圧は, 持続することにより心血管系イベント, 腎機能障害, 心不全などの重篤な合併症を誘発する可能性がある一方, 肺がんや腎がんではその発症が OS の延長と関連していることが報告されており[25], 綿密な血圧モニタリングを行い, 患者の安全性を確保しながら投与する必要がある[26]。

　分子標的治療薬による高血圧に対するアプローチとしては, 適切な薬物療法を選択する前に, まずベースラインの心血管系評価が不可欠であり, 既存の心血管疾患は積極的に治療を行う。また通常の高血圧治療と同様に, 併存疾患の有無, 動脈硬化因子の有無, 標的臓器障害の有無など幅広い病状把握が重要である。分子標的治療薬の投与開始後は循環器専門医と連携しつつ, 適切な分子標的治療薬の用量変更を行いつつ, 降圧療法を開始する。降圧目標は 140/90 mmHg 未満として, CTCAE v5.0（表 17）[4]および高血圧治療ガイドラインに準拠して降圧療法を行う。

2. 降圧療法

　図 2[27] に示すように, 血管新生阻害薬による血圧上昇の主因は血中における NO 産生の低下である。したがって, この病態に対する第一選択薬は, NO 産生を促進し微小循環系に作用する ACE 阻害薬や ARB などの RAS 阻害薬である。血圧のモニタリングにより降圧が不十分と認めた場合は Ca 拮抗薬も併用されることが多い。これらの併用によっても効果が不十分である場合には, 血管新生阻害薬の休薬, β 遮断薬や硝酸薬, 利尿薬の追加が行われることもある。

　ただし, 担がん患者は病勢進行や抗がん薬などの前治療により, 栄養障害や脱水, 貧血などを合併していることも多い。降圧薬自体の副作用を念頭に置きながら, 循環器専門医と綿密な連携を取り, 患者の病態や合併症を十分に考慮して, 慎重な降圧療法を選択する必要がある[28, 29]。

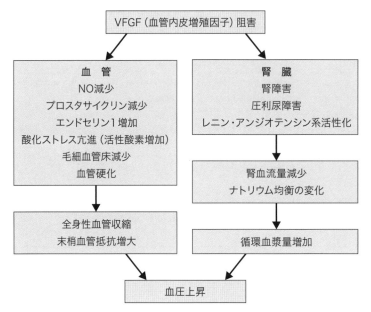

図 2　血管新生阻害薬(抗 VEGF 抗体薬)による血圧上昇の機序

Li M, et al. Pharmacol Ther 2018; 182: 152-60 [27] より
Copyright (2017), with permission from Elsevier.

【文　献】

1) Launay-Vacher V, et al. Renal effects of molecular targeted therapies in oncology: a review by the Cancer and the Kidney International Network (C-KIN). Ann Oncol. 2015; 26: 1677-1684. PMID: 25735315

2) Izzedine H, et al. VEGF signalling inhibition-induced proteinuria: Mechanisms, significance and management. Eur J Cancer. 2010; 46: 439-448. PMID: 20006922

3) Zhang ZF, et al. Risks of proteinuria associated with vascular endothelial growth factor receptor tyrosine kinase inhibitors in cancer patients: a systematic review and meta-analysis. PLoS One. 2014; 9: e90135. PMID: 24621598

4) 日本臨床腫瘍研究グループ. 有害事象共通用語規準v5.0 日本語訳JCOG版 〔CTCAE v5.0/MedDRA v20.1 (日本語表記：MedDRA/J v25.0) 対応 −2022年3月1日〕. http://www.jcog.jp/doctor/tool/CTCAEv5J_20220301_v25.pdf

5) Wu S, et al. Bevacizumab increases risk for severe proteinuria in cancer patients. J Am Soc Nephrol. 2010; 21: 1381-1389. PMID: 20538785

6) Zhu X, et al. Risks of proteinuria and hypertension with bevacizumab, an antibody against vascular endothelial growth factor: systematic review and meta-analysis. Am J Kidney Dis. 2007; 49: 186-193. PMID: 17261421

7) Wu S, et al. Antiangiogenic agents for the treatment of nonsmall cell lung cancer: characterizing the molecular basis for serious adverse events. Cancer Invest. 2011; 29: 460-471. PMID: 21740083

8) Eremina V, et al. VEGF inhibition and renal thrombotic microangiopathy. N Engl J Med. 2008; 358: 1129-1136. PMID: 18337603

9) Johnson DH, et al. Randomized phase II trial comparing bevacizumab plus carboplatin and paclitaxel with carboplatin and paclitaxel alone in previously untreated locally advanced or metastatic non-small-cell lung cancer. J Clin Oncol. 2004; 22: 2184-2191. PMID: 15169807

10) Maynard SE, et al. Excess placental soluble fms-like tyrosine kinase 1 (sFlt1) may contribute to endothelial dysfunction, hypertension, and proteinuria in preeclampsia. J Clin Invest. 2003; 111: 649-658. PMID: 12618519

11) Bollée G, et al. Thrombotic microangiopathy secondary to VEGF pathway inhibition by sunitinib. Nephrol Dial Transplant. 2009; 24: 682-685. PMID: 19054798

12) George BA, et al. Nephrotic syndrome after bevacizumab: case report and literature review. Am J Kidney Dis. 2007; 49: e23-e29. PMID: 17261417

13) Overkleeft EN, et al. Nephrotic syndrome caused by the angiogenesis inhibitor sorafenib. Ann Oncol. 2010; 21: 184-185. PMID: 19889617

14) Costero O, et al. Inhibition of tyrosine kinases by sunitinib associated with focal segmental glomerulosclerosis lesion in addition to thrombotic microangiopathy. Nephrol Dial Transplant. 2010; 25: 1001-1003. PMID: 20019017

15) Troxell ML, et al. Antineoplastic Treatment and Renal Injury: An Update on Renal Pathology Due to Cytotoxic and Targeted Therapies. Adv Anat Pathol. 2016; 23: 310-329. PMID: 27403615

16) 中外製薬株式会社. アバスチン®点滴静注用 添付文書. https://www.info.pmda.go.jp/go/pack/4291413A1022_1_24/

17) Yeh J, et al. Clinical utility of routine proteinuria evaluation in treatment decisions of patients receiving bevacizumab for metastatic solid tumors. Ann Pharmacother. 2010; 44: 1010-1015. PMID: 20460557

18) Xu RH, et al. Efficacy and safety of weekly paclitaxel with or without ramucirumab as second-line therapy for the treatment of advanced gastric or gastroesophageal junction adenocarcinoma (RAINBOW-Asia): a randomised, multicentre, double-blind, phase 3 trial. Lancet Gastroenterol Hepatol. 2021; 6: 1015-1024. PMID: 34626550

19) Kudo M, et al. Lenvatinib versus sorafenib in first-line treatment of patients with unresectable hepatocellular carcinoma: a randomised phase 3 non-inferiority trial.

Lancet. 2018; 391: 1163-1173. PMID: 29433850

20) Patel TV, et al. A preeclampsia-like syndrome characterized by reversible hypertension and proteinuria induced by the multitargeted kinase inhibitors sunitinib and sorafenib. J Natl Cancer Inst. 2008; 100: 282-284. PMID: 18270341

21) Leeaphorn N, et al. Prevalence of cancer in membranous nephropathy: A systematic review and meta-analysis of observational studies. Am J Nephrol. 2014; 40: 29-35. PMID: 24993974

22) Zhao T, et al. Bevacizumab significantly increases the risks of hypertension and proteinuria in cancer patients: A systematic review and comprehensive meta-analysis. Oncotarget. 2017; 8: 51492-51506. PMID: 28881662

23) Yamaguchi S, et al. Effects of Tyrosine Kinase Inhibitors on Blood Pressure in Patients with Unresectable or Advanced Recurrent Renal Cell Carcinoma-Bayes-Mixed Treatment Comparison Meta-Analysis. Gan To Kagaku Ryoho. 2021; 48: 1145-1151. PMID: 34521793

24) Yeh ET, et al. Cardiovascular complications of cancer therapy: Incidence, pathogenesis, diagnosis, and management. J Am Coll Cardiol. 2009; 53: 2231-2247. PMID: 19520246

25) Rini BI, et al. Hypertension as a biomarker of efficacy in patients with metastatic renal cell carcinoma treated with sunitinib. J Natl Cancer Inst. 2011; 103: 763-773. PMID: 21527770

26) Zamorano JL, et al. 2016 ESC Position Paper on cancer treatments and cardiovascular toxicity developed under the auspices of the ESC Committee for Practice Guidelines: The Task Force for cancer treatments and cardiovascular toxicity of the European Society of Cardiology (ESC). Eur Heart J. 2016; 37: 2768-2801. PMID: 27567406

27) Li M, et al. Bevacizumab-induced hypertension: Clinical presentation and molecular understanding. Pharmacol Ther. 2018; 182: 152-160. PMID: 28882537

28) Cameron AC, et al. Vascular Complications of Cancer Chemotherapy. Can J Cardiol. 2016; 32: 852-862. PMID: 26968393

29) Izzedine H, et al. Management of hypertension in angiogenesis inhibitor-treated patients. Ann Oncol. 2009; 20: 807-815. PMID: 19150949

総説 11　ネフローゼ，蛋白尿を有する患者へのがん薬物療法

蛋白尿にはさまざまな原因が想定される（総説 1 の「2 がん患者における蛋白尿の定義，疫学，病態」を参照）。

まず薬物療法の対象となるがんに起因するものかどうかの判定が必要である。がんが直接的要因である蛋白尿に対しては，標準のがん薬物療法を行う。

蛋白尿ががん以外に起因する場合には，蛋白尿の原因となる疾患の病勢コントロールを行ったうえで，薬物療法を行う。腎性蛋白尿の場合には腎機能評価を行い，その結果に基づいた用量・スケジュールによる薬物療法を行う。

1　蛋白尿，ネフローゼ症候群

ネフローゼ症候群，またはそれに準ずる比較的多量の蛋白尿を認める患者に対するがん薬物療法においては，次項以降の記載どおり，低アルブミン血症時の血中遊離型の薬物動態や多量尿蛋白を呈するような糸球体バリアの破綻による抗体薬の尿中消失などを考慮すべきであるが，蛋白尿そのものが与える影響を検討した報告はきわめて限られている。腎機能低下を認める場合には，蛋白尿への対応以前に腎機能低下への対応が優先されるため，第 2 章を参照されたい。

ただし，腎機能低下がネフローゼ症候群に起因すると想定される場合，または腎機能低下を認めないネフローゼ症候群については，腎生検を含めた精査とその診断に基づく治療，ネフローゼ症候群に対する対症療法が考慮される。ネフローゼ症候群の治療をがん薬物療法に先行させる意義としては，ネフローゼ症候群による腎機能低下の改善や，次項で記載されているネフローゼ症候群による低アルブミン血症や糸球体バリア破綻による薬物動態への影響を軽減できることが挙げられる。さらに血管新生阻害療法の場合には，投与開始前の尿蛋白 2 g/ 日以上が治療開始後のネフローゼ症候群や TMA による治療中断の危険因子となりうる [1,2]。

蛋白尿を有する患者における血管新生阻害薬投与の推奨については，CQ 7 でも取り上げている。蛋白尿出現後における血管新生阻害薬の休薬・減量の必要性に関して，厳密なシステマティックレビューは行っていないが，ほとんどの研究において，CTCAE グレード 3 以上の蛋白尿出現時には休薬・減量が行われていた。そのため，グレード 3 以上の蛋白尿出現時に減量せずに投与継続可能かどうかの情報は不足している。一方で，グレード 2 以下の比較的軽度の蛋白尿であれば休薬・減量せずに継続されているとの報告が多かった。さらに，血管新生阻害薬への感受性を反映して蛋白尿が出現しているという仮説のもと，蛋白尿出現は良好な生命予後に関連しているとの報告が複数みられた [3-5]。一方で，生命予後に関連しなかったとの報告もみられた [6]。少なくとも軽度の蛋白尿であれば休薬・減量の必要性は乏しいといえる。

全身性または腎限局性の TMA が生じている場合には，がんそのもの，古典的細胞傷害性化学療法，血管新生阻害薬など原因が多岐にわたることや，腎機能障害を生じやすいため，鑑別が重要である。がん薬物療法に伴う TMA として，大きく 2 つのタイプに分類することが提唱されている [7]。マイトマイシン C やゲムシタビンによる TMA は薬物投与量依存性に投与開始後 6 〜 12 ヵ月程度で発症する。全身性 TMA としての症候（溶血性貧血，血小板減少，腎機能障害，血圧上昇など）を呈し，薬物中止後も TMA は不可逆的に持続し，腎予後，生命予後ともに不良とされる。一方，血管新生阻害薬に伴う TMA は投与開始後の発症時期は単回投与後から複数回投与後まで多岐にわたり，非用量依存性に発症する。腎限局性であることが多く，血小板減少や破砕赤血球などを認める全身性 TMA を呈するのは半数程度に留まり，腎機能障害や蛋白尿の程度，薬物中止による可逆性についても個人間で大きな差が

認められる[7,8]。血管新生阻害薬に伴うTMAでは，約3割の症例で1g/日までの蛋白尿を呈するとの報告がある[9]。明らかな腎機能低下を認める場合や全身性TMAを認める場合はもちろんのこと，軽度の腎機能障害や血管新生阻害薬中止後も蛋白尿が持続する場合などは，TMAの評価のため，可能であれば腎生検の是非を検討する。TMAの徴候がみられなかった場合には，血管新生阻害薬による治療効果，代替薬の有無などから総合的に考慮し，治療継続のメリットが大きいと考えられれば，腎機能悪化やネフローゼ症候群が生じないかなどを慎重に観察しながら投与継続することも選択肢とすることを提案する。

② 蛋白尿，ネフローゼ症候群を合併した低アルブミン血症

低アルブミン血症時には薬物の蛋白結合率が低下し，体内動態が大きく変動する。血中に存在する薬物のうちがんや臓器などへ移行して薬効を発揮するのは，血中蛋白質（主にはアルブミン）に結合していない遊離型薬物である。同様に，肝臓へ移行して代謝されたり，腎臓から排泄されたりするのも遊離型薬物である。そのため，蛋白尿，ネフローゼ症候群を合併した低アルブミン血症の時には，薬効や体内動態が大きく変動する。

その体内動態変動の機序を，抗てんかん薬フェニトインを例として概説する[10]。フェニトインは正常時の蛋白結合率が約90％である。しかし，ネフローゼ症候群患者では遊離型薬物の分率が約2倍に上昇する。そして遊離型薬物濃度の上昇に伴い，遊離型フェニトインの全身クリアランスは約2倍に上昇する。すなわち，ネフローゼ症候群患者に同じ投与量のフェニトインを投与すると，クリアランスの上昇により血中の総薬物濃度は低下するが，結果的に遊離型薬物濃度は変化しない。このことから，ネフローゼ症候群では，総薬物血中濃度が低下しても遊離型薬物濃度が低下しない可能性があり，効果・副作用の予測が容易ではないことが示唆される。そこで，薬効を発揮する薬物血中濃度を正確に知るために，遊離型薬物血中濃度の測定が実臨床でも行われている。

抗がん薬においても，特に蛋白結合率が高い薬物においては同様の現象が起こりうる。しかし，蛋白尿，ネフローゼ症候群を合併した低アルブミン血症患者における，有効性・安全性・体内動態を検討した研究の報告は限られている。そこでネフローゼ症候群に限らず低アルブミン血症患者の報告を紹介する。

1施設の後ろ向き観察研究において，非小細胞肺がん患者（100例）を対象としたパクリタキセル・シスプラチン治療における有害事象発現要因を調査した結果，低アルブミン血症（＜3.0g/dL）が関連因子として抽出された[11]。他にも，95％以上の蛋白結合率を示す16種類の分子標的治療薬（アビラテロン，アファチニブ，アキシチニブ，イマチニブ，エンザルタミド，オシメルチニブ，カボザンチニブ，コビメチニブ，スニチニブ，ソラフェニブ，ダブラフェニブ，ネラチニブ，パゾパニブ，ベムラフェニブ，レゴラフェニブ，レンバチニブ）において，低アルブミン血症患者（60例，＜3.5g/dL）では有害事象または全ての理由による治療中止までの期間が有意に短縮したことが報告されている[12]。しかし著者らは，データが限られることからも，低アルブミン血症において一律に投与量の減量を提案するものではないとし，副作用モニタリングの強化を提案している。さらに，初めてがんと診断されて化学療法を受けた小児患者（0〜18歳，659例）における効果・副作用発現の後ろ向き調査では，低アルブミン血症（施設基準）の有無によって治療効果（PFS，OS）への影響は認められないものの，重度の低アルブミン血症（施設基準の10％以上低下）を呈するリンパ腫もしくは白血病患者では治療効果（PFS，OS）が低下したと報告している[13]。また，メトトレキサートの体内動態の研究では[14]，低アルブミン血症患者（＜3.4g/dL）においてメトトレキサートの消失遅延が報告されている。低アルブミン血症を呈するリンパ腫または白血病の患者32例では，アルブミン正常値患者135例と比較して，血中メトトレキサートが0.05μM以下になるまでの期間が延長した。この報告の著者らは，水分貯留による分布容積の増大が寄与するためと考察している。今後，蛋白尿・ネフローゼ症候群を合併した低アルブミン血症時の有効性・安全性・体内動態に関するさらなる研究が望まれる。

3 抗体薬の体内薬物動態

　低分子薬は肝臓における代謝や腎臓からの排泄により体内から消失する。各臓器の機能異常の際には、クリアランスの低下に基づいて投与量が調整される。抗体薬はさまざまな細胞でのエンドサイトーシスとそれに引き続くリソソームにおける分解によって消失することから、低分子薬とは体内動態特性が異なる。また、抗体薬に対する抗体（抗薬物抗体）の出現や生体内の抗原量などが体内動態変動因子として知られている。抗TNF（腫瘍壊死因子）α抗体薬であるインフリキシマブでは、関節リウマチ治療において薬物血中濃度と治療効果との相関が示され[15]、血中濃度をモニタリングするレミチェックQ®が保険承認されている。がん治療においても、リツキシマブ、ラムシルマブなどで血中濃度と効果の関連が報告されているが[16, 17]、血中濃度モニタリングや投与量調整の臨床的意義は示されていない。

　ネフローゼ症候群患者における抗体薬の血中濃度低下について、近年いくつかの報告がなされている。特に、難治性ネフローゼ症候群を適応とするリツキシマブについて体内動態研究の成果が報告されている。膜性腎症患者20例におけるリツキシマブ血中濃度測定の結果、既報のリンパ腫患者と比べてクリアランスが2倍に上昇したと報告されている[18]。また、半減期が尿中蛋白量と相関することが確認されている。10歳の難治性ネフローゼ症候群患者では、既報と比べて血中リツキシマブ濃度の低下と尿中リツキシマブ濃度の上昇が確認された[19]。また、別の2症例においても同様に、血中濃度低下と尿中・腹腔液中からのリツキシマブの検出が報告されている[20]。尿中IgG量とリツキシマブ量の相関も認められている。このように、ネフローゼ症候群患者で抗体薬も含めてIgGなどの蛋白質が大量に尿中に漏出すると考えられる。さらに、蛋白尿を呈するリンパ腫患者1例（尿蛋白2＋）においても、他のリンパ腫患者と比較して極端な血中濃度低下が報告されている[21]。しかし、この症例においてCD20陽性細胞数などの薬物動態マーカーや臨床効果は、他の症例と差はなかった。

　以上より、蛋白尿を呈する患者ではリツキシマブのクリアランスが増大することが示され、さらに尿中IgGとの相関からも、他の抗体薬においても同様の体内動態変動が示唆される。ベバシズマブなど蛋白尿の副作用を発現する薬物では、腎保護に加えて体内動態変動の観点からも投与設計を要する可能性がある。

【文　献】

1) Estrada CC, et al. Therapeutic Inhibition of VEGF Signaling and Associated Nephrotoxicities. J Am Soc Nephrol. 2019; 30: 187-200. PMID: 30642877

2) Grenon NN. Managing toxicities associated with antiangiogenic biologic agents in combination with chemotherapy for metastatic colorectal cancer. Clin J Oncol Nurs. 2013; 17: 425-433. PMID: 23899982

3) Horsley L, et al. Is the toxicity of anti-angiogenic drugs predictive of outcome? A review of hypertension and proteinuria as biomarkers of response to anti-angiogenic therapy. Expert Opin Drug Metab Toxicol. 2012; 8: 283-293. PMID: 22283844

4) Sorich MJ, et al. Risk factors of proteinuria in renal cell carcinoma patients treated with VEGF inhibitors: a secondary analysis of pooled clinical trial data. Br J Cancer. 2016; 114: 1313-1317. PMID: 27228299

5) Baek SH, et al. Renal adverse effects of sunitinib and its clinical significance: a single-center experience in Korea. Korean J Intern Med. 2014; 29: 40-48. PMID: 24574832

6) Feliu J, et al. Correlation of hypertension and proteinuria with outcome in elderly bevacizumab-treated patients with metastatic colorectal cancer. PLoS One. 2015; 10: e0116527. PMID: 25602286

7) Izzedine H, et al. Thrombotic microangiopathy, cancer, and cancer drugs. Am J Kidney Dis. 2015; 66: 857-868. PMID: 25943718

8) Izzedine H, et al. Expression patterns of RelA and c-mip are associated with different glomerular diseases following anti-VEGF therapy. Kidney Int. 2014; 85: 457-470. PMID: 24067439

9) Izzedine H, et al. Kidney diseases associated with antivascular endothelial growth factor (VEGF): An 8-year observational study at a single center. Medicine (Baltimore). 2014; 93: 333-339. PMID: 25500702

10) Gugler R, et al. Pharmacokinetics of drugs in patients with the nephrotic syndrome. J Clin Invest. 1975; 55: 1182-1189. PMID: 1133166

11) Reiss SN, et al. Hypoalbuminemia is significantly associated with increased clearance time of high dose methotrexate in patients being treated for lymphoma or leukemia. Ann Hematol. 2016; 95: 2009-2015. PMID: 27542957

12) Arrieta O, et al. Association of nutritional status and serum albumin levels with development of toxicity in patients with advanced non-small cell lung cancer treated with paclitaxel-cisplatin chemotherapy: a prospective study. BMC Cancer. 2010; 10: 50. PMID: 20170547

13) Murdock JL, et al. Tolerability of Highly Protein Bound Targeted Oral Oncolytic Drugs in Patients With Hypoalbuminemia: A Retrospective Analysis. Ann Pharmacother. 2021; 55: 165-173. PMID: 32674695

14) McLean TW, et al. Hypoalbuminemia in children with cancer treated with chemotherapy. Pediatr Blood Cancer. 2020; 67: e28065. PMID: 31736232

15) Takeuchi T, et al. Impact of trough serum level on radiographic and clinical response to infliximab plus methotrexate in patients with rheumatoid arthritis: results from the RISING study. Mod Rheumatol. 2009; 19: 478-487. PMID: 19626391

16) Tout M, et al. Rituximab exposure is influenced by baseline metabolic tumor volume and predicts outcome of DLBCL patients: a Lymphoma Study Association report. Blood. 2017; 129: 2616-2623. PMID: 28251914

17) Tabernero J, et al. Exposure-Response Analyses of Ramucirumab from Two Randomized, Phase III Trials of Second-line Treatment for Advanced Gastric or Gastroesophageal Junction Cancer. Mol Cancer Ther. 2017; 16: 2215-2222. PMID: 28716815

18) Fogueri U, et al. Rituximab Exhibits Altered Pharmacokinetics in Patients With Membranous Nephropathy. Ann Pharmacother. 2019; 53: 357-363. PMID: 30293439

19) Counsilman CE, et al. Pharmacokinetics of rituximab in a pediatric patient with therapy-resistant nephrotic syndrome. Pediatr Nephrol. 2015; 30: 1367-1370. PMID: 26054711

20) Stahl K, et al. Kinetics of Rituximab Excretion into Urine and Peritoneal Fluid in Two Patients with Nephrotic Syndrome. Case Rep Nephrol. 2017; 2017: 1372859. PMID: 28243475

21) Yonezawa A, et al. Concentration and Glycoform of Rituximab in Plasma of Patients with B Cell Non-Hodgkin's Lymphoma. Pharm Res. 2019; 36: 82. PMID: 30989405

総説 12　免疫チェックポイント阻害薬による腎障害への対策

　近年のがん領域における新規治療薬の開発は著しく進んでおり，特に ICI は PD-1/PD-L1 阻害薬，抗 CTLA-4（細胞傷害性 T 細胞抗原 4）抗体薬を皮切りに目覚ましい発展をとげている。本邦においても，2014 年に PD-1 阻害薬であるニボルマブ，2015 年に抗 CTLA-4 抗体薬であるイピリムマブが悪性黒色腫に対して承認された。以後，非小細胞肺がん，腎細胞がん，頭頸部がん，胃がんなど，さまざまながん種に対して ICI が日常臨床で使用可能となっている。

　ICI 使用時に発生する免疫の再活性化に伴う有害事象は「免疫関連有害事象」（irAE）と呼ばれる。全身のさまざまな器官や臓器が標的となりうるが，皮膚，肺，消化管，内分泌器官が傷害されることが比較的多い。腎臓の irAE は比較的まれではあるが，ICI 関連腎障害についての知見が蓄積されるに伴い，その臨床病理学的特徴が徐々に明らかになってきている。本項では ICI 関連腎障害についての知見と，腎障害が発生した場合の対応について概説する。

1　免疫チェックポイント阻害薬による腎障害

　ICI 投与中の患者に発症する AKI のうち，ICI が原因と考えられる AKI は約 19.5％であり，腎前性によると考えられる AKI は約 48.8％であったと報告されている[1]。その他，多くの研究でも ICI 投与中に生じた AKI は必ずしも ICI 自体が原因ではないことが示されている[2-4]。これらの結果は ICI 投与中に発症した AKI においても，通常の AKI 発症時と同様に腎前性・腎後性をはじめとした原因の鑑別が重要であることを示している。

　ICI 関連腎障害の臨床像としては AKI をきたすことが多いとされているが，ネフローゼ症候群と診断される症例も報告されている[5]。病理学的には多くの研究により AIN が最も多く[6-8]，ICI 関連の腎障害の約 57％が AIN であると報告されている[9-12]。しかし，近年の研究では AIN に限らず，急性糸球体腎炎，急性尿細管壊死，微小変化型ネフローゼ症候群，TMA，免疫複合体型糸球体腎炎，pauci-immune 型半月体形成性糸球体腎炎，膜性腎症，IgA 腎症，アミロイドーシスなど，さまざまな病型を呈しうることも明らかとなっている[7,13-16]。さらに，AIN と糸球体腎炎の合併も約 41％で認められたと報告されている[17]。

2　間質性腎炎の早期診断

　ICI を使用している患者に生じた腎障害の早期診断・治療は，病態に応じた治療による腎予後改善，ICI による治療の中止・中断を最小限に留めることによるがんの予後改善，不要なステロイド薬や免疫抑制薬の投与の回避による合併症の抑制へとつながる可能性があることなどから，臨床上重要である。

　ICI 関連腎障害（主として間質性腎炎）のリスクを増加させる因子として，薬剤性間質性腎炎との関連が知られるプロトンポンプ阻害薬などの薬物の使用歴，腎外 irAE 発症，先行する腎機能障害の合併，複数の ICI（イピリムマブとニボルマブ）の併用などが観察研究から示唆されているが，他方ではこれらとの関連はなかったとする報告もあり，今後さらなる検討が必要である[3,18]。また，ICI 関連腎障害の出現時期については ICI 投与開始後 14 週（中央値）であったことが報告されているが，症例によって時期はさまざまであり，その範囲はきわめて大きい。ICI 投与開始後は常に ICI 関連腎障害の発生について念頭に置く必要がある[8]。

　ICI 関連腎障害でみられる症状や臨床所見についても検討が行われている。血清 Cr 値上昇に加えて蛋白尿（多くは中等度までにとどまる），尿中白血球，血尿，末梢血中の好酸球増多，高血圧症の増悪といった所見が認められる[8,19,20]。いずれの所見も ICI 関

連腎障害を疑うきっかけにはなるものの，臨床症状や検査所見のみでICI関連腎障害であるかどうかの鑑別は困難である。また，臨床所見のみで病型を判断することも困難である[12]。

実臨床においては上記の危険因子を有する症例に対して，ICI関連腎障害の発生がいつでも起こりうることを考慮しつつ，腎機能を注意深くモニタリングする必要がある。さらに，ICI関連腎障害が疑われた際にはがん治療医と腎臓専門医が速やかに連携を取り，診断確定のための腎生検について検討を行うことが重要である。

3 腎生検の必要性と有用性

ICI投与中の腎障害に対しては通常の腎障害発生時と同様に原因の鑑別診断が重要であるが，前述のようにICI関連腎障害であるかどうかとその病型診断を臨床所見や検査所見のみで行うことは困難である。そのため，ICI関連腎障害が疑われた場合の確定診断は腎生検によってのみ行うことができる。腎生検実施の利点としては，正確な診断に基づく適切な治療法が検討可能となることにより，不要なステロイド薬投与やICI中止を回避できること，腎障害改善後のICI再開の判断根拠となることが期待される。ICI投与中のAKI発症は予後に影響しないとする報告もあるが[1,3]，独立した予後不良因子であるとの報告もあり[4]，さらにAKI後の腎機能改善不良は予後不良因子であることも報告されている[8]。これらは腎障害に対する適切な治療が腎予後のみならず生命予後に対しても重要である可能性を示唆している。ICIが術後薬物療法として使用される場合は特に慢性的に継続する有害事象への対応が必要であり[21]，腎障害もCKDに至らないように適切に対応することが重要となる。また，AINに合併する線維化の程度によってステロイド薬への反応性が異なる可能性が報告されており[7]，さらにAINと糸球体腎炎の合併例も報告されていることから，正確な病理像を評価することでステロイド薬による腎機能回復の程度を予測できる可能性がある。さらに，化学療法とICIの併用で腎障害発生リスクは上昇することが報告されており[22]，ICIとその他薬物との併用時に発生した腎障害がICI関連腎障害かどうかについての判断はさらに困難である。片腎，休止でき

ない抗凝固療法，コントロール不良の高血圧など腎生検に伴う合併症のリスクが高いと想定される高リスク病態（相対的禁忌）でなければ，経験的ステロイド薬投与の前に腎生検を検討すべきとの意見もある[23-25]。このように，ICI投与中に発生した腎障害に対する腎生検の重要性は今後さらに高まることが想定される。

一方で，画一的な腎生検実施に対しては懸念事項もある。ICI関連腎障害の寛解率は高いことが知られており，多施設観察研究では完全寛解・部分寛解となった割合は85％であった[8]。この研究において腎生検実施率は43％で，このうち93％がAINであった。このことは，腎生検で確定診断を行わずともステロイド薬投与の効果を十分に期待できる可能性を示しており，同じ研究において腎生検実施の有無は腎障害の寛解率に影響せず，寛解に関連する病理像も検出されなかった。ASCOのガイドラインでは，ICI投与後のグレード2（血清Cr値がベースラインの2～3倍に上昇）以上の腎障害で，ICI以外に原因を指摘できない場合，腎生検を実施せずステロイド薬投与を行うことが推奨されている[26]。また，安全面の観点では，がん患者における腎生検による出血を伴う合併症発生率についてはエビデンスを評価できる論文がなく不明である。治療の観点では，腎線維化の程度が軽い症例でよりICI関連腎障害からの改善が認められたとする観察研究があり[7]，このことは早期治療開始の重要性を示唆している。したがって，他の原因（造影剤の使用，NSAIDなど他の薬剤性，尿路閉塞，脱水など）を除外できれば，腎生検のためにステロイド薬投与を遅らせるべきではないと考えられる。

以上により，腎生検とその合併症のリスクをおかさずとも，多くの場合で経験的ステロイド薬投与により十分な治療結果を得られる可能性がある。また，irAEによるICI中断や免疫抑制薬投与は生命予後に影響しなかったとする報告もあり[27,28]，不要なステロイド薬投与による副作用を抑制すること以外は腎生検実施によって得られる利点は少ない可能性がある。

4 腎生検についての考え方

このように，腎生検はICI関連腎障害の確定診断

に必要であるが，その確定診断が腎予後・生命予後に与える効果について現時点ではエビデンスを評価できる論文が乏しく，特に日本人を対象とした研究はきわめて少ない。そのため，ICI 投与中に発生した腎障害に対する腎生検の実施・非実施ともに現時点で推奨することは困難である。しかし，ICI による治療の拡大により腎生検が必要となる症例が今後さらに増加する可能性が考えられるため，腎生検実施による腎予後・生命予後への影響や，ICI 中断の判断に腎生検が寄与する可能性についても，エビデンスを蓄積することが重要である。このため，下記のような対応が考えられる。

　ICI 投与中の患者では血清 Cr 値を継続的に観察し，グレード 2（血清 Cr 値がベースラインの 2〜3 倍に上昇）以上の腎障害が発生した場合には腎臓専門医にコンサルトを行う。ICI 以外の原因が認められない場合，特に血尿・蛋白尿を伴う腎障害ではステロイド薬投与開始前に腎生検実施を検討する。AIN 発症の危険因子と考えられているプロトンポンプ阻害薬の併用，尿中白血球上昇，血中好酸球上昇などから AIN である可能性がきわめて高いと考えられる場合や，腎生検による合併症のリスクが高いと考えられる症例では，腎生検を実施せずに経験的なステロイド薬投与を検討する。いずれにしても，症例ごとにがん治療医と腎臓専門医が十分に検討を行うことが重要である。また，腎生検を実施せずにステロイド薬投与を開始後，その効果が乏しい場合はあらためて腎生検実施を検討する。

5 ステロイド薬の投与方法

　ICI による有害事象である irAE は免疫の再活性化によるものであり，治療には免疫抑制薬としてステロイド薬が使用されることが多い[29]。

　グレード 1（血清 Cr 値がベースラインの 1.5〜2 倍に上昇）の腎障害であれば，他の原因（最近の造影剤や薬物の使用，体液の状態，尿路感染など）の可能性を考慮し，ICI や原因となりうる併用薬をいったん休薬することを検討する。グレード 2 であれば，一時的に ICI を休薬し，腎臓専門医にコンサルトする。ICI 以外に原因がなければ，ICI を中止のまま，0.5〜1 mg/kg/日のプレドニゾロン（またはそれと等価のステロイド薬）を投与する。1 週間後に増悪または改善を認めなければ，1〜2 mg/kg/日のプレドニゾロン（またはそれと等価のステロイド薬）を投与し，グレード 1 以下になれば，4 週間以上かけて漸減中止する。グレード 3（血清 Cr 値が基準値上限の 3 倍に上昇または 4.0 mg/dL 上昇）以上であれば，ICI は中止し，1〜2 mg/kg/日のプレドニゾロン（またはそれと等価のステロイド薬）を投与し，グレード 1 以下になれば，4 週間以上かけて漸減中止とする。数日経過しても遷延する場合には，インフリキシマブ，アザチオプリン，シクロホスファミド，シクロスポリン，ミコフェノール酸モフェチル（MMF）などの他の免疫抑制薬を併用することが薦められている[26]（上記の 5 剤については 2022 年 6 月現在，保険適用外）。

　実地診療における治療選択肢の一つとして，ステロイド薬パルス療法が用いられることがあるが[8, 30]，投与量を含めて確立されたものではない。

6 長期投与による腎障害

　通常，irAE は治療開始から数週〜数ヵ月後に起こるとされ[29]，中止後もその効果・影響が残ることが知られている[31]。ICI の登場により長期生存が期待される一方で，長期投与による腎障害についても考えておく必要があるが，十分なデータがないのも現状である。ICI によって引き起こされる炎症が二次的なアミロイド沈着を引き起こす可能性があるとの報告もあり[17, 32]，今後も症例の集積が望まれる。

【文 献】
1) Stein C, et al. Acute kidney injury in patients treated with anti-programmed death receptor-1 for advanced melanoma: a real-life study in a single-centre cohort. Nephrol Dial Transplant. 2021; 36: 1664-1674. PMID: 32941608
2) Seethapathy H, et al. The Incidence, Causes, and Risk Factors of Acute Kidney Injury in Patients Receiving Immune Checkpoint Inhibitors. Clin J Am Soc Nephrol. 2019; 14: 1692-1700. PMID: 31672794

3) Meraz-Muñoz A, et al. Acute kidney injury associated with immune checkpoint inhibitor therapy: incidence, risk factors and outcomes. J Immunother Cancer. 2020; 8: e000467. PMID: 32601079

4) García-Carro C, et al. Acute kidney injury as a risk factor for mortality in oncological patients receiving checkpoint inhibitors. Nephrol Dial Transplant. 2022; 37: 887-894. PMID: 33547795

5) Kitchlu A, et al. Nephrotic Syndrome With Cancer Immunotherapies: A Report of 2 Cases. Am J Kidney Dis. 2017; 70: 581-585. PMID: 28648302

6) Zheng K, et al. Clinical recommendations on diagnosis and treatment of immune checkpoint inhibitor-induced renal immune-related adverse events. Thorac Cancer. 2020; 11: 1746-1751. PMID: 32232975

7) Cortazar FB, et al. Clinicopathological features of acute kidney injury associated with immune checkpoint inhibitors. Kidney Int. 2016; 90: 638-647. PMID: 27282937

8) Cortazar FB, et al. Clinical Features and Outcomes of Immune Checkpoint Inhibitor-Associated AKI: A Multicenter Study. J Am Soc Nephrol. 2020; 31: 435-446. PMID: 31896554

9) Perazella MA, et al. Nephrotoxicity of Cancer Immunotherapies: Past, Present and Future. J Am Soc Nephrol. 2018; 29: 2039-2052. PMID: 29959196

10) Perazella MA, et al. Immune checkpoint inhibitor nephrotoxicity: what do we know and what should we do? Kidney Int. 2020; 97: 62-74. PMID: 31685311

11) Sury K, et al. Cardiorenal complications of immune checkpoint inhibitors. Nat Rev Nephrol. 2018; 14: 571-588. PMID: 30013100

12) Cassol C, et al. Anti-PD-1 Immunotherapy May Induce Interstitial Nephritis With Increased Tubular Epithelial Expression of PD-L1. Kidney Int Rep. 2019; 4: 1152-1160. PMID: 31440705

13) Fadel F, et al. Anti-CTLA4 antibody-induced lupus nephritis. N Engl J Med. 2009; 361: 211-212. PMID: 19587352

14) Mamlouk O, et al. Nephrotoxicity of immune checkpoint inhibitors beyond tubulointerstitial nephritis: single-center experience. J Immunother Cancer. 2019; 7: 2. PMID: 30612580

15) Kishi S, et al. IgA Nephropathy after Nivolumab Therapy for Postoperative Recurrence of Lung Squamous Cell Carcinoma. Intern Med. 2018; 57: 1259-1263. PMID: 29279511

16) Mo H, et al. AA amyloidosis associated with pulmonary squamous cell carcinoma treated with chemoradiation and immune checkpoint inhibitor therapy. Pathol Int. 2020; 70: 303-305. PMID: 32118332

17) Kitchlu A, et al. A Systematic Review of Immune Checkpoint Inhibitor-Associated Glomerular Disease. Kidney Int Rep. 2021; 6: 66-77. PMID: 33426386

18) Espi M, et al. Renal adverse effects of immune checkpoints inhibitors in clinical practice: ImmuNoTox study. Eur J Cancer. 2021; 147: 29-39. PMID: 33607383

19) Wanchoo R, et al.; on behalf of Cancer and Kidney International Network Workgroup on Immune Checkpoint Inhibitors. Adverse Renal Effects of Immune Checkpoint Inhibitors: A Narrative Review. Am J Nephrol. 2017; 45: 160-169. PMID: 28076863

20) Sise ME, et al. Diagnosis and Management of Immune Checkpoint Inhibitor-Associated Renal Toxicity: Illustrative Case and Review. Oncologist. 2019; 24: 735-742. PMID: 30902916

21) Robert C. A decade of immune-checkpoint inhibitors in cancer therapy. Nat Commun. 2020; 11: 3801. PMID: 32732879

22) Li H, et al. Nephrotoxicity in patients with solid tumors treated with anti-PD-1/PD-L1 monoclonal antibodies: a systematic review and meta-analysis. Invest New Drugs. 2021; 39: 860-870. PMID: 33409896

23) Perazella MA, et al. AKI in Patients Receiving Immune Checkpoint Inhibitors. Clin J Am Soc Nephrol. 2019; 14: 1077-1079. PMID: 31048326

24) Gupta S, et al. Immune Checkpoint Inhibitor Nephrotoxicity: Update 2020. Kidney360. 2020; 1: 130-140. PMID: 35372904

25) 日本腎臓学会. 腎生検ガイドブック2020. 東京医学社 ; 2020.

26) Schneider BJ, et al. Management of Immune-Related Adverse Events in Patients Treated With Immune Checkpoint Inhibitor Therapy: ASCO Guideline Update. J Clin Oncol. 2021; 39: 4073-4126. PMID: 34724392

27) Horvat TZ, et al. Immune-Related Adverse Events, Need for Systemic Immunosuppression, and Effects on Survival and Time to Treatment Failure in Patients With Melanoma Treated With Ipilimumab at Memorial Sloan Kettering Cancer Center. J Clin Oncol. 2015; 33: 3193-3198. PMID: 26282644

28) Schadendorf D, et al. Efficacy and Safety Outcomes in Patients With Advanced Melanoma Who Discontinued Treatment With Nivolumab and Ipilimumab Because of Adverse Events: A Pooled Analysis of Randomized Phase II and III Trials. J Clin Oncol. 2017; 35: 3807-3814. PMID: 28841387

29) Postow MA, et al. Immune-Related Adverse Events Associated with Immune Checkpoint Blockade. N Engl J Med. 2018; 378: 158-168. PMID: 29320654

30) Oleas D, et al. Acute interstitial nephritis associated with immune checkpoint inhibitors: a single-centre experience. Clin Kidney J. 2021; 14: 1364-1370. PMID: 34221369

31) Osa A, et al. Clinical implications of monitoring nivolumab immunokinetics in non-small cell lung cancer patients. JCI Insight. 2018; 3: e59125. PMID: 30282824

32) Lapman S, et al. Immune checkpoint inhibitor–associated renal amyloid A amyloidosis: A case series and review of the literature. J Onco-Nephrol. 2020; 4: 52-58.

CQ 6 成人におけるシスプラチン投与時の腎機能障害を軽減するために推奨される補液方法は何か?

シスプラチン投与時の腎機能障害を軽減するために，一般にシスプラチン投与前後でそれぞれ4時間以上かけて1000〜2000 mLの補液を行うことが基本であるが，全身状態良好かつ短時間補液に耐えうる臓器機能を有している患者においてはショートハイドレーション法が弱く推奨される。従来法より少量かつ短時間の補液法であるショートハイドレーション法は，シスプラチン投与後の胃腸障害などに伴い追加補液が必要となる患者に対して適切な治療環境を確保でき，緊急時対応が可能な施設においてのみ実施が考慮される。低用量のシスプラチン（< 50 mg/m^2）投与時の適切な補液量についてはエビデンスを評価できる論文がなく，不明である。

推奨グレード	ショートハイドレーション法は弱く推奨される（提案される）（合意率96.3%，投票27名，合意26名）

推奨に関連する価値観や好み
（検討した各アウトカム別に一連の価値観を想定する）

シスプラチン投与時の腎機能障害を軽減するために推奨される補液方法として，本邦ではシスプラチン注／点滴静注（液）添付文書[1]に準じて大量補液法が行われている。シスプラチン投与時の補液の必要性については，補液の有無で比較した臨床試験がないことから，エビデンスの評価は困難である。そのため，本CQではシスプラチン投与時の腎機能障害を軽減するために推奨される補液方法として，従来から行われている大量補液法を引き続き採用した。

従来法より少量かつ短時間の補液法であるショートハイドレーション法に関してはシステマティックレビューを行い，本ガイドライン2016年版での推奨グレードと同様にエビデンス総体の評価はC（弱い）とした。システマティックレビューの結果，ショートハイドレーション法による補液下でのシスプラチン投与後，約2割の症例に胃腸障害などに伴う追加補液が必要であった[2-6]ことを重視し，全身状態良好かつ短時間補液に耐えうる臓器機能を有している患者において，患者の価値観や好み，施設の状況により，ショートハイドレーション法を行うかどうかは事前に患者と相談のうえで決定されるべきであるとした。

低用量のシスプラチン投与時の適切な補液量について，システマティックレビューを行ったが，エビデンスを評価できる論文がなく，直接の検討ができなかった。

CQ に対するエビデンスの総括
（重大なアウトカム全般に関する全体的なエビデンスの強さ）

[エビデンスの確実性：C（弱い）]

推奨の強さを決定するための評価項目

1. 推奨の強さの決定に影響する要因
アウトカム全般に関する全体的なエビデンスが強い
　[判定：いいえ]

採用論文5報[2-6]はすべて，高用量シスプラチン投与におけるショートハイドレーション法の安全性を評価する小規模な単群の介入研究についての報告であり，ランダム化比較試験の報告はなかった（エビデンスの確実性　C（弱い））。
益と害のバランスが確実
　[判定：はい]

OS，PFS，奏効割合に関するエビデンスを評価できる論文はなかったが，入院治療の回避に有益という報告があった（エビデンスの確実性　C（弱い））。QOL・患者満足度に関してはエビデンスを評価できる論文がなかった。

2. 推奨の強さに考慮すべき要因

・患者の価値観や好み，負担の確実さ（あるいは相違）
・正味の利益がコストや資源に十分見合ったものかどうかなど

ショートハイドレーション法を行う場合，シスプラチン投与後の胃腸障害に伴い追加補液が必要となる患者が約2割想定される。患者の価値観や好み，施設の状況により大量補液法を行うか，ショートハイドレーション法を行うかの決定には，事前に患者との相談が必要である。

推奨解説

背景と目的

シスプラチンは前臨床試験（動物実験）の段階で腎毒性が指摘されていた。投与時の尿細管障害による腎機能障害を軽減するためには，尿量を確保して遊離型シスプラチンのスムーズな排泄を促すことが重要である。そのために，本邦ではシスプラチン投与前後にそれぞれ4時間以上かけて1000〜2000 mLの補液を行い，さらに500〜1000 mL以上の輸液で希釈したシスプラチンを2時間以上かけて投与する（シスプラチン投与前・投与中・投与後に計2.5〜5 Lの輸液を行う）ことが一般的である（大量補液法）[1]。そのため本CQでは，シスプラチン投与時の腎機能障害を軽減するために推奨される補液方法として従来から行われているこの大量補液法を引き続き採用し，より少量かつ短時間の補液法であるショートハイドレーション法（シスプラチン投与前後に合計1600〜2500 mLの補液を4.0〜4.5時間かけて行うとともに，当日シスプラチン投与終了までに1000 mL程度の経口水分補給を併せて行う。総説9の表15を参照）に関してシステマティックレビューを行った。また，シスプラチンは投与量によって高用量（≥ 50 mg/m^2）と低用量（< 50 mg/m^2）に分類される。低用量のシスプラチン投与時の適切な補液量についても文献検索を行った。

対象

cisplatin/シスプラチン，hydration/補液，nephrotoxicity/腎毒性，magnesium/マグネシウムをキーワードとして文献検索を行ったところ，PubMed 461件，Cochrane 48件，医中誌53件（計562件）が一次スクリーニングで検出された。二次スクリーニングでシスプラチン投与時のショートハイドレーション法について5報の論文[2-6]が抽出され，定性的システマティックレビューを行った。これら5報の研究はすべて，高用量シスプラチン投与におけるショートハイドレーション法の安全性を評価する小規模な単群の介入研究であり，ランダム化比較試験ではなかった。

安全性の評価

ショートハイドレーション法における腎機能障害発生割合およびシスプラチン投与に伴う胃腸障害などのために追加補液が必要となった割合についても5報の論文の結果に一貫性を認め，すべての症例数を統合するとそれぞれ3.6，19.4%であった。

以上より，本ガイドライン2016年版での推奨グレードと同様，エビデンス総体の評価はC（弱い）だが，シスプラチン投与時のショートハイドレーション法は腎機能障害を軽減するための補液法として弱く推奨される。一方で約2割の症例に胃腸障害などに伴う追加補液が必要であったことに留意が必要である。全身状態良好かつ短時間補液に耐えうる臓器機能を有している患者において，患者の価値観や好み，施設の状況により，大量補液法を行うか，ショートハイドレーション法で行うかは，事前に患者との相談のうえで決定されるべきである。

ショートハイドレーション法の一部としてのシスプラチン投与後の経口補水液（OS-1®など）の有効性・安全性評価については，エビデンスを評価できる論文は1報のみであり[5]，今後の検討課題とした。生存期間，奏効割合についてはシスプラチン投与時の患者ステータス（がん種，セッティングなど）および組織型に一貫性がなく，評価できなかった。

低用量シスプラチン投与時の補液量

低用量のシスプラチン（< 50 mg/m^2）投与時の適切な補液量については，システマティックレビューを行ったがエビデンスを評価できる論文がなく，直接の検討ができなかった。胆道がんに対する標準治療であるゲムシタビン＋シスプラチン併用療法（シスプラチン25 mg/m^2）の有効性および安

全性を検証したランダム化比較試験[7] では，シスプラチン投与時に 1000 mL，ゲムシタビン投与時に 500 mL の補液が外来通院にて行われており，低用量のシスプラチン投与時の補液法として参考となる

ものの，低用量のシスプラチン投与時の適切な補液量については，その他のエビデンスを評価できる論文がなく不明である。

【文　献】

1) 日本化薬株式会社. ランダ®注添付文書／日医工株式会社. シスプラチン点滴静注10mg「マルコ」添付文書.

2) Hotta K, et al. Reappraisal of short-term low-volume hydration in cisplatin-based chemotherapy: Results of a prospective feasibility study in advanced lung cancer in the Okayama Lung Cancer Study Group Trial 1002. Jpn J Clin Oncol. 2013; 43: 1115-1123. PMID: 24082005

3) Hase T, et al. Short hydration with 20 mEq of magnesium supplementation for lung cancer patients receiving cisplatin-based chemotherapy: a prospective study. Int J Clin Oncol. 2020; 25: 1928-1935. PMID: 32740717

4) Horinouchi H, et al. Short hydration in chemotherapy containing cisplatin (≧75 mg/m2) for patients with lung cancer: a prospective study. Jpn J Clin Oncol. 2013; 43: 1105-1109. PMID: 24006505

5) Horinouchi H, et al. Oral rehydration solution (OS-1) as a substitute of intravenous hydration after cisplatin administration in patients with lung cancer: a prospective multicenter trial. ESMO Open. 2018; 3: e000288. PMID: 29503734

6) Ninomiya K, et al. Short-term low-volume hydration in cisplatin-based chemotherapy for patients with lung cancer: the second prospective feasibility study in the Okayama Lung Cancer Study Group Trial 1201. Int J Clin Oncol. 2016; 21: 81-87. PMID: 26093520

7) Valle J, et al.; for the ABC-02 Trial Investigators. Cisplatin plus gemcitabine versus gemcitabine for biliary tract cancer. N Engl J Med. 2010; 362: 1273-1281. PMID: 20375404

CQ 7 蛋白尿を有する，または既往がある患者において血管新生阻害薬の投与は推奨されるか？

血管新生阻害薬投与開始時の蛋白尿の存在は，蛋白尿増悪の危険因子であるという弱いエビデンスがあるが，より重要なアウトカムである死亡，eGFR との有意な関連は認めないため，蛋白尿の有無にかかわらず血管新生阻害薬の投与は可能であることが示唆される。

推奨グレード 行うことを弱く推奨する（提案する）（合意率100%，投票28名，合意28名）

推奨に関連する価値観や好み
（検討した各アウトカム別に一連の価値観を想定する）

本 CQ に対する推奨の作成にあたっては，蛋白尿既往例に対する血管新生阻害薬投与が重篤な副作用につながるかどうかを重視した。

CQ に対するエビデンスの総括
（重大なアウトカム全般に関する全体的なエビデンスの強さ）

［エビデンスの確実性：D（非常に弱い）］

推奨の強さを決定するための評価項目

1. 推奨の強さの決定に影響する要因
アウトカム全般に関する全体的なエビデンスが強い
［判定：いいえ］
採用論文5報はいずれもコホート研究である。
益と害のバランスが確実
［判定：いいえ］
蛋白尿既往は，投与後の蛋白尿（増悪）の有意な危険因子であるが，eGFR の悪化やネフローゼ症候群発症との関連性などの検討はない。

2. 推奨の強さに考慮すべき要因
・患者の価値観や好み，負担の確実さ（あるいは相違）
・正味の利益がコストや資源に十分見合ったものかどうかなど
この治療に対する患者（家族）の意向は大きくばらつくと考えられる。重症化が懸念される場合は分子標的治療薬を休薬・減量するため，総合的な経費

の削減に至るかどうかは不明確である。

推奨解説

要約
血管新生阻害薬投与開始時の蛋白尿の存在は，蛋白尿増悪の危険因子であるというエビデンスを評価できる論文があるが，腎機能低下との有意な関連は認めず，蛋白尿の有無にかかわらず血管新生阻害薬の投与は可能である。

背景と目的
血管新生阻害薬は低分子化合物または抗体薬として，さまざまながんに対して使用されている。蛋白尿は血管新生阻害薬の代表的な副作用であり，ときに腎機能低下やネフローゼ症候群をきたす。そこで本項では，蛋白尿を有する，または既往がある患者において，血管新生阻害薬の安全な投与が可能かどうかを検討した。

対象
本 CQ 7 に対しては，蛋白尿既往例・併存例に対する血管新生阻害薬投与が重篤な副作用につながるかどうかを重視し，文献検索を行った。対象は血管新生阻害薬を投与した患者であり，曝露群は投与開始時にグレード1以上の蛋白尿陽性，対照群は投与開始時蛋白尿陰性である。アウトカムとして死亡，eGFR の低下，蛋白尿の増悪を設定した。その結果，5報の後ろ向き観察研究が抽出された[1-5]。これらはいずれも腎細胞がん患者を対象とした研究であった。なお，尿蛋白≧2＋または≧1 g/日（g/gCr）の患者は治療を回避されることが多いためか，これ

らの観察研究では尿蛋白陽性例の大部分は尿蛋白1＋または1g/日未満の患者であった。

死　亡

　アウトカムの一つである死亡についての報告は，本邦における45症例についての研究であるが，死亡をアウトカムとした多変量Cox比例ハザードモデルにおいて，ベースライン時蛋白尿（1＋以上）のハザード比は0.82（0.23～2.97）で，死亡との有意な関連性を認めなかった[1]。また血管新生阻害薬投与開始時の蛋白尿陽性は主要な曝露ではなかったため，蛋白尿陽性症例と陰性症例のベースライン時における特性の違いは確認できなかった。

eGFR 低下

　eGFRの低下については，治療開始時点に蛋白尿陽性であった41例における投与開始前後のeGFRの変化を評価した報告がある[2]。本研究では有意な腎機能悪化を認めなかったと結論付けられているが，蛋白尿陽性例にはベースライン時から陽性であった14例と治療開始後に陽性となった27例が混在しており，ベースライン時から陽性だった患者に限定した解析は行われていない。また，単群におけ

る治療前後比較であり，蛋白尿陰性例との比較は行われていない。さらに，研究対象としても12週間以上投与できていた症例に限定されており，腎機能低下を有害事象として早期中止になった症例が選択的に除外されている可能性がある。

蛋白尿

　蛋白尿についての報告は3報であり，ベースラインの蛋白尿に関する情報が得られた2報における蛋白尿の定義は，2g/日超の蛋白尿およびグレードを問わない蛋白尿とされ，基準に相違を認めたが，いずれの報告においてもベースラインにおける蛋白尿は投与後の蛋白尿増悪の有意な危険因子であるという結果で一致していた[3,4]。ベースラインにおける蛋白尿の情報が不足していた1報においても，蛋白尿はほとんどの場合グレード1もしくは2にとどまり，血管新生阻害薬を減量または中止することなく投与継続可能であったことが報告されている[5]。

　なお血管新生阻害薬の投与開始後は蛋白尿を適切にモニタリングし，蛋白尿のグレードに応じて血管新生阻害薬による治療継続の益と害を慎重に判断する必要がある。

【文　献】
1) Nozawa M, et al. Axitinib-induced proteinuria and efficacy in patients with metastatic renal cell carcinoma. Int J Clin Oncol. 2016; 21: 748-755. PMID: 26694813
2) Miyake H, et al. Non-significant impact of proteinuria on renal function in Japanese patients with metastatic renal cell carcinoma treated with axitinib. Int J Clin Oncol. 2015; 20: 796-801. PMID: 25424248
3) Tomita Y, et al.; Japan Axitinib Phase II Study Group. Key predictive factors of axitinib (AG-013736)-induced proteinuria and efficacy: A phase II study in Japanese patients with cytokine-refractory metastatic renal cell Carcinoma. Eur J Cancer. 2011; 47: 2592-2602. PMID: 21889330
4) Sorich MJ, et al. Risk factors of proteinuria in renal cell carcinoma patients treated with VEGF inhibitors: a secondary analysis of pooled clinical trial data. Br J Cancer. 2016; 114: 1313-1317. PMID: 27228299
5) Land JD, et al. Proteinuria with first-line therapy of metastatic renal cell cancer. J Oncol Pharm Pract. 2016; 22: 235-241. PMID: 25505255

CQ 8　抗EGFR抗体薬の投与を受けている患者が低Mg血症を発症した場合，Mgの追加補充は推奨されるか？

抗 EGFR 抗体薬の投与を受ける患者が低 Mg 血症を有する場合に，Mg の追加補充は低 Mg 血症の重症化を回避できる可能性があるため，行うことを弱く推奨する。

推奨グレード　行うことを弱く推奨する（提案する）（合意率100%, 投票28名, 合意28名）

推奨に関連する価値観や好み
（検討した各アウトカム別に一連の価値観を想定する）

本 CQ に対する推奨の作成にあたっては，抗 EGFR 抗体薬投与中の低 Mg 血症発症時の重症度悪化抑制を重視した。

CQ に対するエビデンスの総括
（重大なアウトカム全般に関する全体的なエビデンスの強さ）

［エビデンスの確実性：D（非常に弱い）］

推奨の強さを決定するための評価項目

1. 推奨の強さの決定に影響する要因
アウトカム全般に関する全体的なエビデンスが強い
［判定：いいえ］
エビデンスの強さは D。
益と害のバランスが確実
［判定：いいえ］
CTCAE グレード 1 の低 Mg 血症に対する Mg の点滴静注にて，グレード 2 への移行を抑制しえた患者も存在したが，抗 EGFR 抗体薬の治療継続性についての検討はない。

2. 推奨の強さに考慮すべき要因
・患者の価値観や好み，負担の確実さ（あるいは相違）
・正味の利益がコストや資源に十分見合ったものかどうかなど
この治療に対する患者（家族）の意向は大きくばらつくと考えられる。薬価（単価）は比較的安価であるが，重症化を抑制した場合に得られる経費の削減は不明確である。

推奨解説

要　約
抗 EGFR 抗体薬の投与後の低 Mg 血症に対しては，Mg の追加補充により明らかな害がなく，低 Mg 血症の重症化を回避できる可能性がある。

背景と目的
セツキシマブやパニツムマブなどの抗 EGFR 抗体薬は RAS 遺伝子野生型結腸・直腸がんや頭頸部がん，肺扁平上皮がんの標準治療として，単剤または他の抗悪性腫瘍薬と併用で使用される。低 Mg 血症は抗 EGFR 抗体薬を用いた薬物療法で比較的発生率の高い副作用であり，重症化すると不整脈などの原因となるため注意が必要である。しかし，血清 Mg 値のモニタリングは一般的に行われるが，低 Mg 血症に対する Mg 補充の基準については定まっていない。抗 EGFR 抗体薬による低 Mg 血症への対策として，とくに Mg 補充の基準について検討した。

対　象
本 CQ 8 に対しては，抗 EGFR 抗体薬投与中の低 Mg 血症発症時の重症度悪化抑制を重視し，文献の検索を行った。対照群を設定した研究はなく，最終的に 2 報の症例集積研究と 1 報のシステマティックレビューが抽出された[1-3]。

結　果
Demizu らは，抗 EGFR 抗体薬であるセツキシマブを投与する患者に対して，「セツキシマブ投与開始時より酸化 Mg 製剤の内服を開始し，低 Mg 血症

を発症した場合はグレード1（CTCAE）の時点から硫酸 Mg の点滴静注を開始する」という院内マニュアルを策定した[1]。その結果，院内マニュアル策定前はセツキシマブ投与後10例中9例で低 Mg 血症（グレード1が7例，グレード2が1例，グレード3が1例）を発症したが，院内マニュアル策定後は5例中4例でグレード1の低 Mg 血症を発症したものの，グレード2以上への悪化は認められなかったとしている。介入を行った唯一の研究である本研究から，グレード1の低 Mg 血症を発症した時点で Mg の点滴静注を開始することにより，低 Mg 血症

の重症化を回避できる可能性が示唆された。

しかし，低 Mg 血症発症後も抗 EGFR 抗体薬による治療継続が可能であったのか，治療中断や延期がなかったかについては，いずれの文献においても報告されていない。また，低 Mg 血症の補正により臨床的アウトカムとして不整脈の発症が抑制可能であったかどうかを検討した研究はなかった。

Mg 補充による安全性について明らかな害は報告されていないが，大規模研究が存在しないため，今後の症例蓄積が待たれる。

【文　献】
1) 出水睦子ほか. Cetuximab投与時のマグネシウム早期投与の有効性における後視的検討. 癌と化学療法. 2013；40：897-900.
2) Kimura M, et al. Identifying optimal magnesium replenishment points based on risk of severe hypomagnesemia in colorectal cancer patients treated with cetuximab or panitumumab. Cancer Chemother Pharmacol. 2020; 86: 383-391. PMID: 32789758
3) Jiang DM, et al. Management of Epidermal Growth Factor Receptor Inhibitor-Induced Hypomagnesemia: A Systematic Review. Clin Colorectal Cancer. 2016; 15: e117-e123. PMID: 26961757

CQ 9　免疫チェックポイント阻害薬による腎障害の治療に使用するステロイド薬の投与を，腎機能の正常化後に中止することは推奨されるか？

免疫チェックポイント阻害薬（ICI）により生じた腎障害をステロイド薬で治療した場合，腎機能の正常化後のステロイド薬投与に関しては，投与継続の有用性が明らかでなく，さらに有害事象の増加と ICI の治療効果減弱が懸念されることから，投与中止後の腎障害再燃のリスクや再燃時の対応について十分検討したうえで，ステロイド薬の投与を中止することを弱く推奨する。

推奨グレード　行うことを弱く推奨する（提案する）（合意率100%，投票27名，合意27名）

推奨に関連する価値観や好み
（検討した各アウトカム別に一連の価値観を想定する）

重要なアウトカムとして，治療中断・延期の有無（重要性 8 点），奏効率，グレード 3 以上の血清 Cr 値上昇（重要性 6 点），腎障害の再燃（重要性 5 点）を設定した。

CQ に対するエビデンスの総括
（重大なアウトカム全般に関する全体的なエビデンスの強さ）

［エビデンスの確実性：D（非常に弱い）］

推奨の強さを決定するための評価項目

1. 推奨の強さの決定に影響する要因
アウトカム全般に関する全体的なエビデンスが強い
［判定：いいえ］

文献検索によって抽出された論文 3 報は症例数の限られた症例集積研究であった。治療中断・延期の有無については，全例で治療中断されており，評価困難であった。奏効率，グレード 3（血清 Cr 値が基準値上限の 3 倍に上昇または 4.0 mg/dL 上昇）以上の血清 Cr 値上昇についてもそれぞれ 1 報ずつ記載があった。奏効率と血清 Cr 値上昇についてはいずれも症例数が非常に少なく評価困難であった。エビデンスの強さは非常に弱い（D）と判断した。

益と害のバランスが確実
［判定：いいえ］

ステロイド薬投与による ICI の治療効果減弱が懸念される。がん症状緩和に関連するステロイド薬投与例における不良な予後が報告されているが，これは対象がより疾患状態の悪い集団であったことに由来するものと考えられる。がん症状緩和に関連しないステロイド薬使用が ICI の治療効果に影響しないとするだけの十分な根拠はない。

2. 推奨の強さに考慮すべき要因
・患者の価値観や好み，負担の確実さ（あるいは相違）
・正味の利益がコストや資源に十分見合ったものかどうかなど

ステロイド薬投与継続によって感染症，骨粗鬆症，糖代謝異常，体重増加，浮腫，眼疾患などさまざまな有害事象の発現リスクが増加する。有害事象の管理目的での検査コストや治療費，通院の負担も増加する可能性がある。

推奨解説

要　約

ICI により生じた腎障害をステロイド薬で治療した場合，腎機能の正常化後にステロイド薬投与を中止すべきか否か。この問いに対しては，投与継続の有用性が明らかではなく，さらに投与継続による有

害事象の増加とICIの治療効果減弱が懸念されることから，投与中止による腎障害再燃のリスクや再燃時の対応について十分検討したうえで，ステロイド薬の投与を中止することを弱く推奨する。

背景と目的

　ICIはさまざまなirAEをきたす可能性がある。各irAE発生時の対応についてはASCOなどからガイドラインが出されており，これらの指針に沿って診断・治療が行われる[1]。腎障害についてもその重症度に応じた対応方法が示されている。具体的には，グレード2以上の腎機能障害に対してはICI投与を中断し，ステロイド薬投与による治療を行うことが推奨されている。ステロイド薬導入後は腎機能が改善されていることを確認しつつ，4週間以上かけて漸減していくこととされている。しかし，腎機能が正常化した後にもステロイド薬投与を継続すべきか，それとも中止すべきかについては，irAEの抑制やICIの効果への影響といった，益と害についてのエビデンスに基づいた明確な推奨は提示されておらず，重要な臨床課題と考えられる。

　本CQの目的は，ICIにより生じた腎障害をステロイド薬で治療した場合，腎機能の正常化後もステロイド薬を継続することの益と害について最新の知見を検討し，実際の臨床におけるその有用性と限界について明らかにすることである。

対象

　本CQに対する文献検索の結果，PubMed 154報，Cochrane 5報，医中誌54報が抽出され，これにハンドサーチ1報を加えた計214報がスクリーニング対象となった。2回のスクリーニングを経て抽出された3報を対象に定性的なエビデンスの評価を実施した。いずれも症例数の限られた症例集積研究であった。治療中断・延期の有無，奏効率，グレード3以上の血清Cr値上昇，腎障害の再燃を重要なアウトカムとして設定した。症例数，アウトカム，PICOとの類似性などについて評価が行われた結果，メタ解析の実施は不適と判断されたため実施しなかった。

奏効率, 血清Cr値上昇

　上記文献のうち1報では奏効率と血清Cr値上昇について評価されており，ステロイド薬継続群とステロイド薬中止群の奏効率はそれぞれ100％（2/2例）vs. 64％（7/11例）であった。また，グレード3以上の血清Cr値上昇についてはそれぞれ100％（2/2例）vs. 82％（9/11例）であった[2]。しかし，その他の文献ではこれらのアウトカムについて言及されておらず，比較検証を行うことは困難であった。さらに，その他の重要なアウトカムとして，がんに対する治療の中断・延期の有無についても検証したが，全ての症例でステロイド薬投与が中断・中止されており，ステロイド薬投与を継続した場合との比較を行うことはできなかった。

　以上の結果から，腎機能の正常化後もステロイド薬の用量を漸減した状態で継続すべきかどうかについて，エビデンスの強さは非常に弱い（D）と判断した。

治療効果への影響

　ステロイド薬投与がICIの治療効果に与える影響に関してはいくつか報告がある。PD-（L）1阻害薬単剤による治療を行った進行非小細胞肺がん患者640例の診療・調剤記録を調査した2施設の研究によると，PD-（L）1阻害薬による治療開始時にプレドニゾロン（PSL）相当量10 mg以上/日を投与中の患者群（90例，14.1％）では全奏効率，PFS，OSが不良という転帰であった。多変量解析で喫煙歴，performance status（PS），脳転移について調整した後も，PFS（ハザード比1.3，$p = 0.03$），OS（ハザード比1.7，$p < 0.001$）が不良であり，ステロイド薬投与がICIの効果を減弱することが示唆された[3]。

がん症状緩和に関連するステロイド薬

　一方で，がん症状緩和に関連しないステロイド薬投与はICIの効果を減弱しない可能性を示した報告もある。進行非小細胞肺がん患者に対してICIによる治療を行った650例を対象とした単施設での研究において，治療開始時点でPSL相当量10 mg以上/日を投与されていた群（93例，14.3％）とPSL 0～10 mg未満/日の群（557例，85.7％）が比較され，前者ではPFS中央値（mPFS）とOS中央値（mOS）が短いことが示された（mPFS 2.0 vs. 3.4ヵ月，$p = 0.01$; mOS 4.9 vs. 11.2ヵ月，$p < 0.001$）。

　同研究において，ステロイド薬投与の目的別に分

析すると，がんの症状緩和に関連しない目的で PSL 10 mg 以上/日を投与されていた群では PSL 0 〜 10 mg 未満/日の群と比較して mPFS と mOS において有意差を認めなかった。がん症状緩和に関連する目的で PSL 10 mg 以上/日を投与された群においてのみ mPFS と mOS が不良であった。これは，そもそもこのサブグループの疾患予後が不良であったことに由来すると考えられた。がん症状緩和に関連しない PSL 使用では ICI の治療効果を減弱しない可能性が示唆されたが，PSL 10mg 以上の範囲で投与量が増加した場合でも ICI の効果への影響が減弱しないかどうかについては不明である[4]。症状緩和目的以外でステロイド薬治療を受けた患者の数が少ないことや，単施設の後ろ向き研究であることなど，さまざまなバイアスを伴うことに注意が必要である。また，非小細胞肺がん以外のがんに対しても同様の結果が得られるかどうかについても不明である。

ステロイド薬による有害事象

ステロイド薬投与に伴う有害事象の増加について

も考慮すべきである。ステロイド薬による治療を受けている患者では，骨粗鬆症，体重増加，糖代謝異常，感染症，浮腫，気分障害，眼疾患など，さまざまな有害事象の発現リスクが増加することが懸念される[5,6]。

まとめ

上記のように，腎機能正常化後のステロイド薬継続による ICI の治療効果への影響や腎障害の再燃リスクへの影響については現時点では明らかとなっていない。しかし，ステロイド薬投与継続による有害事象の発現リスクの増加や，その評価・管理に伴う医療経済的コストの上昇，受診頻度の増加などは患者の負担につながることが懸念される。これらの点を踏まえて，ステロイド薬投与中止後の腎障害再燃のリスクや再燃時の対応について，がん治療医と腎臓専門医とが十分に協議を行ったうえで，ステロイド薬の投与を中止することを，弱く推奨することとした。

【文　献】

1) Schneider BJ, et al. Management of Immune-Related Adverse Events in Patients Treated With Immune Checkpoint Inhibitor Therapy: ASCO Guideline Update. J Clin Oncol. 2021; 39: 4073-4126. PMID: 34724392

2) Cortazar FB, et al. Clinicopathological features of acute kidney injury associated with immune checkpoint inhibitors. Kidney Int. 2016; 90: 638-647. PMID: 27282937

3) Arbour KC, et al. Impact of Baseline Steroids on Efficacy of Programmed Cell Death-1 and Programmed Death-Ligand 1 Blockade in Patients With Non-Small-Cell Lung Cancer. J Clin Oncol. 2018; 36: 2872-2878. PMID: 30125216

4) Ricciuti B, et al. Immune Checkpoint Inhibitor Outcomes for Patients With Non-Small-Cell Lung Cancer Receiving Baseline Corticosteroids for Palliative Versus Nonpalliative Indications. J Clin Oncol. 2019; 37: 1927-1934. PMID: 31206316

5) Buttgereit F, et al. Optimised glucocorticoid therapy: the sharpening of an old spear. Lancet. 2005; 365: 801-803. PMID: 15733723

6) Huscher D, et al. Dose-related patterns of glucocorticoid-induced side effects. Ann Rheum Dis. 2009; 68: 1119-1124. PMID: 18684744

CQ 10　免疫チェックポイント阻害薬投与に伴う腎障害が回復した後, 再投与は治療として推奨されるか?

免疫チェックポイント阻害薬（ICI）投与に伴う腎障害が回復した後, 再投与を行うと腎障害の再燃が懸念されるが, ICI 投与のメリットがデメリットを上回ると考えられる場合において再投与を行うことを弱く推奨する。

推奨グレード　行うことを弱く推奨する（提案する）（合意率100%, 投票27名, 合意27名）

推奨に関連する価値観や好み
（検討した各アウトカム別に一連の価値観を想定する）

アウトカムとして治療中断・延期の有無, 奏効率, グレード 3 以上の血清 Cr 値上昇, 腎障害の再燃を設定した。なかでも治療中断・延期の有無（重要性 8 点）は重要なアウトカムと考え, 次いで奏効率, グレード 3 以上の血清 Cr 値上昇を重要なアウトカムとした（重要性 6 点）。

CQ に対するエビデンスの総括
（重大なアウトカム全般に関する全体的なエビデンスの強さ）

［エビデンスの確実性：D（非常に弱い）］

推奨の強さを決定するための評価項目

1. 推奨の強さの決定に影響する要因
アウトカム全般に関する全体的なエビデンスが強い
［判定：いいえ］
文献検索によって抽出された論文 7 報は, いずれも症例数の限られた症例集積研究であった。各アウトカムについて, 対照群での記載がなく, 介入群との比較による評価は不能であった。個別の論文における介入群の益と害に関するデータに示唆的な要素はあるが, バイアスリスクは大きく, エビデンスの強さは非常に弱い（D）と判断した。
益と害のバランスが確実
［判定：いいえ］
ICI の効果（益）については, がん種, バイオマーカー（PD-L1, MSI, TMB など〔推奨解説を参照〕）, これまでの治療効果が参考の指標となる。害に関し

ては, 文献検索によって抽出された論文では再投与時の腎障害再燃率はばらつきが大きかった。再投与時の腎障害再燃のリスクの程度については明らかではない。益と害のバランスについては一定の結論をだすことは困難であり, 個々の症例における慎重な検討が必要である。

2. 推奨の強さに考慮すべき要因
・患者の価値観や好み, 負担の確実さ（あるいは相違）
・正味の利益がコストや資源に十分見合ったものかどうかなど
ICI の再投与に伴い治療コストと通院の負担が増加しうる。腎障害を含めた irAE の再燃や新規発症の発生率・重症度予測, 他の治療選択肢の有無や有効性・安全性についても考慮する必要がある。

推奨解説

要　約

ICI 投与後の腎障害が回復した後, ICI の再投与を行う場合には, 腎障害再燃のリスクや他の irAE の発現状況, 治療対象となるがんの種類, 過去の治療効果, 効果予測バイオマーカー, 他の治療選択肢の有無などについて加味したうえで, ICI 投与のメリットがデメリットを上回ると考えられる場合において, 再投与を行うことを弱く推奨する。

背景と目的

ICI はさまざまながん種に対して有効性が示され, 今日のがん薬物療法においてきわめて重要な役割を果たしている。一方で, ICI 使用時には免疫の再活

性化に伴う有害事象である irAE が生じることが知られている。腎臓の irAE としては AKI の発生率が高く，その病態としては AIN が大部分を占めることが報告されており，ステロイド薬に対する感受性も比較的高いことが示唆されている[1,2]。

ICI に関連する腎障害発生時の対応では，がん治療医と腎臓専門医が適切に連携して診断・治療を行う必要がある。その際に，指標として ASCO や米 National Comprehensive Cancer Network（NCCN）などのガイドラインに沿って診療が行われることが一般的である。グレード 2（血清 Cr 値がベースラインの 2～3 倍に上昇）の腎障害ではステロイド薬投与による治療が推奨されており，腎機能の正常化後には ICI の再投与が考慮される。グレード 3（血清 Cr 値がベースラインの 3 倍を超えて，または 4.0 mg/dL を超えて上昇）以上の腎障害ではステロイド薬や免疫抑制薬による治療とともに ICI の永続的な中止が推奨されている[3]。しかし，ステロイド薬投与によって腎機能が正常化した後の ICI 再投与の是非については，十分な根拠に基づいた推奨は示されておらず，重要な臨床課題と考えられる。本 CQ の目的は，ICI 投与による腎障害が回復した際に，ICI を再投与することの益と害について最新の知見を検討し，実際の臨床におけるその有用性と限界について明らかにすることである。

対　象

本 CQ に対する文献検索の結果，PubMed 137 報，Cochrane 8 報，医中誌 59 報が抽出され，これにハンドサーチ 1 報を加えた計 205 報がスクリーニング対象となった。2 回のスクリーニングを経て抽出された 7 報を対象に定性的なエビデンス評価を実施した。いずれも症例数の限られた症例集積研究であった[4-10]。重要なアウトカムとして治療中断・延期の有無，奏効率，グレード 3 以上の血清 Cr 値上昇，腎障害の再燃を設定した。

腎障害再燃

ICI 再投与時の腎障害再燃の割合は 5.1～100％（平均 17.9％，26/145 例）と幅が大きく，また ICI 再投与を行わなかった群の記載がないため，ICI 再投与時の腎障害再燃のリスクについては比較検討することができなかった。その他の益と害に関するアウト

カムについても ICI 再投与を行わなかった群での記載がなく，ICI 再投与の有無での比較はできなかった。腎障害再燃についてのデータは示唆的なものとして参考にはなりうるが，バイアスリスクは大きく，エビデンスの強さは非常に弱い（D）とした。

効果予測バイオマーカー

がん薬物療法を考える際にはその治療目的が何であるか（治癒，延命，QOL 改善など）を明確にすることが重要であり，治療によって期待される益と害のバランスについて十分に検討する必要がある。ICI の適応を判断するにあたって，ICI の奏効が期待できる症例を抽出するための効果予測バイオマーカーの研究も進められている。腫瘍組織の免疫組織化学染色（IHC）で定量化される腫瘍細胞や免疫細胞の PD-L1 発現，マイクロサテライト不安定性（microsatellite instability: MSI），腫瘍遺伝子変異量（tumor mutational burden: TMB）などがすでに臨床現場で用いられており，がん種やがんの進行状態に加えて，これらバイオマーカーも ICI の有効性を判断するうえでの参考となる。

PD-L1 は抗 PD-1/PD-L1 抗体薬が有効な患者の選択につながる効果予測バイオマーカーとして最も広く検証・使用されているものである。PD-L1 は免疫担当細胞や腫瘍細胞などに発現するリガンドであり，T 細胞上の PD-1 と結合することで T 細胞免疫応答を減弱し免疫寛容を誘導する。この免疫逃避機構をブロックし，抗腫瘍免疫応答を再活性化することが，抗 PD-1/PD-L1 抗体薬による治療の理論的根拠となっている[11]。MSI は細胞分裂時の DNA 複製の際に発生する塩基配列の間違いを修復するミスマッチ修復（mismatch repair: MMR）機構の機能低下によって，マイクロサテライト反復配列が正常組織と異なる反復回数を示す現象である。腫瘍が高頻度 MSI（MSI-High）を有する場合，腫瘍の遺伝子変異蓄積とそれに伴うネオ抗原を産生する結果，免疫原性が高い状態となると考えられている。TMB はゲノム配列の 1 メガベースあたりの体細胞変異数として定義される。TMB 高値は MSI-High と同様に ICI の効果予測因子であることを示唆するエビデンスが示されたため[12,13]，MSI-High/MMR 機能低下および TMB 高値の固形がんを対象としてペムブロリズマブが米 FDA により承認され，続い

て本邦でも承認された。

irAEの影響の程度

　irAE軽快後のICI再投与の可否については，irAEによって影響を受けた臓器・器官ごとに推奨が異なる。グレード4の毒性に対しては基本的にICIの永続的な中止が推奨されるが，ホルモン補充療法によってコントロール可能な内分泌障害の場合にはICI再投与は可能となりうる。また，発症時のリスクの高い神経系，血液系および心臓のirAEを除き，重症度がグレード3までであればグレード1（腎障害の場合：血清Cr値が0.3 mg/dLを超えて，またはベースラインの1.5〜2.5倍に増加）以下に軽快した後にICIを再開することが検討される。腎障害については前述のように，グレード3以上の場合にはICIの永続的な中止が推奨されている[3]。しかし，ICIによる治療効果が強く期待される状況下では，腎障害の再燃による腎機能廃絶・透析導入についても考慮したうえでICI再投与を行うことも，選択肢として検討されうる。

まとめ

　以上のように，腎障害が回復した後のICI再投与については，腎障害再燃を含めたirAE発生のリスク，がん種やがんの状態，ICIの効果予測バイオマーカー，過去の治療効果，治療費用，他の治療選択肢の有無，患者の嗜好など，さまざまな点について考慮する必要があり，一律に推奨を決定することは困難であると判断した。上記内容についてがん治療医と腎臓専門医が綿密に連携を行ったうえで，ICIによる治療のメリットがデメリットを上回ると考えられる場合において，ICI再投与を行うことを弱く推奨することとした。

【文　献】

1) Perazella MA, et al. Immune checkpoint inhibitor nephrotoxicity: what do we know and what should we do? Kidney Int. 2020; 97: 62-74. PMID: 31685311
2) Cortazar FB, et al. Clinicopathological features of acute kidney injury associated with immune checkpoint inhibitors. Kidney Int. 2016; 90: 638-647. PMID: 27282937
3) Schneider BJ, et al. Management of Immune-Related Adverse Events in Patients Treated With Immune Checkpoint Inhibitor Therapy: ASCO Guideline Update. J Clin Oncol. 2021; 39: 4073-4126. PMID: 34724392
4) Cortazar FB, et al. Clinical Features and Outcomes of Immune Checkpoint Inhibitor-Associated AKI: A Multicenter Study. J Am Soc Nephrol. 2020; 31: 435-446. PMID: 31896554
5) Isik B, et al. Biomarkers, Clinical Features, and Rechallenge for Immune Checkpoint Inhibitor Renal Immune-Related Adverse Events. Kidney Int Rep. 2021; 6: 1022-1031. PMID: 33912752
6) Dolladille C, et al. Immune Checkpoint Inhibitor Rechallenge After Immune-Related Adverse Events in Patients With Cancer. JAMA Oncol. 2020; 6: 865-871. PMID: 32297899
7) Santini FC, et al. Safety and Efficacy of Re-treating with Immunotherapy after Immune-Related Adverse Events in Patients with NSCLC. Cancer Immunol Res. 2018; 6: 1093-

1099. PMID: 29991499
8) Allouchery M, et al. Safety of immune checkpoint inhibitor rechallenge after discontinuation for grade ≧2 immune-related adverse events in patients with cancer. J Immunother Cancer. 2020; 8: e001622. PMID: 33428586
9) Mouri A, et al. Clinical difference between discontinuation and retreatment with nivolumab after immune-related adverse events in patients with lung cancer. Cancer Chemother Pharmacol. 2019; 84: 873-880. PMID: 31444618
10) Manohar S, et al. Acute Interstitial Nephritis and Checkpoint Inhibitor Therapy: Single Center Experience of Management and Drug Rechallenge. Kidney360. 2020; 1: 16-24. PMID: 35372854
11) Doroshow DB, et al. PD-L1 as a biomarker of response to immune-checkpoint inhibitors. Nat Rev Clin Oncol. 2021; 18: 345-362. PMID: 33580222
12) Marcus L, et al. FDA Approval Summary: Pembrolizumab for the Treatment of Microsatellite Instability-High Solid Tumors. Clin Cancer Res. 2019; 25: 3753-3758. PMID: 30787022
13) Sha D, et al. Tumor Mutational Burden as a Predictive Biomarker in Solid Tumors. Cancer Discov. 2020; 10: 1808-1825. PMID: 33139244

第4章
がんサバイバーのCKD治療

総説 13　成人がんサバイバーにおける CKD の有病率

「がんサバイバー」とは，がんの診断がついて以降，治療の有無にかかわらず，生存するすべての患者を広く指すこともあるが，文脈によっては，がん治療が終了し，がんの病勢や全身状態が落ち着いたと考えられる患者を特に「がんサバイバー」と呼ぶことも少なくない[1,2]。他項の内容との重複を避けるため，本項では「成人がんサバイバー」として，18歳以降にがんと診断され，主にがんの病勢や治療の急性期は過ぎた状態にある患者について述べる。

1 がんサバイバーの増加と高齢化

がんを含む悪性新生物は依然として日本人の死因の最多を占めるが[3]，一方で近年のがんの診断・治療技術の進歩に伴って，本邦でもがんサバイバーの数は急激に増加し，また高齢化している[2,4]。国立がん研究センターの推計によると，2000年には80万人ほどであった本邦の15歳以上のがん有病者数は，2020年には120万人を超え，65歳以上の割合も61％から75％にまで増加している[4]。

患者の医学的背景も多様化し，併存する複数の慢性疾患（マルチモビディティ）やポリファーマシーへの対応など，がんサバイバーに対する医療は複雑化している[5]。医療リソースが限られる中，マルチモビディティやポリファーマシーはきわめて切実な問題となるが，心血管疾患が再発がんに次いで2番目に多いがんサバイバーの死因であることからも，その原因となる CKD はきわめて重要な併存疾患であるといえる[6]。また，医療費についても，がんサバイバーでは併存疾患としての CKD が最も管理コストを高くする要因の一つであったことが報告されている[7]。

2 がん治療による腎機能への影響

総説1にもあるとおり，そもそもがん患者は，加齢や生活習慣などの一般的な CKD 危険因子に加え，固有の腎障害危険因子を有し，診断時点ですでに腎障害や CKD を合併していることも少なくない。加えて，支持療法も含めたがん薬物療法や放射線照射，手術などのさまざまな治療，定期的な造影画像検査など，経過の中でも多くの危険因子に曝露されることになる[8]。

例えばがん薬物療法では，2000〜2011年にさまざまながんに対してシスプラチンを投与され，5年以上生存の得られた18歳以上の成人がんサバイバー821例を対象に行われた米国の単施設コホート研究によると，31.5％の患者で第1サイクル投与後30日以内に AKI（ただし，血清 Cr 値の25％上昇という甘めの基準）を発症し，治療終了後に腎機能の悪化がみられた。平均6年の観察期間の中で，全体の血清 Cr 値の平均は，シスプラチン治療前が0.99 mg/dL で，1年後には1.14 mg/dL，5年後は1.18 mg/dL であった。また，eGFR < 60 mL/分/1.73 m^2 の CKD の割合は，シスプラチン治療前が11％で，1年後は29％，5年後には33％となっていた[9]。

がん手術に関しては，特に腎がんに対する腎摘除術や尿路上皮がんに対する腎尿管全摘除術，膀胱がん手術に伴う尿路変向が，長期の腎機能にも影響を与えることが知られている。米国の退役軍人1万4129例を対象とした全国規模のコホート研究によると，根治的腎摘除術または腎部分切除術後に CKD ステージ4以上を発症した割合は7.9％で，発症までの期間の中央値は5ヵ月であった[10]。ただし，両術式とも腎機能低下の進行は術後12ヵ月までに起こり，多くはその後安定する。そのため最近では，腎摘除術後12ヵ月以内の腎機能を新たなベースラインとしてその後の予後が検討されること

も多い。根治的腎摘除術では腎部分切除術に比べ，術後12ヵ月以内の腎機能はeGFRで平均18 mL/分/1.73 m² 低くなることが確認されている[11,12]。他方，尿路変向を伴う膀胱全摘除術では，術後長期にわたり腎機能が低下し続ける可能性について，いくつかの論文がある[13,14]。

③ CKDの有病率調査の現状

以上のような背景から成人がんサバイバーはCKDの高リスク集団であると想定されるが，対象として成人がんサバイバーを包括的に含め，CKDの有病率や新規発症率について調査した報告はほとんどない。

米国で2002～2018年に大規模質問票調査に参加した延べ3万0728例の成人がんサバイバーを対象に，年齢や性別，人種などを調整して解析した観察研究では，がんの既往のない人と比較して，腎機能低下・腎不全と診断されている人の割合ががんサバイバーでより多く，さらに2002年の4.2%から2018年には5.0%へと有意に増加していたことが明らかとなった[15]。また，2007～2018年に参加した延べ2073例の成人がんサバイバーを対象とした，別の米国の大規模質問票調査の結果では，がん診断後5年をカットオフとする短期サバイバーと長期サバイバーで，腎機能低下・腎不全と診断されてい

る例の割合が，それぞれ6.1%と5.6%であったことが報告されている[16]。ただし，いずれの調査でも，腎機能低下・腎不全（原文では「weak or failing kidneys」と表現されている）の診断やがんの既往の有無は回答者の自己申告に基づくものであり，解釈には注意を要する。

韓国の大規模質問票調査では，2010～2012年に参加した40歳以上の成人がんサバイバー682例を含め，検査データと組み合わせた解析が行われたが，eGFR＜60 mL/分/1.73 m²，または尿の定性検査で1＋以上の蛋白尿を認めたCKDの有病率は7.4%と，がんの既往のない参加者における有病率4%より有意に高かった[17]。さらに，年齢や性別，BMIを含め，多くの交絡因子を調整した多変量解析の結果，がんサバイバーにおけるCKDの有病に対するオッズ比は，がんの既往のない人と比較し，2.88（95% CI 1.48～5.59）であった。ただし，この研究でもがんの既往の有無は回答者の自己申告に基づいて判断された。

直近の日本人のCKD有病率に関しては，2017年の健康保険組合レセプトデータベースの情報を元に，70歳未満の一般人口1000人あたりで71.8（95% CI 71.1～72.6）人と推定されているが[18]，成人がんサバイバーを対象に調べられた論文はなく，今後の調査がまたれる。

【文　献】

1) Mayer DK, et al. Defining cancer survivors, their needs, and perspectives on survivorship health care in the USA. Lancet Oncol. 2017; 18: e11-e18. PMID: 28049573

2) Matsuoka YJ, et al. Developing the structure of Japan's cancer survivorship guidelines using an expert panel and modified Delphi method. J Cancer Surviv. 2020; 14: 273-283. PMID: 31811478

3) 厚生労働省. 令和2年（2020）人口動態統計（確定数）の概況. https://www.mhlw.go.jp/toukei/saikin/hw/jinkou/kakutei20/dl/15_all.pdf

4) 国立がん研究センター. がんの統計 '07：がん有病者数推計. https://ganjoho.jp/public/qa_links/report/statistics/pdf/2007_FIG21.pdf

5) Bluethmann SM, et al. Anticipating the "Silver Tsunami": Prevalence Trajectories and Comorbidity Burden among Older Cancer Survivors in the United States. Cancer Epidemiol Biomarkers Prev. 2016; 25: 1029-1036. PMID: 27371756

6) Essa H, et al. Hypertension management in cardio-oncology. J Hum Hypertens. 2020; 34: 673-681. PMID: 32747676

7) Cortaredona S, et al. The extra cost of comorbidity: multiple illnesses and the economic burden of non-communicable diseases. BMC Med. 2017; 15: 216. PMID: 29221453

8) Rosner MH, et al. Onconephrology: The intersections between the kidney and cancer. CA Cancer J Clin. 2021; 71: 47-77. PMID: 32853404

9) Latcha S, et al. Long-Term Renal Outcomes after Cisplatin Treatment. Clin J Am Soc Nephrol. 2016; 11: 1173-1179. PMID: 27073199

10) Leppert JT, et al. Incident CKD after Radical or Partial Nephrectomy. J Am Soc Nephrol. 2018; 29: 207-216. PMID: 29018140

11) Aguilar Palacios D, et al. New Baseline Renal Function after Radical or Partial Nephrectomy: A Simple and Accurate Predictive Model. J Urol. 2021; 205: 1310-1320. PMID: 33356481

12) Tachibana H, et al. Validation of a Predictive Model for New Baseline Renal Function After Radical Nephrectomy or Robot-Assisted Partial Nephrectomy in Japanese Patients. J Endourol. 2022; 36: 745-751. PMID: 34806410

13) Naganuma T, et al. Chronic kidney disease in patients with ileal conduit urinary diversion. Exp Ther Med. 2012; 4: 962-966. PMID: 23226756

14) Vejlgaard M, et al. Long-Term Renal Function Following Radical Cystectomy for Bladder Cancer. Urology. 2022; 160: 147-153. PMID: 34838541

15) Jiang C, et al. Chronic comorbid conditions among adult cancer survivors in the United States: Results from the National Health Interview Survey, 2002-2018. Cancer. 2022; 128: 828-838. PMID: 34706057

16) Petrova D, et al. Physical Comorbidities and Depression in Recent and Long-Term Adult Cancer Survivors: NHANES 2007-2018. Cancers (Basel). 2021; 13: PMID: 34282756

17) Shin HY, et al. Cancer survivors aged 40 years or elder are associated with high risk of chronic kidney disease: The 2010-2012 Korean National Health and Nutrition Examination Survey. Asian Pac J Cancer Prev. 2015; 16: 1355-1360. PMID: 25743798

18) Takeuchi M, et al. Prevalence, recognition and management of chronic kidney disease in Japan: population-based estimate using a healthcare database with routine health checkup data. Clin Kidney J. 2021; 14: 2197-2202. PMID: 34676073

総説 14 小児がんサバイバーにおける CKD の有病率

本項では 18 歳未満でがんと診断された小児がんサバイバー（CCS）の，主に長期的腎予後を中心とした CKD の有病率とその危険因子を含む疫学について述べる。

CCS を対象に成人期にかけての長期合併症を検討した大規模な研究では，腎機能障害は二次がん，心血管疾患などと並ぶ重要な合併症として挙げられており，腎代替療法を要する末期腎不全に至るリスクは CCS では非 CCS の約 9 倍と報告されている[1]。腎機能障害のほかに CCS にみられる代表的な腎合併症として，高血圧，蛋白尿，低 P 血症，低 Mg 血症が挙げられる。1400 例を超える CCS を対象とした研究では，約 30％にこれらのうちいずれかの症状または eGFR ＜ 90 mL/分/1.73 m^2 の腎機能障害を認めた[2]。腎機能障害をきたす要因として，がん薬物療法，腎臓摘出，放射線療法が特に知られている[3]。本ガイドラインはがん薬物療法時の腎障害を主旨としているが，小児がん治療では薬物療法と腎臓摘出，放射線療法がしばしば併用されるため，本項では薬物療法を中心としながらも小児がん治療による腎障害を網羅的に解説する。

1 薬物療法

小児がん治療で使用される薬物の中で，特にシスプラチン，カルボプラチン，イホスファミドが長期的な腎障害の原因として知られている。この 3 剤のいずれかで治療を行った CCS を対象とした研究では，長期合併症として 32％に eGFR ＜ 90 mL/分/1.73 m^2 の腎機能障害または蛋白尿を認め，電解質異常，高血圧を含めると 65％になんらかの腎合併症が認められた[4]。

シスプラチンは尿細管細胞傷害や血流障害によって腎障害を引き起こす。小児を対象とした研究では，シスプラチン投与中の AKI は約 40％に認められ，電解質異常（低 Mg 血症，低 P 血症，低 K 血症）は約 80％にも及んだ[5]。投与量と長期腎機能障害の関連も示唆され，総投与量＞ 450 mg/m^2 や 1 日投与量＞ 40 mg/m^2 が危険因子との報告もある[6,7]。

カルボプラチンは第 2 世代の白金製剤で，シスプラチンよりも腎毒性が弱い。シスプラチン，カルボプラチンを使用した CCS を長期経過観察した研究では，腎機能障害のリスクについて直接の比較は行っていないものの，治療 10 年後に eGFR ＜ 60 mL/分/1.73 m^2 であった患者は，シスプラチン使用群で 11％，カルボプラチン使用群では 0％であった[8]。一方で，カルボプラチンは比較的毒性が弱いものの，高年齢での使用では腎機能障害のリスクが高いとされた[8]。

イホスファミドはアルキル化剤で，小児では固形腫瘍やリンパ腫で使用され，尿細管細胞傷害により腎障害を引き起こす。イホスファミドによる治療終了後短期（中央値 6 ヵ月）の小児患者を対象とした研究では，約半数に eGFR ＜ 90 mL/分/1.73 m^2 の腎機能障害があり，約 20％になんらかの尿細管細胞傷害を示唆する所見が認められた[9]。また，総投与量と腎障害の発症に関連があると考えられており，特に 5 歳未満の小児では総投与量が 60 g/m^2 を超えないようにすることが望ましい[10]。本邦の薬剤添付文書には，小児では全治療コースで 80 g/m^2 以下とすることが記載されている。

2 腎臓摘出

腎臓摘出はウィルムス腫瘍，または神経芽腫で主に行われるが，近年では神経芽腫における腎合併切除は極力避けられる傾向にある。腎臓摘出を受けた患者では腎機能障害が顕著にみられたという報告[11]もある一方で，腎毒性のある薬物や放射線治療を併用しなかったウィルムス腫瘍患者に限定して 20 年後の腎長期予後を検討した研究では，eGFR ＜ 90 mL/分/1.73 m^2 の腎機能障害は 20％にみられたもの

の，eGFR ＜ 60 mL/分/1.73 m² の患者はおらず，腎臓摘出単独での腎機能への影響はさほど大きくない可能性も示唆されている[12]。しかしながら，より長期的な腎機能への影響や心血管疾患を含めた予後への影響は明らかではなく，今後の研究が待たれる。

③ 放射線治療

　小児における放射線治療は，特定の腫瘍に対する局所照射や造血幹細胞移植前の全身照射として行われる。放射線による線維化，RAS の活性化，血管障害により腎障害をきたすと考えられている[13]。他の薬物療法や腎臓摘出，造血幹細胞移植と併せて行われることが多いため評価が難しいが，放射線治療そのものによる長期合併症としての腎障害の発生率は高くないと考えられている[14]。

④ がん治療全体

　薬物療法，腎臓摘出，放射線治療を受けた CCS

の成人期（年齢中央値 28 歳）での腎長期予後を検討した研究によると，腎障害をきたす可能性があるいずれかの治療（イホスファミド，シスプラチン，カルボプラチン，高用量メトトレキサート，高用量シクロホスファミド，腎臓摘出，放射線治療）を受けた患者では，これらの治療を受けていない患者と比較して，がん診断後 35 年の eGFR は統計学的有意差をもって低かった[11]。ただし，腎毒性治療群で eGFR 95.2 mL/分/1.73 m²，非腎毒性治療群で 100.2 mL/分/1.73 m² と，臨床的に大きく問題となるものではなかった。しかしながら，イホスファミド，高用量シスプラチン，腎臓摘出は eGFR ＜ 90 mL/分/1.73 m² の腎機能障害と関連していた。

　小児のがん薬物療法に際しては薬物の種類，用法用量とその腎毒性に留意する必要がある。特にシスプラチン，イホスファミドには注意が必要で，これらの薬物による治療を行った患者は成人期に至るまで長期にわたり腎機能，電解質，血圧を観察する必要がある。

【文　献】
1) Oeffinger KC, et al.; for the Childhood Cancer Survivor Study. Chronic health conditions in adult survivors of childhood cancer. N Engl J Med. 2006; 355: 1572-1582. PMID: 17035650
2) Knijnenburg SL, et al. Renal dysfunction and elevated blood pressure in long-term childhood cancer survivors. Clin J Am Soc Nephrol. 2012; 7: 1416-1427. PMID: 22822016
3) Green DM, et al. Kidney Function after Treatment for Childhood Cancer: A Report from the St. Jude Lifetime Cohort Study. J Am Soc Nephrol. 2021; 32: 983-993. PMID: 33653686
4) McMahon KR, et al. Long-term renal follow-up of children treated with cisplatin, carboplatin, or ifosfamide: a pilot study. Pediatr Nephrol. 2018; 33: 2311-2320. PMID: 30218190
5) McMahon KR, et al.; for the Applying Biomarkers to Minimize Long-term Effects of Childhood/Adolescent Cancer Treatment (ABLE) Research Study Group. Epidemiologic Characteristics of Acute Kidney Injury During Cisplatin Infusions in Children Treated for Cancer. JAMA Netw Open. 2020; 3: e203639. PMID: 32383745
6) Dekkers IA, et al. Long-term nephrotoxicity in adult survivors of childhood cancer. Clin J Am Soc Nephrol. 2013; 8: 922-929. PMID: 23411430
7) Skinner R, et al. Cisplatin dose rate as a risk factor for nephrotoxicity in children. Br J Cancer. 1998; 77: 1677-1682. PMID: 9635848
8) Skinner R, et al. Persistent nephrotoxicity during 10-year follow-up after cisplatin or carboplatin treatment in childhood: Relevance of age and dose as risk factors. Eur J Cancer. 2009; 45: 3213-3219. PMID: 19850470
9) Skinner R, et al.; on behalf of the Late Effects Group of the United Kingdom Children's Cancer Study Group (UKCCSG). Risk factors for nephrotoxicity after ifosfamide treatment in children: a UKCCSG Late Effects Group study. Br J Cancer. 2000; 82: 1636-1645. PMID: 10817497
10) Nada A, et al. Pediatric Onco-Nephrology: Time to Spread the Word-Part II: Long-Term Kidney Outcomes in Survivors of Childhood Malignancy and Malignancy after Kidney Transplant. Pediatr Nephrol. 2022; 37: 1285-1300. PMID: 34490519
11) Mulder RL, et al. Glomerular function time trends in long-term survivors of childhood cancer: a longitudinal study. Cancer Epidemiol Biomarkers Prev. 2013; 22: 1736-1746. PMID: 24064520
12) Interiano RB, et al. Renal function in survivors of nonsyndromic Wilms tumor treated with unilateral radical nephrectomy. Cancer. 2015; 121: 2449-2456. PMID: 25832759
13) Cohen EP, et al. Chronic kidney disease after hematopoietic stem cell transplantation. Semin Nephrol. 2010; 30: 627-634. PMID: 21146127
14) Bölling T, et al. Late effects of abdominal irradiation in children: a review of the literature. Anticancer Res. 2010; 30: 227-231. PMID: 20150640

総説 15　がんサバイバーにおける標準的な CKD 治療とその注意点

本項では総説 13 と同様，過去にがんと診断され，がんの病勢や治療の急性期は過ぎた状態にある患者を「がんサバイバー」の定義として，その CKD の治療について述べる[1,2]。

総説 13 でも述べられているように，がんサバイバーの CKD 有病率は一般に比べて高く，これは若年層においても認められることである[3]。がんサバイバーの死因として心血管疾患が再発がんに次いで 2 番目に多いことからも，心血管疾患の主要危険因子である CKD の治療が大切であることが示唆される[4]。

CKD の一般的な治療については，日本腎臓学会の診療ガイドライン[5] などに譲るが，主体は降圧治療，蛋白尿の治療，食事療法（特に塩分・たんぱく質制限），CKD 合併症（腎性貧血，CKD‐MBD〔chronic kidney disease-mineral and bone disorder: 慢性腎臓病に伴う骨ミネラル代謝異常〕など）の治療，その他の健康管理からなると思われる。本項ではあくまでも，がんサバイバーの特徴を考慮した注意点を中心に述べる。

1 がんサバイバーの CKD の特徴

がんサバイバーの CKD の特徴としては以下が挙げられる。①高齢者や身体機能低下患者が多い，②がんの再発リスクが高い，③がん治療関連の CKD が多い。

1. 高齢者, 身体機能低下患者

がんサバイバーの高齢化は現在も，そして未来にかけても進行が続くと予想されている[6]。この問題の本質は，単なる暦年齢の上昇ではなく，身体機能低下に通じる身体の老化である。老化はがん発症を促進するが，がん自体やその治療（薬物や放射線，手術など）が細胞や遺伝子に障害をもたらすことで

老化を促進している[7,8]。よって，重要なポイントとして，この身体機能低下は高齢者に限ったものではなく，若年者にも通じる現象であるということである。さらに，がんサバイバーにおける老化現象において身体機能低下は通常より高度であり，かつ速く進行することが指摘されている[9]。

身体機能低下の要因であるサルコペニアは一部のがんサバイバーで一般よりも有病率が高く，その後の予後悪化の危険因子であることが乳がんや直腸がんなどにて複数報告されている[10,11]。

2. がん再発のリスク

がんサバイバーの死因ではがんの再発が最も多いことから[4]，常にがん再発のリスクを念頭に置いた CKD の管理が必要となる。基本的に CKD 治療自体ががんの再発・発症のリスクを増やすことは少ないが，ESA や HIF‐PH 阻害薬用いた貧血治療などにおいてはがんの発症に影響する可能性も指摘されている（CQ 11 を参照）。がん再発時に，患者の状態によっては適宜，治療の緩和などが必要になることも念頭におく必要がある。

3. がん治療関連の CKD

がんサバイバーの CKD は，がんと関連のない併存症としてよりも，がんやその治療に関連した CKD が多い。具体的には腎がんやその摘除による機能ネフロンの喪失や，がん治療薬（シスプラチンや ICI など），放射線治療などによる AKI の繰り返しによる CKD への移行などである。

一部のがん治療薬関連の CKD には糸球体障害によるものがあるが，多くは外科的切除による機能ネフロン喪失（腎がんなど）や尿細管間質障害によるものであるため，必然的に尿蛋白は少ない CKD であることが多い[12]。また，必ずしも高血圧や糖尿病，腎炎など，その他の CKD 進行危険因子を合併しないため，CKD 進行は遅いことが予測される。

2　CKD 管理の注意点

1. 診　断

　まず，がんサバイバーでは CKD の認知が何より
も重要である。がんサバイバーにおける CKD は尿
蛋白が少ない症例も多いことを考慮すると，一般的
なフォローにおいて尿検査だけでなく，血清 Cr や
血清シスタチン C などによる，GFR のマーカーの
チェックが必要である[13]。

　また，がんサバイバーにおいては前述のようにサ
ルコペニアの症例が多く，サルコペニア合併肥満（体
重や BMI ではサルコペニアを見逃す隠れサルコペ
ニア）も多い。筋肉量は血清 Cr 値に影響を及ぼす
ことから，サルコペニア患者においては血清 Cr 値
による腎機能評価は腎機能を実際よりも良好に見積
もる可能性がある。その意味では，経過中に一度は
シスタチン C や実測 CCr などを用いた腎機能評価
を行い，血清 Cr 値との解離がないかを検討するこ
とも考慮する[14]。これは経過中に体重の有意な増
減が生じた際には特に重要であると思われる。

　なお，総説 1，総説 2，CQ 1 も参照されたい。

2. 治療目標，治療効果

　がんサバイバーは高齢であることが多く，身体機
能低下例が多いこと，がん再発リスクが高いことな
どから，長期予後が望めないことや治療による害
（副作用，合併症など）が大きい可能性も考慮しな
ければならない。また，尿蛋白が少ない例や，高血
圧や糖尿病，動脈硬化がないか軽度である例では，
CKD の進行も遅いことが多いと考えられる。

1) 治療目標の設定

　このような文脈において，がんサバイバーでは通
常の一般人口での CKD の治療目標となることの多
い生命予後や臓器予後以上に，患者報告アウトカム
（patient reported outcome: PRO；症状緩和や身体・
認知機能，生活機能などの自覚的 QOL）の維持を
重視した治療目標がより重要となる可能性がある。
しかし，CKD 治療のエビデンスの多くは，あくま
でも生命予後や臓器（心血管・腎）予後をアウトカ
ムに設定したもので，患者報告アウトカムがアウト
カムに設定されたものはほとんどない。

　また，身体・精神機能低下などの多くの病態が併
存する（マルチモビディティ）場合には CKD 治療

が害となることもあり，診療ガイドラインどおりの
治療は必ずしも良い医療ではない可能性があること
を認識する必要がある[15]。

2) 治療効果の推定

　臨床試験などでの治療効果の解釈についても注意
が必要となる。RCT における治療効果は相対リス
クではなく，一定期間において 1 例のアウトカムを
減らすために何人を治療する必要があるかを表す指
標である NNT (number needed to treat) などによる
絶対リスク評価がより重要である[16]。CKD の薬物
治療では例えば，RAS 阻害薬や SGLT2（ナトリウ
ムグルコース共輸送体 2）阻害薬などの治療効果の
NNT は年間 50 程度が多い。これは 50 例の CKD 患
者を 1 年間治療すると，治療しない場合に比較して
アウトカム発生を 1 例減らせることを意味する。50
例中 1 例と考えると治療効果は小さいが，単純計算
では，10 年間治療を続ければ 5 例中 1 例のアウト
カム発生を減らせることとなり，治療効果は大きい。
このように患者予後によって NNT の解釈は変わり
うる。また，RAS 阻害薬や SGLT2 阻害薬は開始当
初に腎機能が低下するため，対照群と比較した腎機
能低下抑制効果の発現には年単位の時間を要するこ
とも，予後の短い患者では考慮する必要がある。

　さらに，治療は害を伴うこともある。この害も
NNT ならぬ NNH (number needed to harm) とし
て計算できる。例えば，高齢者での厳格降圧の有用
性について心血管イベントをアウトカムとして評価
した RCT である SPRINT 研究では，試験期間全体
での NNT は 50 程度であったが，害である AKI の
NNH も 50 程度と同程度であった[17]。よって，50
例治療して 1 例心血管イベントを減らせるが，1 例
AKI を生じてしまうこととなり，AKI やそれによる
入院に伴う害が益に見合うものなのか，再検討が必
要となる。

3. 治療の実際

1) 食事療法，運動療法

　がんサバイバーでは身体機能低下（フレイル）や
サルコペニアの合併が多いことから，これらを加味
した食事療法の検討が必要である。厳格な蛋白制限
は高齢者や社会的・経済的フレイルの患者において，
カロリー制限につながるだけでなく，QOL を低下
させ，食欲低下につながる可能性がある。そもそも

尿蛋白の少ない CKD に対する蛋白制限の効果に強いエビデンスはない。よって，すでにフレイル・サルコペニアを合併している症例においては，蛋白制限を緩和し，十分なカロリー摂取量の確保に努め，運動療法による介入を検討する必要がある[18]。

2) 薬物療法

CKD であっても尿蛋白の多寡によって，現在使用可能な薬物の腎保護効果に大きな違いが生じる。前述のように，がんサバイバーの CKD はがんまたはその治療に伴う AKI の影響も強く，その場合，尿蛋白が少ない可能性があり，また，尿蛋白が少なければ CKD の進行も緩徐である[12]。RAS 阻害薬は尿蛋白の少ない CKD における予後改善効果が相対的に小さいことが知られており，日本腎臓学会のガイドラインにおいても，糖尿病非合併例や尿蛋白の少ない例では RAS 阻害薬は第一選択薬とされていない[5,19]。

また，エビデンスがある治療であっても，上記のように NNT や NNH によって益だけでなく害の可能性も考慮し，個々の患者の状態や優先的なアウトカム（例えば，延命よりも QOL 維持など），予後を総合的に勘案し，行わないという選択肢も検討する。

3) 合併症の治療

（腎性）貧血や CKD‐MBD の治療においてもアウトカムを重視した検討が求められる。

CKD 患者における高度貧血（Hb < 10 g/dL）の治療は症状や QOL を明らかに改善し，その効果は Hb の正常化（≧ 13 g/dL）などによっても認められるが，患者の生命・臓器予後を改善するというエビデンスに乏しい。しかし，がんサバイバーにおける ESA や HIF‐PH 阻害薬による積極的な Hb 正常化に向けた治療は，がん発症のリスクを増加させる可能性も指摘されている。よって，一般の CKD と同様に現行のガイドラインに沿った貧血管理が QOL を維持し，害を増やさない対策であると思われる（詳細は CQ 11 を参照）。

CKD‐MBD の治療についても，心血管疾患発症や骨折のリスク軽減の益と，ポリファーマシーや薬物の副作用による QOL 低下，薬物相互作用などの害を考慮し，患者の予後や状態に応じて個々に判断することが求められる。

【文　献】

1) Mayer DK, et al. Defining cancer survivors, their needs, and perspectives on survivorship health care in the USA. Lancet Oncol. 2017; 18: e11-e18. PMID: 28049573
2) Matsuoka YJ, et al. Developing the structure of Japan's cancer survivorship guidelines using an expert panel and modified Delphi method. J Cancer Surviv. 2020; 14: 273-283. PMID: 31811478
3) Chao C, et al. Chronic Comorbidities Among Survivors of Adolescent and Young Adult Cancer. J Clin Oncol. 2020; 38: 3161-3174. PMID: 32673152
4) Essa H, et al. Hypertension management in cardio-oncology. J Hum Hypertens. 2020; 34: 673-681. PMID: 32747676
5) 日本腎臓学会. エビデンスに基づくCKD診療ガイドライン2018. 東京医学社；2018. https://cdn.jsn.or.jp/data/CKD2018.pdf
6) Rowland JH, et al. Cancer survivorship issues: life after treatment and implications for an aging population. J Clin Oncol. 2014; 32: 2662-2668. PMID: 25071099
7) Henderson TO, et al. Accelerated aging among cancer survivors: from pediatrics to geriatrics. Am Soc Clin Oncol Educ Book. 2014; 34: e423-e430. PMID: 24857133
8) Hanahan D, et al. The hallmarks of cancer. Cell. 2000; 100: 57-70. PMID: 10647931
9) Guida JL, et al. Measuring Aging and Identifying Aging Phenotypes in Cancer Survivors. J Natl Cancer Inst. 2019; 111: 1245-1254. PMID: 31321426
10) Caan BJ, et al. Association of Muscle and Adiposity Measured by Computed Tomography With Survival in Patients With Nonmetastatic Breast Cancer. JAMA Oncol. 2018; 4: 798-804. PMID: 29621380
11) Feliciano EMC, et al. Association of Systemic Inflammation and Sarcopenia With Survival in Nonmetastatic Colorectal Cancer: Results From the C SCANS Study. JAMA Oncol. 2017; 3: e172319. PMID: 28796857
12) Hsu CY, et al.; for the ASSESS-AKI Investigators. Post-Acute Kidney Injury Proteinuria and Subsequent Kidney Disease Progression: The Assessment, Serial Evaluation, and Subsequent Sequelae in Acute Kidney Injury (ASSESS-AKI) Study. JAMA Intern Med. 2020; 180: 402-410. PMID: 31985750
13) Uchida D, et al. Underestimating chronic kidney disease by urine dipstick without serum creatinine as a screening tool in the general Japanese population. Clin Exp Nephrol. 2015; 19: 474-480. PMID: 25150509
14) Inker LA, et al. KDOQI US commentary on the 2012 KDIGO clinical practice guideline for the evaluation and management of CKD. Am J Kidney Dis. 2014; 63: 713-735. PMID: 24647050
15) Uhlig K, et al. Guidelines for the older adult with CKD. Am J Kidney Dis. 2011; 58: 162-165. PMID: 21664736
16) Saver JL, et al. Number Needed to Treat: Conveying the Likelihood of a Therapeutic Effect. JAMA. 2019; 321: 798-799. PMID: 30730545
17) The SPRINT Research Group. A Randomized Trial of Intensive versus Standard Blood-Pressure Control. N Engl J Med. 2015; 373: 2103-2116. PMID: 26551272

18) 鈴木芳樹ほか, サルコペニア・フレイルを合併したCKDの食事療法検討WG. サルコペニア・フレイルを合併した保存期CKDの食事療法の提言. 日本腎臓学会誌. 2019；61：525-555.

19) Neuen BL, et al. Effect of Canagliflozin on Renal and Cardiovascular Outcomes across Different Levels of Albuminuria: Data from the CANVAS Program. J Am Soc Nephrol. 2019; 30: 2229-2242. PMID: 31530577

総説 16　成人がんサバイバーに対する腎代替療法の選択

本項では総説 13 と同様，「18 歳以降にがんと診断され，がんの病勢や治療の急性期は過ぎた状態にある患者」を「成人がんサバイバー」の定義として述べる[1,2]。

1 末期腎不全となるリスク

総説 13 でも述べられたように，がんサバイバーの CKD 有病率は一般住民に比べて高いと考えられる。CKD 合併がんサバイバーの腎不全進行速度についてのエビデンスを評価できる論文は乏しいが，(がんサバイバーを含む) がんの病歴がある CKD 患者を対象にした小規模の観察研究では，腎機能低下速度の中央値は -0.97 mL/分/1.73 m^2/年（第 1 および第 3 四分位点：-2.9，0.9）であった。さらに対象をがん発症後 5 年以上経過した患者に限定して腎予後をみると，27.5 ％が末期腎不全に至った[3]。

このように腎機能増悪の速度はそれほど速くないものの末期腎不全患者が比較的多いことの一因として，昨今のがん治療の進歩によりがん患者の生命予後が改善され[4]，自ずと CKD の罹患期間も長くなったことが影響していると考えられる。また，米国の保険会社のデータベースに基づく研究では，若年者の CKD 合併がんサバイバーも一定数存在し[5]，このような患者集団でも CKD の罹患期間延長に伴って末期腎不全のリスクが増大すると考えられる。

以上より，CKD 合併がんサバイバーにおける腎代替療法の選択は重要な話題であると考えられる。以下にがんサバイバーの腎代替療法選択についての知見を療法別に（腎移植，血液透析，腹膜透析）に整理し，エキスパートオピニオンを交えてまとめる。

2 腎代替療法

腎代替療法の選択においてがんサバイバー特有の適応や禁忌は存在せず，腎移植，血液透析・腹膜透析，または保存的腎臓療法（透析非導入の方針を指す），いずれも選択肢となる。患者の医学的背景や予測される生命予後，機能的予後だけでなく，患者の選好，家族状況，社会的状況などに配慮し，医療者と患者が双方の情報を共有しながら，一緒に意思決定を行う shared decision making のプロセスに基づいて治療法を選択すべきである。

保存的腎臓療法は除いて，移植と透析の適応について以下に述べる。

1. 腎移植

1) 適　応

腎移植に関する一般的な適応についての解説は成書に譲る。腎移植の適応におけるがんサバイバー特有の問題として，腎移植前にがん再発のリスクを考慮する必要が挙げられる。移植前にがんの既往があった腎移植後患者は，移植後のがん再発に起因する死亡率が 30 ％程度高かったという報告もある[6]。実際には，再発リスクを無視できない時期を待機期間とし，その間に再発がなかった患者が腎移植のレシピエント候補となれるとされている。一方，どれくらいの待機期間を置くべきかという議論は以前からなされているが，現在も明確な基準はない。32 の観察研究の結果を用いたシステマティックレビューでは，腎がん・前立腺がん治療後の末期腎不全患者における生命予後と再発率において，腎移植患者と透析患者とで有意な差がなかったと報告されている[7]が，さらなる検討によっては今後，患者に個別化した待機期間が設定される可能性はある。現状，欧州，米国，カナダ，豪州のガイドラインでは，がん種やステージによって異なる待機期間が提案されており，多くのガイドラインが 2 ～ 5 年の幅で待機期間を設けている[8-11]。本邦においても，移植実施施設ごとに待機期間を設定しているのが実情である。

腎移植後患者におけるがん発症の危険因子は以下

のように大きく3つに分けられる。①レシピエント由来危険因子（年齢，がん既往，ウイルス〔EBウイルスなど〕感染，透析歴），②ドナー由来危険因子（がん，その他），③薬物関連の危険因子（免疫抑制薬など）[12]。しかし，これらの危険因子には事前に制御可能なものが少ないため，これらの情報をどのように臨床判断に活かすかが問題になる。現状では，これらの危険因子が存在するという理由で腎移植を行わないという選択をするのではなく，リスクを十分に理解したうえで個別に判断するのが現実的と考えられる。その際にはがんの主治医やがん専門医と連携して検討することが望ましい。

2) がん発症のリスク

腎移植後患者においてがん発症率が高いことは，1969年にPennらが報告[13]したのが最初である。その後，現在までに複数の大規模コホート研究を含む観察研究で，腎移植後患者のがん発症リスク上昇に関する知見は集積されている[14-17]。エビデンスのまとめは総説1の3-「2. 腎移植患者」で解説されているので，本項ではエビデンスの一部を紹介するに留める。

豪州の地域住民コホート研究では1982～2003年の期間で，末期腎不全患者におけるがん（移植後患者で多くみられる悪性黒色腫以外の皮膚がん，腎がん，泌尿器系悪性腫瘍を除く）のSIRを分析した結果，腎移植後患者ではSIRが3.3（95% CI 3.1～3.5）であったのに対し，透析患者および腎代替療法前患者ではそれぞれ1.4（95% CI 1.3～1.5），1.2（95% CI 1.1～1.3）であり，腎移植後患者でもっともがんの発症が多かった[15]。

2003～2016年の韓国全土における腎移植後患者を対象にした観察研究では，腎移植後に全体（9915例）の6.0%にがんが新規発症した。その内訳は，甲状腺がん（14.2%），大腸がん（11.2%），腎がん（10.7%），胃がん（8.9%）であった。すべてのがんのSIRは3.9であったが，特にカポジ肉腫，腎がんのSIRは高く，それぞれ192.9，22.26であったと報告されている[14]。

本邦からの報告としては今村らの多施設共同研究があげられる。1973例の腎移植後患者を平均12.8年観察したところ，278例にがんが発症し，年齢，透析歴，輸血歴などががん発症と正の関連を示した。がんの内訳は，甲状腺がんが少ないこと以外は韓国

の報告[14]と同様であった[16]。

以上から，腎移植後のがんサバイバーは，「腎移植後である」という新規がん発症の危険因子だけでなく，「がんサバイバーである」という再発がん発症の危険因子も有するため，より注意深い観察が必要である。

3) 移植後の管理

腎移植後は，その他の移植後合併症と同様に，定期的にがんのスクリーニング（上部消化管内視鏡検査，便潜血検査〔適宜，下部消化管内視鏡検査〕，胸部X線検査，腹部超音波検査など）を行い，がんの早期発見に努めることが重要と考える。

移植後の管理（がん発症リスクの管理やスクリーニング）も元々のがんの主治医などがん専門医と連携して行うことが望ましい。

2. 血液透析, 腹膜透析

1) 適　応

透析療法においてもがんサバイバー特有の禁忌は存在しない。

留意が必要な事項として，バスキュラーアクセスや腹膜透析カテーテルがある。がんやその治療により，バスキュラーアクセスに使用可能な血管が残されていない場合や，腹膜透析液貯留のための腹腔内スペースの減少が顕著な場合は，それぞれの透析方法の実施を慎重に検討すべきである。

2) がん発症のリスク

がんサバイバーにおいてがん再発のリスクに及ぼす血液透析の影響については，エビデンスを評価できる論文がない。しかし，非がんサバイバーにおける血液透析においては，がん発症リスクが高まることが知られている。

血液透析患者について2020年の日本透析医学会の統計調査（わが国の慢性透析療法の現況[18]）によると，がんの有病率は男性6.0%，女性患者4.5%であった。がん種としては，男性では，腎泌尿器系（43.8%），消化器系（29.5%），呼吸器系（14.7%），女性では，乳腺・内分泌系（25.8%），消化器系（25.4%），腎泌尿器系（14.5%）の順で多かった。また，がんは本邦の透析患者の死亡の9.0%を占めており，心不全，感染症に次いで死因の第3位であった。

米国においても保険会社の大規模データベース

（48 万 2510 人，期間 1996 ～ 2009 年）を用いた研究で，血液透析患者における 5 年累積がん発症率は 9.5％（95％ CI 9.4 ～ 9.6％），SIR は 1.42（95％ CI 1.41 ～ 1.43）であった[19]。がん種別では，韓国からの報告（4 万 8315 人）で大腸がん（17.8％），肝胆道系がん（16％），胃がん（12％），肺がん（10.7％）で多かった。SIR は腎がん（6.8），上部尿路がん（4.0），皮膚がん（3.4）で高値であった。腹膜透析患者を対象に含めてがんの発症を分析した研究は少ないが，香港のグループからの報告では，腹膜透析患者を含めた場合でも SIR が高いことが示されている[20]。

透析患者でがんの発症が増える機序はまだ明らかではないが，免疫機能の低下[21]，抗酸化能低下[22]，透析関連因子[23] などの関与が疑われている。がんの発症率や時期については報告によって異なる部分が多く，がん発症に関与する未知の因子が存在する可能性はあるが，今後の知見の集積が待たれる。

3) 透析導入後の管理

基本的に健常人よりもがんが発症しやすいことを認識し，定期検査を行うなどしながら注意深く管理することが望ましいという点では，腎移植後患者と同様である。透析条件や食生活では説明できない体重減少，発熱，倦怠感には注意を払う必要がある。

【文　献】

1) Mayer DK, et al. Defining cancer survivors, their needs, and perspectives on survivorship health care in the USA. Lancet Oncol. 2017; 18: e11-e18. PMID: 28049573

2) Matsuoka YJ, et al. Developing the structure of Japan's cancer survivorship guidelines using an expert panel and modified Delphi method. J Cancer Surviv. 2020; 14: 273-283. PMID: 31811478

3) Chinnadurai R, et al. Cancer patterns and association with mortality and renal outcomes in non-dialysis dependent chronic kidney disease: a matched cohort study. BMC Nephrol. 2019; 20: 380. PMID: 31640599

4) Arnold M, et al. Progress in cancer survival, mortality, and incidence in seven high-income countries 1995-2014 (ICBP SURVMARK-2): a population-based study. Lancet Oncol. 2019; 20: 1493-1505. PMID: 31521509

5) Chao C, et al. Chronic Comorbidities Among Survivors of Adolescent and Young Adult Cancer. J Clin Oncol. 2020; 38: 3161-3174. PMID: 32673152

6) Brattström C, et al. Overall and cause-specific mortality in transplant recipients with a pretransplantation cancer history. Transplantation. 2013; 96: 297-305. PMID: 23759880

7) Boissier R, et al. The Risk of Tumour Recurrence in Patients Undergoing Renal Transplantation for End-stage Renal Disease after Previous Treatment for a Urological Cancer: A Systematic Review. Eur Urol. 2018; 73: 94-108. PMID: 28803033

8) Kasiske BL, et al.; American Society of Transplantation. The evaluation of renal transplantation candidates: clinical practice guidelines. Am J Transplant. 2001; 1 Suppl: 3-95. PMID: 12108435

9) Knoll G, et al. Canadian Society of Transplantation: consensus guidelines on eligibility for kidney transplantation. CMAJ. 2005; 173: S1-25. PMID: 16275956

10) European Renal Best Practice Transplantation Guideline Development Group. ERBP Guideline on the Management and Evaluation of the Kidney Donor and Recipient. Nephrol Dial Transplant. 2013; 28 Suppl: ii1-ii71. PMID: 24026881

11) Campbell S, et al. KHA-CARI guideline: recipient assessment for transplantation. Nephrology (Carlton). 2013; 18: 455-462. PMID: 23581832

12) Sprangers B, et al. Risk factors associated with post-kidney transplant malignancies: an article from the Cancer-Kidney International Network. Clin Kidney J. 2018; 11: 315-329. PMID: 29942495

13) Penn I, et al. Malignant lymphomas in transplantation patients. Transplant Proc. 1969; 1: 106-112. PMID: 4944206

14) Jeong S, et al. Incidence of malignancy and related mortality after kidney transplantation: a nationwide, population-based cohort study in Korea. Sci Rep. 2020; 10: 21398. PMID: 33293655

15) Vajdic CM, et al. Cancer incidence before and after kidney transplantation. JAMA. 2006; 296: 2823-2831. PMID: 17179459

16) Imamura R, et al. Cumulative cancer incidence and mortality after kidney transplantation in Japan: A long-term multicenter cohort study. Cancer Med. 2021; 10: 2205-2215. PMID: 33314709

17) Blosser CD, et al. Changes in cancer incidence and outcomes among kidney transplant recipients in the United States over a thirty-year period. Kidney Int. 2021; 99: 1430-1438. PMID: 33159960

18) 花房規男ほか. わが国の慢性透析療法の現況（2020年12月31日現在）. 日本透析医学会雑誌. 2021；54：611-657. https://docs.jsdt.or.jp/overview/index.html

19) Butler AM, et al. Cancer incidence among US Medicare ESRD patients receiving hemodialysis, 1996-2009. Am J Kidney Dis. 2015; 65: 763-772. PMID: 25662835

20) Cheung CY, et al. Cancer Incidence and Mortality in Chronic Dialysis Population: A Multicenter Cohort Study. Am J Nephrol. 2016; 43: 153-159. PMID: 27064839

21) Malachi T, et al. DNA repair and recovery of RNA synthesis in uremic patients. Kidney Int. 1993; 44: 385-389. PMID: 7690862

22) Rangel-López A, et al. Genetic damage in patients with chronic kidney disease, peritoneal dialysis and haemodialysis: a comparative study. Mutagenesis. 2013; 28: 219-225. PMID: 23408844

23) Akizawa T, et al. Increased risk of malignancy and blood-membrane interactions in uraemic patients. Nephrol Dial Transplant. 1994; 9 Suppl: 162-164. PMID: 8065609

GPS 3　CKD 合併小児がんサバイバーへの成長ホルモン療法は推奨されるか？

CKD 合併小児がんサバイバーにおいては身長獲得のために成長ホルモンの使用が検討されるべきである。しかし，成長ホルモン治療による二次がん発症のリスクに関するエビデンスは十分ではなく，益と害のバランスを十分に勘案したうえでその使用を決定する必要がある。（合意率 100%，投票 27 名，合意 27 名）

背景と目的

　小児 CKD 患者，CCS のいずれにおいても成長障害は臨床上重要な問題となる。身長獲得のためには，rhGH の使用が検討され，特に小児 CKD の領域ではその使用が推奨されている[1]。本邦でも成長障害を伴う小児 CKD 患者に対して，適応と判断された場合には積極的に使用されている。しかし，その細胞増殖作用から特に CCS においては腫瘍の再発，二次がん発症の可能性に留意が必要である。

解　　説

有効性
　CCS における成長ホルモン分泌不全の危険因子として，脳腫瘍そのもの，頭蓋への治療的放射線照射，視床下部や下垂体を含む手術操作があげられる[2]。腫瘍や治療による成長ホルモン分泌不全に対する rhGH の有効性を検討した報告は複数存在する[3-5]。
　2018 年に報告された，29 の研究を対象としたメタ解析では，CCS において rhGH 使用は身長獲得と関連しており，使用しなかった場合と比較して＋0.95 SD（95% CI 0.18 ～ 1.72）の身長獲得が認められたと報告している[4]。また，rhGH による治療を行った 87 例の CCS を最終身長まで観察した 2020 年の観察研究では，身長期待値まで獲得できた例は 1/3 に留まったものの，最終身長の平均は －0.85 SD であり，より深刻な成長障害を防ぐ効果があると結論づけられている[3]。

安全性
　一方，成長ホルモンは細胞増殖作用を有するため，特に CCS においては腫瘍の再発，髄膜腫を代表とする二次がん発症の可能性に留意が必要である。
　がんの再発に関しては，前出のメタ解析によると明らかなリスク増加は認めず，成長ホルモン使用の非使用と比較した再発のオッズ比（OR）は 0.57（95% CI 0.31 ～ 1.02）であったものの，二次がん発症に関してはその OR は 1.34（95% CI 0.92 ～ 1.96）であった（当該論文内では OR として提示されている数値に本文と図表で不一致がみられるが，本ガイドラインに記載している数値は責任著者に問い合わせを行ったものである）[4]。
　2020 年に報告された CCS を対象とした 26 年間の観察研究においても，成長ホルモンの使用は二次がんの発生と明らかな関連はみられず，そのリスクは非使用と比較して 1.3（95% CI 0.9 ～ 2.0）倍であった[6]。ただし，統計学的な有意差はみられないものの，がん発症というきわめて重要なアウトカムにおける約 1.3 という効果サイズは，完全に安全といえるものではないかもしれない。

投与開始基準，投与量
　CKD 合併 CCS において安全な rhGH 投与開始基準や投与量に関して結論づけることは難しい。
　本邦の CKD 適応での開始基準は，骨端線が閉鎖しておらず，身長が同年齢の －2 SD 以下となっている。投与量に関しては，CKD は GH 抵抗性の病態であるため，保険適用での投与量は 0.175 ～ 0.35 mg/kg/週と成長ホルモン分泌不全性低身長よりも高用量に設定されている。また，CCS ではがん再発予防の観点から，欧米では寛解から 1 年，本邦では寛解から 2 年以上経過してから投与を開始することが慣例となっている[2,7]。
　ただし，rhGH 投与とがん再発については前出のとおり関連が明らかでなく，寛解から rhGH 投与開始までの安全な期間についてもエビデンスは乏しい[7,8]。欧州 8 ヵ国において，約 1800 例の CCS を

含む 1 万例以上の rhGH 投与を受けた患者を 26 年にわたって観察した SAGhE コホート研究では, 観察期間の間に髄膜腫を発症した 38 例のうち 37 例が CCS であった。この報告では放射線治療を受けた CCS の中で髄膜腫発症の危険因子を検討しており, rhGH 投与開始年齢, 投与期間や投与量（1 日投与量, 積算量）と髄膜腫発症は相関がなかったと結論づけている[9]。CCS に対する rhGH の過量投与によるがん再発や二次がん発症について検討した報告はない。

まとめ

　CKD 合併 CCS において身長の獲得は重要なアウトカムの一つであり, rhGH の使用は身長獲得に一定の効果が得られるとされているが, 特に腎移植後では免疫抑制状態にあるため, 二次がん発症の可能性についても十分に考慮したうえで使用する必要がある。したがって, rhGH を使用する場合には腫瘍の定期的スクリーニングも検討される。rhGH を使用しなかった場合には, 使用した場合に比べて身長を獲得できない可能性があるが, 患者本人がどこまで身長獲得を望むかも使用方針決定の重要な要素となる。

【文　献】

1) CQ9. 成長障害のある小児CKD患者にヒト成長ホルモン（rHuGH）投与は推奨されるか? 日本腎臓学会. エビデンスに基づくCKD診療ガイドライン2018. 東京医学社 ; 2018. p.71-72. https://cdn.jsn.or.jp/data/CKD2018.pdf

2) 日本小児内分泌学会CCS委員会. 小児がん経験者（CCS）のための医師向けフォローアップガイド（ver1.2）.（2016年7月1日改訂）p.16-18. http://jspe.umin.jp/medical/files/guide161006.pdf

3) Rodari G, et al. Final height in growth hormone-deficient childhood cancer survivors after growth hormone therapy. J Endocrinol Invest. 2020; 43: 209-217. PMID: 31452114

4) Tamhane S, et al. GH Therapy in Childhood Cancer Survivors: A Systematic Review and Meta-Analysis. J Clin Endocrinol Metab. 2018; 103: 2794-2801. PMID: 29982555

5) Beckers D, et al. Adult final height after GH therapy for irradiation-induced GH deficiency in childhood survivors of brain tumors: the Belgian experience. Eur J Endocrinol. 2010; 162: 483-490. PMID: 19969557

6) Thomas-Teinturier C, et al. Influence of growth hormone therapy on the occurrence of a second neoplasm in survivors of childhood cancer. Eur J Endocrinol. 2020; 183: 471-480. PMID: 32738133

7) Sklar CA, et al. Hypothalamic-Pituitary and Growth Disorders in Survivors of Childhood Cancer: An Endocrine Society Clinical Practice Guideline. J Clin Endocrinol Metab. 2018; 103: 2761-2784. PMID: 29982476

8) Allen DB, et al. GH safety workshop position paper: a critical appraisal of recombinant human GH therapy in children and adults. Eur J Endocrinol. 2016; 174: P1-P9. PMID: 26563978

9) Swerdlow AJ, et al. Risk of Meningioma in European Patients Treated With Growth Hormone in Childhood: Results From the SAGhE Cohort. J Clin Endocrinol Metab. 2019; 104: 658-664. PMID: 30137467

GPS 4　小児がんサバイバーに適切な腎代替療法は？

小児 CKD における腎代替療法の第一選択は腎移植である。小児がんサバイバーにおける腎代替療法選択に関するエビデンスは十分ではないが，がん治療後の適切な待機期間の後には腎移植を前提とした選択がなされるべきである（合意率 100%，投票 27 名，合意 27 名）。

背景と目的

CCS が若年成人期にかけて腎代替療法を要する末期腎不全に至るリスクは，非 CCS の約 9 倍と報告されている[1]。このような背景もあり，小児がん患者の薬物療法終了後における最良の腎代替療法の選択は切実な課題である。非 CCS の小児 CKD においては，腎代替療法の第一選択として腎移植が推奨されている[2]。しかし，小児腎移植後の長期的な免疫抑制ががん発症の危険因子になる可能性があるため，CCS においてその選択には特に慎重な考察が求められる。また，腎移植を行う時期に関しては，本邦小児ではがん種によって多少の幅はあるものの，通常がん治療後 2 ～ 3 年の期間をあけて行われていることが多い。この点に関しても再発，二次がんや生命予後の観点からの十分な検討が必要である。

解　説

予　後

CCS を対象として腎移植と透析を比較した文献はなかった。

腎を含む臓器移植を行った CCS を対象として予後を検討した比較的規模の大きい米国の研究では，腎移植後の 5 年生存率は 93.5％で，米国の腎移植患者全体の 5 年生存率 95.5％と大きな違いはないと結論づけられている[3]。特にウィルムス腫瘍（腎芽腫）患者に限定した研究では，移植患者は透析患者と比較して死亡率が大幅に低かった（ハザード比＝ 0.16，95％ CI 0.07 ～ 0.38）[4]。しかし，主要解析ではなく，交絡因子の調整はなされておらず，何

より末期腎不全移行後に腎移植まで至らない早期死亡例も少なからずあり，生存者バイアスが存在することには留意が必要である。同研究では腎移植後の二次がん発生リスクについても検討されているが，イベント数が少なく議論に足る結果は得られていない。また，腎移植後の再発は 117 例中 1 例であった。

適　応

CCS に対する腎移植の適応については，長期的な免疫抑制ががん発症の危険因子になる可能性があるために，非 CCS の小児 CKD よりもさらに慎重な考察が求められるが，特に生命予後の観点で有益な可能性がある。その他，腎移植が小児末期腎不全患者の成長発達，QOL の改善に寄与することも含めると[5]，腎移植を前提とした腎代替療法の選択がなされるべきであると思われる。

移植のタイミング

では，どのタイミングでの移植が望ましいだろうか。この問題についても，がん治療後早期の末期腎不全に直面しうるウィルムス腫瘍に限定した検討が多く，1979 年に発表された 2 つの症例集積研究以来，慣習的にがん治療後 1 ～ 2 年での腎移植待機期間が目安となっている。このうち 1 つはウィルムス腫瘍治療後に腎移植を行った 20 例の症例集積研究で，がん治療後 1 年未満で腎移植を行った 15 例中の 7 例に再発または転移がみられたのに対して，1 年以上で行った患者では再発，転移は認めなかった[6]。もう 1 つはウィルムス腫瘍治療後に腎移植を行った 17 例と行わなかった 9 例の計 26 例を報告した症例集積研究で，敗血症による死亡が非腎移植例 11％，腎移植例 53％と腎移植例で顕著に多かった中，腎移植後の生存者 5 例中 3 例ががん治療後 1 年以降に移植を受けていた[7]。

現在に至るまで，腎移植待機期間とアウトカムを検討した介入研究は存在しない。観察研究としては前出の研究[4] の中で検討されており，ウィルムス腫瘍治療後 0 ～ 1 年，1 ～ 2 年に腎移植を受けた患

者の死亡リスクは，2年以上と比べてそれぞれ 0.9 （95% CI 0.3 〜 3.3），0.6 （95% CI 0.1 〜 2.6）であった。しかしイベント数が少ないため，この結果をもって2年以内の移植にリスクがないとは言い切れない。

　その他，がん治療から腎移植までの待機期間による比較を行った研究はなく，文献内で考察として言及されている観察研究を1件認めるのみである。ウィルムス腫瘍治療後に腎移植を受けたコホートの予後を観察した研究において，その死亡リスクは非

ウィルムス腫瘍のそれと変わりなかった。このコホートには治療後1年以上経過してから腎移植を受けた症例が半数以上含まれていたため，それまでに推奨されていた1〜2年の待機期間を支持する結果であると結論づけている[8]。

　以上より，ウィルムス腫瘍治療後の末期腎不全患者に対して，がん治療から腎移植まで1〜2年の待機期間を支持する根拠には乏しい。一方，否定する根拠もなく，今後のエビデンスの蓄積が待たれる。

【文　献】
1) Oeffinger KC, et al.; for the Childhood Cancer Survivor Study. Chronic health conditions in adult survivors of childhood cancer. N Engl J Med. 2006; 355: 1572-1582. PMID: 17035650
2) CQ11. 小児CKDに対する腎代替療法の第一選択は何か？ 日本腎臓学会. エビデンスに基づくCKD診療ガイドライン2013. 東京医学社；2013. p.204-207.
3) Dietz AC, et al. Solid organ transplantation after treatment for childhood cancer: a retrospective cohort analysis from the Childhood Cancer Survivor Study. Lancet Oncol. 2019; 20: 1420-1431. PMID: 31471158
4) Grigoriev Y, et al. Treatments and outcomes for end-stage renal disease following Wilms tumor. Pediatr Nephrol. 2012; 27: 1325-1333. PMID: 22430485
5) Holmberg C, et al. Long-term effects of paediatric kidney transplantation. Nat Rev Nephrol. 2016; 12: 301-311. PMID: 26656457
6) Penn I. Renal transplantation for Wilms tumor: report of 20 cases. J Urol. 1979; 122: 793-794. PMID: 229277
7) DeMaria JE, et al. Renal transplantation in patients with bilateral Wilm's tumor. J Pediatr Surg. 1979; 14: 577-579. PMID: 229206
8) Kist-van Holthe JE, et al. Outcome of renal transplantation for Wilms' tumor and Denys-Drash syndrome: A report of the North American Pediatric Renal Transplant Cooperative Study. Pediatr Transplant. 2005; 9: 305-310. PMID: 15910385

CQ 11　がんサバイバーの腎性貧血に対するエリスロポエチン刺激薬投与は推奨されるか？

保存期および透析中の CKD 患者において，高度腎性貧血に対するエリスロポエチン刺激薬（ESA）による治療は，輸血量と鉄補充量を減らすことが期待できる。一方で，がんの既往がある保存期 CKD 患者において，腎性貧血に対する ESA 治療は，高いヘモグロビン値を目標とした場合，がん死亡の増加につながったとの報告がある。よって，明確な推奨はできないが，高度腎性貧血に対する ESA 治療は益と害の可能性を慎重に検討し，使用する場合はがん発生のモニタリングを行うことが望ましい。

推奨グレード　推奨なし（合意率などは推奨解説を参照）

推奨に関連する価値観や好み
（検討した各アウトカム別に一連の価値観を想定する）

　がんの既往がある CKD 患者のみの腎性貧血を対象として ESA による治療の是非を検証した前向きの介入研究やコホート研究はない。保存期 CKD 患者の腎性貧血に対して ESA 治療を行った前向き研究において，がんの既往がある患者におけるサブ解析があり，このシステマティックレビューにおいて，がん死亡という重大なアウトカムが増加する可能性が示唆された。一方で，このサブグループに対する益の情報（Hb の改善，QOL の改善など）が報告されていないことや，がん死亡が増大した群は現在のガイドラインよりも高い Hb 値（Hb ＞ 13 g/dL）を目標とした群であったこと，システマティックレビューの対象となったのは 1 報と少ないことから，選択バイアスや対象の非直接性が存在した。

　この結果をうけて，本 CQ の推奨案作成チームは当初，がん既往のある保存期 CKD 患者では ESA 治療は推奨できない（エビデンスの確実性は弱い）と考えた。

　しかし，第 1 回パネル会議（2021 年 12 月 19 日）において，ESA 治療による Hb 改善や QOL 改善といった益を享受しているがん既往の患者が実在することを鑑みると，今回システマティックレビューを実施できた一部のアウトカムの情報をもとに ESA 治療の非推奨を決定するのは不適切であるという意見が複数だされた。担当チームでの再検討を経て，システマティックレビュー対象論文の選択バイアスや非直接性の観点に加え，高度腎性貧血が治療されない害への懸念，実地臨床への影響が大きい点から，がん既往のある保存期 CKD 患者の腎性貧血に対する ESA 治療は推奨とすることも非推奨とすることも適切でなく，「推奨なし」とし，害と益を考慮して個別に検討するのが妥当であるとすることが結論となった。

　すなわち，患者のがんの背景（原発巣，初発時病期，根治後の経過年数など）や，合併症の有無（血栓塞栓症の既往，心臓・脳血管疾患，糖尿病，高血圧，脂質異常症など），生活環境（年齢，仕事内容，喫煙習慣，通院の利便性など）を考慮し，患者自身の好みも反映させて個別に決定すべきであると結論づけた。ただし，ESA による治療を行う場合には，高 Hb にならないようにすることの他，がん再発のモニタリングや，新規がん発生に注意を払うことなどが必要と考える。

CQ に対するエビデンスの総括
（重大なアウトカム全般に関する全体的なエビデンスの強さ）

［エビデンスの確実性：C（弱い）］

推奨の強さを決定するための評価項目

1. 推奨の強さの決定に影響する要因
アウトカム全般に関する全体的なエビデンスが強い
［判定：いいえ］

対象患者を含むコホートにおける前向き介入研究のサブグループ解析が1報のみ該当した。

益と害のバランスが確実

　［判定：いいえ］

　サブグループ解析にて ESA 治療後にがん死亡が増加したと報告されており，益を害が上回る可能性があるが，益の情報が提示されておらず評価が難しい。

2. 推奨の強さに考慮すべき要因

・患者の価値観や好み，負担の確実さ（あるいは相違）
・正味の利益がコストや資源に十分見合ったものかどうかなど

　ESA 治療による Hb 改善や QOL 改善といった利益を享受しているがん既往の患者が実在することを鑑みると，今回システマティックレビューを実施できた一部のアウトカムの情報をもとに ESA 治療の非推奨を決定するのは不適切と判断した。そのため「推奨なし」とし，害と益を考慮して個別に検討するのが妥当であるとすることが結論となった。

推奨解説

背　景

　腎性貧血は主にエリスロポエチン産生の低下や鉄欠乏，赤血球寿命の短縮により生じ，倦怠感やQOL 低下，心血管疾患，短命との関連が知られている[1]。腎性貧血の治療には ESA の投与や鉄補充に加え，2019 年より低酸素誘導因子（HIF）の調節機構である HIF-PH を標的とした HIF-PH 阻害薬が用いられるようになった。

　「がんサバイバー」の定義は広義にはがんと診断されたすべての患者を含むとされているが，本CQ の対象とする患者は，がんの積極的治療を終了した患者（いわゆる経過観察中，または治癒と考えられる患者）とした。また，がん治療中の貧血は原疾患や治療に伴い生じる貧血（cancer- and chemotherapy-induced anemia）で，本 CQ の対象とは異なる概念であり，注意を要する。本 CQ の対象である CKD による腎性貧血の診断と治療に関しては，米国，欧州などのガイドラインを参照可能であ

る[2,3]。国内からは日本透析医学会の CKD 患者における腎性貧血治療のガイドラインにステートメントが示されている[4]。

　保存期および透析中の CKD 患者の腎性貧血に対する ESA 治療は，システマティックレビューによると輸血量および鉄補充量の減量を可能にするが，生存や QOL への影響は明らかではないと報告されている[1]。また，目標 Hb 値を高く設定すると脳血管疾患や心血管疾患といった血栓塞栓症が増加するが，がんの増悪はないことが一般的に知られている[5]。国内のガイドラインでは，QOL の観点からも高度貧血（Hb < 10 g/dL）を複数回認めたときを腎性貧血治療の開始時点とすることを推奨している[4]。目標 Hb 値として，多くのガイドラインでは10〜12 g/dL[3,4,6]，KDIGO のガイドラインではより少なく 9.0〜11.5 g/dL を推奨している[7,8]。

システマティックレビュー

　本 CQ に関してシステマティックレビューを行うため文献検索を実施した。がんの既往がある CKD患者の腎性貧血を対象として，ESA による治療の是非を検証した前向き介入研究はなかった。またコホート研究においては，がん既往の症例を除いた解析が多く，検討対象にはならなかった。

　保存期 CKD 患者の腎性貧血に対して ESA による治療を行った前向き研究において，がんの既往がある患者のサブ解析が1報抽出された[9]。重要なアウトカムとして，全死亡および全がん死亡の報告があり，サブ解析のためランダム化が不十分で選択バイアスは排除できないものの，がん治療後の CKDによる腎性貧血のある患者に対し，ESA 介入群は，非介入群に比べて全死亡は 1.37 倍（95% CI 0.91〜2.07, p = 0.13），がんによる死亡は 24.9 倍（95%CI 3.26〜190.08, p = 0.002）であった。このサブグループに対する益の情報はなく，非直接性のバイアスは排除できないが，試験全体において ESA での治療により FACT-Fatigue スコアの改善が認められた。

推奨文の検討

　システマティックレビューの結果のみからは，がん既往のある保存期 CKD 患者に ESA による治療を一律に行うことは推奨できないと考えられた。よっ

て，推奨文として当初は「がん既往のある保存期CKD 患者では ESA 治療は行わないことを推奨する（エビデンスの確実性は弱い）」が検討された。しかし，この報告の元となった研究は 1 件と少なく，介入群の目標 Hb 値は 13 g/dL と高値であったことで，死亡のアウトカムが強調される結果となった可能性がある。また非介入群においても Hb ＜ 9 g/dL の場合にレスキューとしての単発の ESA 治療が許容されていたことは，高度貧血において ESA 治療を否定するものともいえなかった。

　「がん既往のある保存期 CKD 患者では ESA 治療は行わないことを推奨する（エビデンスの確実性は弱い）」の推奨文に対し，パネル会議において投票を行ったところ，賛成は 4 名（反対 22 名，合意率は 15.4％）であった。がんの既往があっても，腎性貧血に対して ESA 治療を行うことで日常生活の質を保つことができる CKD 症例は少なくない。また，どのようながんの既往や患者背景が，がんの再燃または新規のがん発生につながるかの研究は不足しており，推奨される対策はない。腎性貧血の治療が十分に行われないことにより生じる負の側面も考慮すべきであるとの意見があった。そこで，ESA 治療を行うことを推奨する文案「がん既往のある保存期CKD 患者では ESA 治療を行うことを推奨する（エビデンスの確実性は弱い）」に対し，2 回目の投票を

行った結果，賛成は 10 名（反対 16 名，合意率は38.5％）とこちらも否決され，本 CQ は「推奨なし」という結論となった。

結論と展望

　がん既往のある保存期 CKD 患者の腎性貧血に対する ESA 治療は，輸血量や鉄補充量の減量という益が血栓塞栓症の発生やがんの再発・新規発生といった害を上回ると考えられる症例においては，患者の希望を考慮し，高 Hb 値にならないよう注意しつつ治療を行うことも検討される。腎性貧血の診断・ESA 使用の際の目標 Hb の考え方は既出のガイドラインの記載が参考になる[4, 10]。また，ESA 治療を行う場合には，がん再発のモニタリングや新規発生に注意を払う必要がある。

　今回のシステマティックレビューにおいて小児の情報は得られなかった。また新規の腎性貧血治療薬として HIF-PH 阻害薬の有効性が報告されているが，がん既往例に対する情報が不足しているため検討できなかった。ESA や HIF-PH 阻害薬といった腎性貧血の治療薬を，がん既往のある CKD 患者の利益を損なうことなく，害を最小化するためにどう使用するべきか，今後の研究によるエビデンスの確立が望まれる。

【文　献】

1) Palmer SC, et al. Darbepoetin for the anaemia of chronic kidney disease. Cochrane Database Syst Rev. 2014: CD009297. PMID: 24683046
2) NCCN: National Comprehensive Cancer Network. NCCN Clinical Practice Guidelines in Oncology: Hematopoietic Growth Factors V1. 2021.
3) Aapro M, et al. Management of anaemia and iron deficiency in patients with cancer: ESMO Clinical Practice Guidelines. Ann Oncol. 2018; 29 Suppl: iv96-iv110. PMID: 29471514
4) 山本裕康ほか，日本透析医学会ガイドライン作成委員会. 2015 年版日本透析医学会 慢性腎臓病患者における腎性貧血治療のガイドライン. 日本透析医学会雑誌. 2016；49：89-158.
5) Tonia T, et al. Erythropoietin or darbepoetin for patients with cancer. Cochrane Database Syst Rev. 2012: CD003407. PMID: 23235597
6) Bohlius J, et al. Management of cancer-associated anemia with erythropoiesis-stimulating agents: ASCO/ASH clinical practice guideline update. Blood Adv. 2019; 3: 1197-1210. PMID: 30971397
7) Kidney Disease Improving Global Outcomes (KDIGO). KDIGO Clinical Practice Guideline for Anemia in Chronic Kidney Disease: Chapter 3: Use of ESAs and other agents to treat anemia in CKD. Kidney Int Suppl (2011). 2012; 2: 299-310. PMID: 25018950
8) Porta C, et al. KDIGO Controversies Conference on onco-nephrology: understanding kidney impairment and solid-organ malignancies, and managing kidney cancer. Kidney Int. 2020; 98: 1108-1119. PMID: 33126977
9) Pfeffer MA, et al.; for the TREAT Investigators. A trial of darbepoetin alfa in type 2 diabetes and chronic kidney disease. N Engl J Med. 2009; 361: 2019-2032. PMID: 19880844
10) CQ1. 腎性貧血を伴うCKD患者での赤血球造血刺激因子製剤（ESA）治療における適切なHb目標値はどれくらいか？ 日本腎臓学会. エビデンスに基づくCKD診療ガイドライン2018. 東京医学社；2018. p.38-39.

索 引

がん薬物療法時の腎障害診療ガイドライン 2022

2022 年 11 月　1 日　発行
2022 年 12 月 28 日　第 2 刷

編集　一般社団法人日本腎臓学会　　　一般社団法人日本癌治療学会
　　　公益社団法人日本臨床腫瘍学会　一般社団法人日本腎臓病薬物療法学会

発行　ライフサイエンス出版株式会社
　　　　〒 105-0014　東京都港区芝 3-5-2
　　　　TEL. 03 (6275) 1522
　　　　https://www.lifescience.co.jp

印刷　三報社印刷株式会社